Organismus - Bewusstsein - Symbol

Organismus und System
Schriftenreihe des Wiener Arbeitskreises
für Systemische Theorie des Organismus

Herausgegeben von Karl Edlinger

Band 5

PETER LANG
Frankfurt am Main · Berlin · Bern · Bruxelles · New York · Oxford · Wien

Karl Edlinger/Günther Fleck/Walter Feigl (Hrsg.)

Organismus – Bewusstsein – Symbol

Perspektiven mentaler Gestaltungsprozesse

PETER LANG
Europäischer Verlag der Wissenschaften

Die Deutsche Bibliothek - CIP-Einheitsaufnahme

Organismus - Bewusstsein - Symbol : Perspektiven mentaler Gestaltungsprozesse / Karl Edlinger ... (Hrsg.). - Frankfurt am Main ; Berlin ; Bern ; Bruxelles ; New York ; Oxford ; Wien : Lang, 2002
(Organismus und System ; Bd. 5)
ISBN 3-631-37662-6

Umschlagabbildung mit Genehmigung des
Naturhistorischen Museums Wien.

Gedruckt mit Unterstützung des Bundesministeriums für
Bildung, Wissenschaft und Kultur in Wien.

ISSN 1438-6909
ISBN 3-631-37662-6

www.peterlang.de

INHALTSVERZEICHNIS

VORWORT DER HERAUSGEBER

Das Bewusstsein und seine Inhalte erwiesen sich bislang als eines der größten Rätsel sowohl der Natur- und Humanwissenschaften als auch der Philosophie. Es herrscht weder Klarheit darüber, ob und bei welchen Tierarten man neben dem Menschen bewusste Zustände und eine „innere Szenerie" annehmen kann, die ein mehr oder weniger komplexes und viables Bild oder Modell der Welt vermuten kann, noch darüber, wie eng die Beziehung dieser Szenerie zur Außenwelt steht. Ebenso gibt es unzählige Ansichten darüber, wie bestimmte außergewöhnliche Bewusstseinszustände erzeugt werden, welche tatsächliche Relevanz die haben und wo die Grenze zum Pathologischen zu ziehen ist.

All diesen Fragen widmeten sich zwei Tagungen im Jahre 1999 und 2000 unter den Titeln, „Der Mensch und seine symbolischen Welten" und „Bewusstsein bei Mensch und Tier: systemtheoretische Betrachtungen", deren Quintessenz in den Beiträgen dieses Bandes vorgestellt wird.

Den Gastgebern der beiden Symposien, dem Stift Heiligenkreuz in Niederösterreich und dem naturhistorischen Museum Wien, sei für ihre Unterstützung gedankt. Ebenso den Autoren sowie dem Peter Lang Verlag der Wissenschaften und dem Bundesministerium für Bildung und Wissenschaft für die Ermöglichung des Drucks.

ÜBER DAS UNSAGBARE REDEN

Giselher Guttmann

Betrachten wir die Antworten, welche man auf die mit dem Attribut „philosophisch" belegten Fragen zu geben suchte, so begegnet man einem Angebot, das auf den ersten Blick jeden Wunsch zu erfüllen scheint. Die über mehr als zweieinhalb Jahrtausende überlieferten Vorschläge scheinen für jedes erdenkliche Problem Lösungsansätze anzubieten. Bedrückend ist nicht ein Mangel, sondern vielmehr die Vielzahl von Alternativen, deren Wirkung auf den Betrachter höchst unterschiedlich sein kann: Abschreckend auf den, der sich genötigt fühlt, eine Wahl zu treffen (aber wer ist gezwungen, zu wählen?), oder eher belustigend für den, der durch die Fülle zu einem „anything goes" ermuntert wird. Jedenfalls aber scheint für jeden Geschmack eine geeignete „Welt-Anschauung" bereitzuliegen, je nach der persönlichen Brille, durch die der Betreffende die Welt anschauen möchte.

Bei einem Problem aber scheint sich alles im Kreis zu drehen und will nicht einmal die Formulierung einer sinnvollen Frage so recht gelingen. Wenn man nämlich nicht die klassischen Fragen nach der Welt und ihren Objekten oder den Möglichkeiten und Grenzen unserer Erkenntnis stellt, sondern auf denjenigen zu blicken versucht, der diese Fragen stellt, also - wie man dieses Anliegen zu nennen pflegt - über das Bewusstsein zu reflektieren beginnt.

Die alltäglichsten Selbstverständlichkeiten, wie etwa die Frage: besitzt mein Gegenüber Bewusstsein? (man sollte sie tunlichst keinem philosophisch Ungebildeten stellen!) werden schlagartig zu einem Problem, bei dem sich die Erkenntnis der völligen Bedeutungslosigkeit für die Lebenswelt mit einem beklemmenden Gefühl für seine Unlösbarkeit verquicken. Oder besser: Mit der henidenhaften Anmutung, eine völlig falsche Frage gestellt zu haben - im Sinne von Gertrud Steins (angeblich) letztem Satz: „Now I know the answer - what was the question?"

Denn mit der Formulierung der Frage ist bereits offensichtlich die Setzung von „Ich" und „Nicht-Ich" verbunden und genau die Dualisierung vollzogen worden, über die sodann befunden werden soll (man lese Josef Mitterers[1] bemerkenswerten Versuch, in seinem "Das Jenseits der Philosophie. Wider das dualistische Erkenntnisprinzip" eine "nicht-dualisierende Redeweise" zu entwickeln!).

Ein wunderbarer Zugang zum Bewusstsein scheint sich freilich in jüngster Zeit anzubieten, über den man sich endlich „direkt" dem Erleben nähern kann: Der Blick ins Gehirn. Nicht die Beobachtung des Verhaltens, nicht die sprachlichen Mitteilungen unserer Versuchsperson, sondern Registrierungen der unmittelbaren Grundlagen des Erlebens scheinen endlich zu erlauben, die „Barriere des Fremdpsychischen" zu überspringen. Neu ist dieser Gedanke nicht - neu sind nur die tatsächlich erstaunlichen technischen Möglichkeiten. Geht

[1] Josef Mitterer (1993): Das Jenseits der Philosophie. Wider das dualistische Erkenntnisprinzip. Wien: Edition Passagen.

doch Carnap schon 1928 in „Der logische Aufbau der Welt - Das psychophysische Problem“ von der Fiktion aus, „ ... wir seien im Besitze eines „Hirnspiegels“, d.h. eines Apparates, der uns gestattet, ein lebendes Gehirn genau zu beobachten.“ Und so könnten wir, meint er, auf den Gedanken kommen, „ ... den Sachverhalt, um den es sich im psychophysischen Problem handelt, dadurch zur Beobachtung zu bringen, dass wir die Hirnvorgänge einer Versuchsperson mit Hilfe des Hirnspiegels sehen und gleichzeitig ihre Angaben hören über das, was in ihrem Bewusstsein vorgeht ... “

Zwischen der Ebene des Erlebens und der physischen Welt wird also eine Brücke geschlagen - mit dem modernen Hirnspiegel des funktionelle Magnet Resonanz Imaging oder der Positronen Emissions-Tomographie in wahrhaftig überwältigender Pracht. Was aber die Psycho-Neurologen dabei offenbar nicht wahrhaben wollen, wird von Carnap unmissverständlich ausgesprochen, wenn er fortfährt: „ ... hier haben wir nicht zwei parallele Vorgangsreihen auf verschiedenen Gebieten vor uns, sondern zwei parallele p h y s i s c h e Vorgangsreihen: die Reihe der Sehbeobachtungen im Hirnspiegel und die Reihe der Hörbeobachtungen der gesprochenen Worte der Versuchsperson ...“

Wir sind also nicht "hinausgegödelt", um von einer Metaebene aus auf unseren Körper und das in seinem Hirn sitzende Bewusstsein zu blicken. Noch schlimmer: Wir können nur mit Mühe formulieren, worum es eigentlich geht, ohne die Antwortmöglichkeiten zu determinieren. Diese Problematik aus verschiedensten Perspektiven zu beleuchten ist in diesen schönen Symposien vorzüglich gelungen. In ihm wurde ausgelotet, was sinnvoller Weise gesagt und gefragt, wo Bedeutung durch Symbole und nicht-verbale Ausdrucksmittel vermittelt werden kann - und auch, wo man besser beraten wäre, dem siebenten Satz von Wittgensteins Tractatus logico-philosophicus zu folgen!

WARUM TUN SCHMERZEN WEH? ZUR PROBLEMATIK DER QUALIA IN DER PHILOSOPHIE

Volker Gadenne

Seitdem die Evolutionstheorie in den Wissenschaften vom Menschen akzeptiert wurde, setzte sich dort eine bestimmte Auffassung über elementare psychische Ereignisse durch, wie z. B. Schmerzen oder Emotionen: Solche psychischen Ereignisse haben eine Funktion für den Organismus. Sie lehren ihn, von schädigenden Einflüssen Abstand zu suchen, und sie motivieren ihn, Dinge zu tun, die sein Überleben fördern und die zu möglichst vielen Nachkommen verhelfen. Bei der Schmerzempfindung beispielsweise scheint dies eindeutig zu sein: Organismen lernen es, Dinge zu unterlassen und zu meiden, die weh tun, weil diese einen schädigenden Einfluss haben. Wir können also in einem gewissen Sinne verstehen, warum Schmerzen "weh tun". Die Natur hat es so eingerichtet, dass viele (leider nicht alle) Einflüsse, die auf Menschen oder Tieren einen gefährlichen, eventuell lebensbedrohlichen Einfluss haben können, schon im Vorstadium ihrer Wirkung eine charakteristische Empfindung auslösen, die das betreffende Individuum als ziemlich unangenehm erlebt und sofort zu Gegenreaktionen veranlasst: reflexartiges Zurückziehen, eventuell Flucht, eventuell auch Aggression, um den Verursacher der unangenehmen Empfindung an der Fortführung seines Verhaltens zu hindern. Dies scheint eine weise Einrichtung der Natur zu sein. Würde das Berühren von heißen Herdplatten oder das unvorsichtige Anfassung spitzer oder scharfer Gegenstände nicht weh tun, so würden wir uns häufig Verbrennungen und Verletzungen zuziehen. Tatsächlich sind Menschen, denen infolge einer Krankheit die Fähigkeit, Schmerzen zu erleben, abhanden gekommen ist, in dieser Hinsicht gefährdet.

Angesichts dieser Zusammenhänge mutet es auf den ersten Blick merkwürdig an, dass manche Philosophen die These vertreten, es sei rätselhaft, warum Gehirnzustände mit bestimmten charakteristischen Erlebnissen, wie z. B. Schmerzen, verbunden sind. Es ist sogar behauptet worden, dass Schmerzen, Emotionen und überhaupt alle Bewusstseinszustände bloße "Epiphänomene" sind, wirkungslose Vorkommnisse, die ausbleiben könnten, ohne dass sich in der Welt etwas ändern würde.

Der Aspekt des subjektiven Erlebens psychischer Zustände steht in der heutigen Philosophie des Geistes im Mittelpunkt der Diskussion. Man spricht vom "Rätsel des Bewusstseins", wobei weniger die großen Leistungen des menschlichen Bewusstseins gemeint sind, als vielmehr die schlichte Tatsache, dass bestimmte neuronale Vorgänge mit einem Erlebnis wie z. B. einer visuellen Empfindung von Blau, mit dem Hören eines Tons oder eben mit einer Schmerzempfindung einhergehen können. Für den Erlebnisaspekt wird derzeit der Begriff der *'Qualia'* verwendet. Unzählige Publikationen und Tagungen wurden den Qualia gewidmet. Dies hat einen bestimmten Grund: Viele sind zu der Auffassung gekommen, dass die Anerkennung der Qualia die Philosophie in ein Dilemma geführt hat. Es scheint, als ob man die Qualia entweder wegerklären oder sie als sonderbare, wirkungslose Phänomene betrachten muss, wobei beides nicht zu überzeugen vermag. Im Folgenden möchte ich zunächst darlegen, worin die mit den Qualia zusammenhängenden Probleme bestehen. Anschließend soll versucht werden, für diese Probleme eine Lösung zu finden.

Zur Einführung in die Problematik kann das folgende Beispiel dienen: Inge empfindet, während sie ein Buch liest, plötzlich einen Zahnschmerz, der im Weiteren anhält und an Intensität nicht nachlässt. Sie beschließt, eine Schmerztablette zu nehmen und erhebt sich vom Sofa, um die Tabletten zu suchen. Wir haben also ein Geschehen, das grob in die folgenden Ereignisse unterteilt werden kann:

Zahnschmerz → Entschluss → Verhalten

Das Verhalten umfasst eine Reihe von Körperbewegungen. Der Zahnschmerz und der Entschluss sind psychische Ereignisse. Nun gibt es heute unter Neurowissenschaftlern, Psychologen und auch Philosophen eine weitgehende Übereinstimmung darüber, dass solche psychischen Ereignisse nicht ohne physiologische, insbesondere neuronale Ereignisse vorkommen können. Die Neuropsychologie interessiert sich dafür, welche physiologischen Zustände und Prozesse bestimmten psychischen Zuständen zugrunde liegen. Wenn man darüber ein ausreichendes Wissen hätte, könnte man den genannten psychischen Ereignissen bestimmte physiologische Ereignisse P_1 und P_2 zuordnen:

Zahnschmerz Entschluss
| |
| |
P_1 → P_2 → Verhalten

Wir haben es hier mit zwei Ebenen zu tun: der Ebene der psychischen Ereignisse, wie sie erlebt werden; und der Ebene der physiologischen Ereignisse, mit denen die Ersteren einhergehen. Welche Beziehungen bestehen zwischen diesen beiden Ebenen, und was bedeuten die Pfeile und die Verbindungslinien? Dies führt zu Fragen, die als "Leib-Seele-Problem" bekannt sind und mit denen sich die Philosophie seit über zweitausend Jahren beschäftigt.

Relativ gut geklärt sind heute die Zusammenhänge auf der physiologischen Ebene: P_1 und P_2 sind elektrochemische Prozesse, die sich in Neuronen abspielen. Dabei ist davon auszugehen, dass Ereignisse wie P_1 und P_2 eine Aktivität von vielen Tausenden von Neuronen erfordern. Neurone sind in komplexer Weise miteinander vernetzt und wirken auf andere Neurone ein. Das "Feuern" (Aktionspotential) von hinreichend vielen Neuronen, deren Axone (Nervenfasern) alle zu einem weiteren Neuron hinführen, bringt Letzteres ebenfalls zum Feuern. Und solche elektrochemischen Prozesse können über Motoneurone Muskelfasern zur Kontraktion bringen, was die Voraussetzung für Körperbewegungen ist.

Kurz, die Neurophysiologie versteht ziemlich gut, durch welche Kausalmechanismen Prozesse von der Art P_1 und P_2 einander verursachen und wie schließlich bestimmte neuronale Prozesse Körperbewegungen hervorrufen.

Aber welche Zusammenhänge bestehen zwischen den anderen beteiligten Ereignissen und den beiden Ebenen? Sind es auch kausale Beziehungen?

Zahnschmerz ? Entschluss

|? |?

P_1 → P_2 → Verhalten

In den Jahren von 1950 bis in die Mitte 60er Jahre dominierte als Antwort auf diese Frage die *Identitätstheorie:* Psychische Ereignisse sind identisch mit bestimmten physikalischen/physiologischen (vor allem neuronalen) Ereignissen. Die Schmerzempfindung oder die visuelle Vorstellung sind in Wirklichkeit nichts anderes als komplexe neuronale Ereignisse. In Bezug auf unser Beispiel ergibt sich:

Zahnschmerz Entschluss

| Identität | Identität

P_1 → P_2 →

Verhalten

Die Identitätstheorie wird meist als eine Form des *Materialismus* oder *Physikalismus* verstanden. (Zur näheren Information über die Identitätstheorie und andere Leib-Seele-Theorien ist zu empfehlen: Kim 1998, Beckermann 1999.) Es wird davon ausgegangen, dass uns die physikalischen Wissenschaften darüber belehren können, was die Ereignisse "in Wirklichkeit" sind, die man bisher in Ermangelung besseren Wissens mit Hilfe von groben Begriffen wie "Vorstellung" oder "Wunsch" zu beschreiben versuchte. Ähnlich hat man von "Genen" gesprochen, noch bevor man wusste, was sie physikalisch sind, nämlich DNA-Moleküle. Die moderne Identitätstheorie ist ein *Reduktionismus*. Die Gleichsetzung des Psychischen mit Physikalischem wird in Analogie zu anderen Reduktionsversuchen gesehen: Temperatur wurde auf die mittlere kinetische Energie der Moleküle zurückgeführt, Wasser auf H_2O usw. In Bezug auf die Zurückführung des Psychischen auf das neuronale Geschehen ist der Wissenstand freilich noch geringer als bei diesen Reduktionsbeispielen aus der Physik, die als methodologisches Vorbild dienen.

Die Identitätstheorie, wie sie in den 60er Jahren vertreten wurde, erfuhr einige Weiterentwicklungen. Heute wird im Allgemeinen davon ausgegangen, dass ein Typ eines psychischen Ereignisses (im Unterschied zu einem einzelnen Vorkommnis dieses Ereignisses) bei verschiedenen Gelegenheiten durch verschiedenartige physikalische Ereignisse "realisiert" sein kann. Konkret bedeutet dies z. B., dass nicht nur eine ganz bestimmte, sondern verschiedene Konstellationen von Neuronen und Prozessen in ihnen dazu dienen können, ein Gefühl der Freude oder die Vorstellung eines Sonnenuntergangs zu realisieren. Daher kann man die Identitätsbeziehung nicht so ausdrücken, dass das psychische Ereignis vom Typ Q mit dem physikalischen Ereignis vom Typ P identisch ist. Identitätsbeziehungen dieser Art wird man wahrscheinlich nicht finden. Es wird aber daran festgehalten, dass jedes Einzelvorkommnis eines psychischen Ereignisses mit einem Einzelvorkommnis eines physikalischen Ereignisses identisch ist.

Weiterhin wird angenommen, dass die psychischen Ereignisse von den physikalischen/physiologischen in bestimmter Weise abhängig sind: Es kann keine Änderung der psychischen Zustände eines Individuums geben ohne eine Änderung der physikalischen/physiologischen Zustände. Umgekehrt kann sich wohl physikalisch etwas ändern, ohne dass psychisch etwas passiert. Man nennt dies die *Supervenienz* der psychischen Zustände. Die psychischen Zustände sind durch die physischen festgelegt, sie können nicht "frei variieren". Die Annahme der Supervenienz ist zugleich Ausdruck der Überzeugung, dass die Seele keine eigenständig existierende Entität ist, dass vielmehr die psychischen Zustände an den physischen Organismus gebunden sind. Dies ist die Ablehnung des Substanz-Dualismus, wie ihn Descartes vertreten hat.

Die Annahme einer Identität hat im Zusammenhang mit dem Leib-Seele-Problem zwei Vorteile: Sie hat eine Vereinfachung des Weltbildes zur Folge. Es gibt keine zwei Welten, eine der Materie und eine des Geistes, Geist oder Psyche sind vielmehr ein hochkomplexes physikalisches Geschehen und als solches Teil der einen physikalischen Realität. Noch wichtiger ist aber Folgendes: Die Identitätstheorie liefert eine einfache Antwort auf die Frage, wie es möglich ist, dass psychische Ereignisse auf den Körper einen Einfluss haben können. Sie können es, weil sie selbst physikalische Ereignisse sind. Es gibt hier kein Rätsel von der Art, wie Geistiges, das nicht Teil der physikalischen Welt ist, auf physische Körper einwirken kann.

In den letzten drei Jahrzehnten ist die Identitätstheorie aber zunehmend in Bedrängnis geraten, und an vorderster Front dieser Kritik geht es um die *Qualia*. Was sind Qualia? Viele psychische Ereignisse werden in einer ganz bestimmten Weise erlebt. Menschen haben Empfindungen und Gefühle, und sie können Arten solcher psychischer Ereignisse wiedererkennen und unterscheiden. Sie haben erfahren, wie der Geschmack einer Zitrone ist und wie er sich von dem eines Stücks Schokolade unterscheidet. Sie wissen, wie das Blau des Himmels aussieht und wie es sich anfühlt, wenn man einen Finger in zu heißes Wasser taucht. Sie haben Gefühle der Freude und Trauer erlebt und wissen daher, wie es ist, solche Gefühle zu erleben. Dieses erlebte "wie" eines psychischen Zustandes ist ein *Quale* (plural Qualia). Man nennt es auch die *Erlebnisqualität* oder *phänomenale Qualität* des betreffenden psychischen Zustandes oder Ereignisses. Qualia sind weiterhin durch die Formulierung beschrieben worden, "wie es für ein Subjekt ist", in dem psychischen Zustand zu sein, wie sich der Zustand "anfühlt". Qualia sind mit einer *subjektiven Perspektive* (Erste-Person-Perspektive) verbunden: Sie werden jeweils nur von dem Subjekt erfahren, das in dem entsprechenden psychischen Zustand ist.

Man bezeichnet die Qualia-Ereignisse auch als das *phänomenale Bewusstsein*. "Bewusstsein" ohne den Zusatz "phänomenal" umfasst mehr als die Qualia, bezeichnet dieser Ausdruck doch so Verschiedenes wie Wachheit, Fähigkeit zu kognitiven Leistungen oder Selbstbewusstsein.

Der Aufweis der Qualia ging nun einher mit einer Reihe von Analysen, die zu dem Ergebnis kommen, dass der Physikalismus unhaltbar ist. Bekannte Argumente dieser Art wurden im Verlauf der letzten drei Jahrzehnte von Nagel (1974), Levine (1983) und Jackson (1986) vorgebracht.

Worin besteht das Problem für den Physikalismus? Stellen wir uns ein physiologisches Ereignis P vor, das sich in einigen Tausend Neuronen abspielt. Q sei ein Qualia-Ereignis, das P begleitet, nehmen wir an, Q sei die Schmerzempfindung aus unserem Beispiel. Wir nehmen weiterhin an, dass P unter den gegebenen Umständen hinreichend und notwendig für Q ist. Ein Physikalist bzw. ein Vetreter der Identitätstheorie muss in diesem Fall behaupten, dass Q mit P identisch ist, dass Q in Wirklichkeit nichts anderes ist als P.

Bei genauer Betrachtung zeigt sich aber, dass zwischen P und Q unmöglich eine Identität bestehen kann, da sie jeweils Eigenschaften haben, die dem anderen Ereignis nicht zukommen. P ist ein Muster von Aktionspotentialen, die sich in einer Menge vernetzter Neuronen abspielen. Ein Ereignis wie P kann man praktisch nicht im Detail beschreiben, aber überlegen wir, wie eine vollständige Beschreibung aussehen würde. Man müsste die Neuronen identifizieren und aufzählen, die Struktur ihrer Vernetzung angeben, schließlich wäre der genaue zeitliche Ablauf der Aktionspotentiale darzustellen. An keiner Stelle dieser Beschreibung wäre davon die Rede, dass ein Subjekt irgendetwas fühlt, noch weniger von dem Wie dieses Fühlens. Wenn wir alles über P wüssten, was man darüber wissen kann, geht daraus absolut nicht hervor, dass P von Q begleitet ist, ja nicht einmal, dass P von irgendeinem Erlebnis begleitet ist. Daher können P und Q nicht ein- und dasselbe sein.

Die Einsicht, dass die Qualia bzw. das phänomenale Bewusstsein nicht auf physikalische Ereignisse reduzierbar sind, hat seit den 70er Jahren mehr und mehr Anhänger gefunden. Sie hat jedoch in der Philosophie des Geistes in ein Dilemma geführt. Oben haben wir festgestellt, dass ein Vorteil der Identitätstheorie darin besteht, dass sie gut verständlich machen kann, warum psychische Ereignisse wie z. B. Schmerzempfindungen auf das Verhalten eine Wirkung haben. Sie haben diese Wirkung, weil sie physikalische Ereignisse *sind*. Wenn nun Qualia-Ereignisse keine physikalische Ereignisse sind, so scheinen sie keine Wirkung auf das Verhalten haben zu können. Die Anerkennung der Eigenständigkeit und Nicht-Reduzierbarkeit der Qualia scheint die Philosophie zurückzuversetzen in die Problematik, mit der Descartes' Dualismus konfrontiert war, sie scheint wieder das Rätsel heraufzubeschwören, wie nichtphysisches Geistiges auf den physischen Körper einen kausalen Effekt haben soll.

Etwas präziser ausgedrückt besteht das Dilemma darin, dass die These der *Nicht-Reduzierbarkeit* und die These der *Wirksamkeit* der Qualia-Ereignisse für sich betrachtet jeweils plausibel erscheinen, jedoch leider miteinander nicht vereinbar sind.

1) Nicht-Reduzierbarkeit: Q-Ereignisse sind keine P-Ereignisse
2) Wirksamkeit des Bewusstseins: Einige P-Ereignisse sind durch Q-Ereignisse verursacht. Die Unvereinbarkeit wird noch deutlicher, wenn man eine Voraussetzung explizit ausspricht, von der in dieser Diskussion im Allgemeinen ausgegangen wird:
3) Nur P-Ereignisse können P-Ereignisse verursachen.

Man bezeichnet dies auch als die Annahme der *kausalen Abgeschlossenheit* der physikalischen Welt: Was in der physikalischen Welt passiert, hat stets physikalische Ursachen. Muss diese Voraussetzung akzeptiert werden? Könnte das Dilemma vielleicht dadurch aufgelöst werden, dass man These 3 aufgibt und dadurch Raum für die Annahme schafft, dass nichtphysische Qualia-Ereignisse eine Wirkung auf die physikalische Welt, nämlich auf Nervensysteme von Organismen, haben können?

Analytisch ist These 3 nicht. Es wäre also logisch möglich, dass die physikalische Welt kausal offen ist. Vergegenwärtigt man sich aber, worauf diese Möglichkeit konkret hinaus läuft, so wird verständlich, warum kaum jemand diesen Lösungsweg gehen möchte. Eine Offenheit der physikalischen Welt kann nur bedeuten, dass nichtphysische psychische Zustände einer Person einen kausalen Effekt auf irgendwelche Neurone ihres Nervensystems haben. Oben wurde ausgeführt, dass man heute recht gut versteht, wie Ereignisse der Art P_1 und P_2 einen kausalen Effekt aufeinander haben können. Physikalische Energie (Licht, Schall, mechanische Einwirkung) kann die Neurone in den Sinnesorganen aktivieren. Feuernde Neurone können andere zum Feuern veranlassen, es handelt sich dabei um elektrochemische Vorgänge. Und solche Vorgänge können Muskelfasern zur Kontraktion bringen. Wäre es nun plausibel anzunehmen, dass einige Neurone des Nervensystems *nicht* auf diese bekannte und gut erklärbare Weise aktiviert werden, sondern durch etwas ganz Anderes: durch nichtphysikalische, psychische Zustände der Person, der dieses Gehirn angehört?

Offenbar muss man also These 1 oder 2 aufgeben. Was für 1 spricht, wurde oben dargelegt: die grundlegende Verschiedenheit der Erlebnisqualität psychischer Zustände von den Eigenschaften physiologischer Prozesse. Aber auch These 2 erscheint den meisten sehr plausibel. Ist es nicht völlig kontraintuitiv anzunehmen, dass das unangenehme Erlebnis, das den Schmerz charakterisiert, ohne jede Wirkung auf unser Verhalten sein soll, dass die Wirkung nur von den neuronalen Prozessen ausgeht und das Erlebnis ebenso gut fehlen oder eine andere Qualität haben könnte? Für die Wirksamkeitsthese scheint auch die eingangs dargelegte evolutionstheoretische Überlegung zu sprechen: Qualia wie Schmerzen oder Emotionen haben sich in der Evolution entwickelt, weil sie eine Funktion für das Verhalten eines Individuums haben. Eine solche Funktion können sie nur haben, wenn sie kausal effektiv sind, nicht dagegen, wenn sie wirkungslose Epiphänomene wären. Kim (1998, S. 267) formuliert das Dilemma so:

"Wenn wir am Reduktionismus festhalten wollen, können wir die mentale Verursachung erklären. Bei unserem Versuch, das Mentale auf physikalische/biologische Eigenschaften zu reduzieren, kann es aber gut sein, dass uns der intrinsische, subjektive Charakter unseres Geistes abhanden kommt — und damit genau das, was das Mentale zu etwas Mentalem macht. [...] Geben wir hingegen den Reduktionismus auf, verzichten wir auch auf die Möglichkeit zu sehen, wie eine mentale Verursachung überhaupt möglich sein sollte. Eine Rettung des Mentalen bei Verlust der Kausalität scheint aber nicht auf die Rettung von etwas hinauszulaufen, was der Rettung wert wäre. Denn zu was ist der Geist gut, wenn er keine kausalen Kräfte hat? Beidemal laufen wir Gefahr, dass der Geist über Bord geht. Das ist das Dilemma."

Die meisten Philosophen, die sich mit dieser Problematik befassen, versuchen eine Lösung zu finden, bei der die kausale Effektivität der Qualia erhalten bleibt. Man versucht, die Qualia zu "naturalisieren", wie dies ausgedrückt wird. Im Grunde ist damit gemeint, die Qualia als etwas zu erweisen, das in ein physikalistisches Weltbild passt. Mir erscheint dies eher aussichtslos. Für erfolgversprechender halte ich den Weg, eine gewisse Form der Wirksamkeitsannahme aufzugeben und zu zeigen, dass dies letzten Endes unseren Intuitionen nicht so heftig zuwider läuft, wie viele meinen.

Zunächst sollte eine weitere Voraussetzung des Dilemmas in Frage gestellt werden, die im Unterschied zu These 3 fast nie explizit erwähnt wird. Die drei Thesen scheinen in einem logischen Widerspruch zu stehen: Wenn Q's keine P's sind (These 1), und wenn nur P's andere P's verursachen können (These 3), dann scheint es unmöglich zu sein, dass einige P's durch Q's verursacht sind (wie These 2 behauptet). Der Widerspruch hat aber eine weitere Voraussetzung, wir bezeichnen sie als These 4:

4) Es ist unmöglich, dass ein P zugleich ein anderes P und ein Q als Ursache hat.

Folgendes Bild kann zur Illustration dienen:

$$\begin{array}{ccc} Q & & \\ | & & \\ P_1 & \rightarrow & P_2 \end{array}$$

P_1 ist Ursache von P_2. P_1 geht mit Q einher. Wäre Q mit P_1 identisch, so wäre auf problemlose Weise auch Q Ursache von P_2 (der Hauptvorteil der Identitätstheorie). Ist Q mit P_1 aber nicht identisch, so scheint Q unmöglich Ursache von P_2 sein zu können. Aber dies gilt eben nur dann, wenn ausgeschlossen wird, dass P_2 zwei verschiedene Ursachen haben kann, die beide allein hinreichend sind, nämlich P_1 und Q.

Ist es nun nicht eine merkwürdige Annahme, dass P_2 sowohl ein anderes P als auch ein Q als Ursache haben soll? Dies hängt sehr davon ab, welchen Kausalbegriff man vertritt. Es gibt freilich Konzeptionen von Kausalität, die These 4 implizieren. Es gibt aber auch andere, die dies nicht tun, und im Übrigen gibt es auch heute noch keine allgemein akzeptierte Auffassung der Kausalität.

Eine Kausalitätsauffassung beispielsweise, die auf David Hume zurückgeht und von Anhängern eines Empirismus auch heute noch bevorzugt wird, besagt, dass ein Einzelvorkommnis von A genau dann Ursache eines Einzelvorkommnis von B ist, wenn Folgendes gilt: A und B haben sich ereignet, und es gilt das Gesetz: Immer wenn A dann B. Wenden wir nun diese Auffassung der Kausalität auf unser Beispiel an, wobei P_1 und Q als verschieden, wenn auch gesetzmäßig verknüpft, aufgefasst werden. Dass P_1 Ursache von P_2 ist, bedeutet, dass das Gesetz gilt: Auf (ein Ereignis vom Typ) P_1 folgt stets (ein Ereignis vom Typ) P_2. Die Verknüpfung von P_1 mit Q ist nicht als ein Ablaufgesetz, sondern als ein Zustandsgesetz zu verstehen: Immer wenn P_1 eintritt, dann tritt gleichzeitig auch Q ein. Unter diesen Voraussetzungen gilt notwendigerweise: Auf Q folgt stets P_2. Und damit ist Q per Definition ebenfalls Ursache von P_2.

Man kann natürlich darauf bestehen, dass doch irgendein Ereignis die "einzige", "wahre" Ursache von P_2 sein müsste, und wenn dies P_1 ist, so wäre Q damit als Ursache auszuschließen. Damit wäre man wieder bei der Akzeptanz von These 4 angelangt. Es gibt diese Kausalitätsauffassung, und in der aktuellen Diskussion über Qualia scheint sie auch von den meisten vorausgesetzt zu werden. Ich vermag aber keine Gründe zu erkennen, aus denen diese Kausalitätsauffassung anderen, z. B. der zuvor erläuterten, vorzuziehen wäre, nach der Kausalität auf die Geltung von Ablaufgesetzen zurückgeführt wird. Wenn man Letztere zugrunde legt, dann ist es möglich, alle drei der zunächst unvereinbar erscheinenden Thesen zu akzeptieren, ohne in einen Widerspruch zu geraten. Auf jeden Fall ist bisher keineswegs gezeigt worden, dass nur Kausalitätsauffassungen haltbar sind, die These 4 involvieren.

Das Bild vom psychophysischen Zusammenhang, das aus der Ablehnung von These 4 resultiert, lässt sich etwa so charakterisieren: Qualia-Ereignisse (Bewusstseinsereignisse) sind mit Gehirnereignissen nicht identisch, sie sind aber gesetzmäßig mit ihnen verbunden. Einige P-Ereignisse haben stets Q-Ereignisse als Begleitphänomene. Wenn nun Verursachung nichts anderes ist als gesetzmäßige Aufeinanderfolge, dann stellt sich nicht mehr die Frage, ob eventuell die Q′s nur Epiphänomene sind. Bestimmte Q′s gehen in diesem Modell bestimmten P′s gesetzmäßig vorher, und sie sind daher "wirksam" im demjenigen Sinne von "Kausalität", den dieses Modell allein vorsieht. In Bezug auf die anfängliche evolutionäre Überlegung können wir dann sagen: Die Schmerzen und Emotionen haben durchaus eine Funktion in einem gewissen Sinne. Sie haben sie, weil sie mit bestimmten Gehirnereignissen eine Einheit bilden (Verknüpfung, nicht Identität), und sie können gleichermaßen als "Ursachen" des Verhaltens gelten wie diese Gehirnereignisse.

Nun möchte ich die Analyse noch um einen Schritt fortführen und einmal annehmen, dass nur eine Kausalitätsauffassung akzeptiert wird, die These 4 involviert. In diesem Fall können Q-Ereignisse, falls sie nicht als identisch mit bestimmten P-Ereignissen angesehen werden, keine Ursachen von P-Ereignissen sein. In der Debatte um die Qualia wird behauptet, dass dieses Resultat, also die Aufgabe der Wirksamkeitsannahme, in höchstem Maße kontraintuitiv sei.

Für viele Intuitionen gilt aber, dass sie nur so lange bestehen, als man sie nicht im Detail analysiert. So könnte es auch hier sein. Mit welchen Intuitionen genau gerät denn die Aufgabe der Wirksamkeitsannahme in Konflikt? Dies wird leider nie exakt angegeben. Versuchen wir einmal, diese Intuionen zu erfassen, indem wir Hypothesen darüber bilden, worin sie genau bestehen, und diese Hypothesen prüfen.

Eine erster intuitiver Einwand ist z. B.: Die Aufgabe der Wirksamkeitsannahme bedeutet, dass mein gesamtes subjektives Erleben fehlen oder anders sein könnte, ohne dass dies für mein Verhalten den geringsten Unterschied machen würde. Ich würde z. B. die Hand von der heißen Herdplatte in jeden Fall wegnehmen, ob ich nun eine Schmerz- oder eine angenehme Empfindung hätte.

Antwort: Diese Intuition beruht schlicht auf einem völlig falschen Verständnis der Voraussetzungen. Es wird angenommen, dass P_2 in jedem Fall passiert wäre, auch wenn es kein oder ein anderes Q gegeben hätte. Aber dies trifft keineswegs zu, auch dann nicht, wenn Q keine kausale Effektivität besitzt. Da Q notwendigerweise P_1 begleitet, würde ohne Q auch P_1 fehlen, womit P_1 auch nicht P_2 verursachen würde. Konkret gesprochen, ohne den Schmerz wäre es nicht zum Zurückziehen der Hand gekommen, obwohl nicht der Schmerz, sondern das Gehirnereignis, das mit ihm eine gesetzmäßige Einheit bildet, die Ursache ist.

Ein zweiter intuitiver Einwand: Wenn die P's und nicht die Q's mein Verhalten verursachen, dann wäre mein Verhalten nicht durch mich selbst hervorgebracht, was eine intuitiv absurde Konsequenz ist.

Antwort: Es wäre eine merkwürdige Auffassung von der eigenen Person, dass nur die Q-Ereignisse, nicht aber die Gehirn- und anderen körperlichen Ereignisse zu ihr zählen. Es gibt im Gegenteil allen Grund dazu, die Person als eine Einheit anzusehen, die den gesamten physischen Organismus *und* das psychische Geschehen umfasst. In diesem Fall wird mein Verhalten sehr wohl durch mich hervorgebracht, denn die körperlichen Ereignisse, die es verursachen, sind Teil von mir.

Dies sind nur zwei Beispiele dafür, wie angebliche Intuitionen, die einer bestimmten These widersprechen, präzisiert und kritisch behandelt werden können.

Zusammenfassend lässt sich feststellen, dass das Dilemma, von dem derzeit in der Philosophie des Geistes gesprochen wird, doch nicht ganz so unlösbar erscheint, wie von vielen angenommen wird. Meines Erachtens ist die Lösung aber eher in einer anderen Richtung zu suchen, als die meisten glauben.

Literatur

Beckermann, A. (1999): Analytische Einführung in die Philosophie des Geistes - Berlin/New York: de Gruyter.

Kim, J. (1998): Philosophie des Geistes. - Wien: Springer.

Gadenne, V. (1997): Qualia ohne kausale Wirksamkeit. - Logos 4, 20-39.

Gadenne, V(. 2000): Qualia. - Information Philosophie 5.

Jackson, F. (1986): What Mary didn´t know. - The Journal of Philosophy 83, 291-295.

Levine, J. (1983): Materialism and Qualia: The Explanatory Gap. - Pacific Philosophical Quarterly 64, 354-361.

Nagel, T. (1974): What is it like to be a bat? Philosophical Review 83, 435-450. - Deutsch in: Über das Leben, die Seele und den Tod, Königstein (Ts.): Hain.

KOGNITION, DER PROZESS DES LEBENS UND BEWUSSTSEIN – WAS UNS DIE COGNITIVE SCIENCE (NICHT) DARÜBER SAGEN KANN

Markus F. Peschl

1. "Kognitiver Funktionalismus" und seine Grenzen

Einer der zentralen Ausgangspunkte und Thesen der klassischen Cognitive Science und Artificial Intelligence besteht in der Behauptung, daß kognitive Prozesse *unabhängig* von ihrem *Substrat* und ihrer Realisierung untersucht und vor allem simuliert werden können. In Newell und Simon's "Physical Symbol Systems Hypothesis" (1976, 1980) wird diese Behauptung an die Spitze getrieben: in ihr wird ein radikaler "kognitiver Funktionalismus" begründet, indem die funktionale Äquivalenz (auf der Verhaltensebene) zum Kriterium für ein "erfolgreiches" kognitives Modell erhoben wird. Dieser Funktionalismus findet u.a. seine Begründung in der postulierten Äquivalenz zwischen kognitiver Aktivität und (universellen) Berechnungsprozessen: da in der Theorie der Berechnung das Substrat, auf/in welcher diese Berechnung durchgeführt wird, völlig irrelevant ist, impliziert dies die Losgelöstheit (der Simulation) kognitiver Prozesse von ihrem biologischen Substrat – nicht nur in Bezug auf die Realisierung der Modelle jenseits der biologischen wet-ware, sondern vor allem in Bezug auf die Berücksichtigung der Struktur der internen Mechanismen, die in einem Organismus zu einem bestimmten Verhalten führen. I.a.W., jedes Mittel ist recht, um sog. "intelligentes Verhalten" zu erzeugen. Die Auswüchse solch einer Einstellung sind in den Entwicklungen der Artificial Intelligence (Boden 1990, Winston 1992, Newell 1990, u.v.a.) zu sehen (z.B. Reduktion des menschlichen Verstandes auf logische Deduktionsmaschinen, Denken als fuzzy-logic Prozeß, etc.).

All das impliziert, daß der Prozeß des *Lebens* und seine biologische Realisierung zunehmend aus dem Blickfeld der Kognitionswissenschaften entschwunden sind. Erst in jüngerer Zeit – vor allem durch das (erneute) Aufkommen des neural computings/ Konnektionismus (Rumelhart et al. 1986, Churchland et al. 1990, etc.) und des Artificial Life (=ALife) (Langton et al. 1995, Pfeiffer et al. 1999, Steels 1996, u.v.a.) – wurde die Frage des biologischen Substrats und der Berücksichtigung seiner Struktur (bei der Modellierung) wieder mehr in den Mittelpunkt gestellt. Diese Wende ist sicherlich auch das Resultat einer gewissen Unzufriedenheit und Kritik über den recht mäßigen Erfolg der klassischen Auffassung von Kognition. Darüber hinaus zeigt uns nicht nur unsere eigene Erfahrung, sondern in hohem Maße auch Ergebnisse der Biologie und Neurowissenschaften, daß es geradezu absurd erscheint, Kognition völlig abstrakt und losgelöst vom biologischen Substrat zu studieren. Nicht nur daß kognitive Prozesse ohne ihre Einbettung in den Lebensprozeß nicht wirklich Sinn machen, da Kognition um ihrer selbst Willen betrieben über keinerlei Finalität verfügt (abgesehen vom "kontemplativen Modus" des menschlichen Denkens), sondern der Rückzug auf die rein kognitiv funktionalistische Ebene scheint auch eine Verletzung einer fundamentalen Unterscheidung von Ebenen zu sein: ist es nicht unmittelbar einsichtig, daß die Basis kognitiver Prozesse (i.e., neuronale Aktivität) eine im höchsten Maße *vitale Funktion* ist, welche vordergründig noch recht wenig mit dem zu tun hat, was z.B. in logik-/regelbasierten kognitiven Modellen passiert? Aus dieser Perspektive scheint es angebracht, den Blickwinkel ein wenig zu wechseln und zu begreifen zu versuchen, in welcher Weise *kognitive Prozesse* in den Prozeß des *Lebens eingebettet* sind und in welcher Beziehung diese beiden Domänen zueinander stehen.

Sieht man genauer hin, so ist der Prozeß des Lebens und seine biologische Realisierung (z.B. als homöostatisches Gleichgewicht, etc.) zumindest in zweifacher Hinsicht eine *conditio sine qua non* für jegliche kognitive Aktivität: (a) das biologische Substrat und seine vitalen Operationen stellt die "Maschinerie", auf der kognitive Prozesse ablaufen dar; es stellt die grundsätzlichen Operationen und Funktionen zum "Betreiben" des Nervensystems zur Verfügung. (b) Darüber hinaus erhält Kognition durch seine Einbettung in den Lebensprozeß erst seine *Ausrichtung*, das eigentliche (und aus der Sicht der Evolution wahrscheinlich ursprüngliche Ziel) von Kognition besteht ja in erster Linie darin, das Weiterfunktionieren des Prozesses des Lebens durch die Orientierung in/Repräsentation der Umwelt und der daraus resultierenden Generierung von Verhalten sicher zu stellen. Aus letztem Punkt wird auch klar, daß – umgekehrt – kognitive Prozesse eine conditio sine qua non für den Lebensprozeß darstellen: deren repräsentationale Eigenschaften sind für das Überleben und die Reproduktion des jeweiligen Organismus von fundamentaler Bedeutung. Wir haben es also mit einer wechselseitigen Abhängigkeit zwischen den Prozessen des Lebens und kognitiven Aktivitäten zu tun, bei der das Ausblenden eines Teils zu einer starken Verzerrung führt.

Will man also kognitive Prozesse besser verstehen (und das ist ja das Ziel der meisten Bemühungen der Cognitive Science), so ist es notwendig, daß man diese im Kontext des Prozesses des Lebens betrachtet und daß die Struktur des biologischen Substrats in dem intendierten (Simulations-)Modell ihren Niederschlag findet. Letztlich sind es ja nicht abstrakte logische Regeln oder Algorithmen, die zu einem bestimmten Verhalten führen, sondern deren konkrete Realisierung im biologischen Substrat. Mit Maturana und Varela (1980) könnte man sogar noch einen Schritt weiter gehen und sagen, daß "life *is* cognition". In jedem Fall kann man – im Gegensatz zum ursprünglichen Vorschlag der Cognitive Science – kognitive Prozesse nicht mehr länger rein funktional als völlig losgelöst vom Prozeß des Lebens und seiner Realisierung in einem spezifischen Substrat sehen.

2. Was ist Kognition? – positivistische Antwortversuche

Die Cognitive Science geht von der Frage "Was ist Kognition?" aus. Aus Abschnitt 1 folgt, daß, wenn man kognitive Prozesse verstehen will, man nicht umhin kommen wird, deren Einbettung in das biologische/neuronale Substrat in die jeweilige Theorie miteinzubeziehen. Man wird also Anleihen in der Biologie und den Neurowissenschaften machen müssen, da kognitive Aktivität und Lebensprozesse ineinander verwoben sind und einander bedingen.

Was bedeutet das für das Verständnis von Kognition aus einer wissenschaftstheoretischen Perspektive? Vorweg kann man sagen, daß eine *positivistische* Herangehensweise an die Fragen, was Leben und Kognition sind, nur einen recht eingeschränkten Bereich abdecken wird können – eben dieser soll in diesem Abschnitt abgesteckt werden.

Was sind eigentlich die Ausgangsfragen, die die Konstruktion biologischer oder neurowissenschaftlicher Theorien anleiten? Es stellt sich heraus, daß diese Disziplinen nicht so sehr fragen, *was* Kognition, Bewußtsein oder Leben ist, sondern der Fokus des Interesses richtet sich auf das *Funktionieren* dieser Prozesse. I.a.W., die "Was-Frage" wird in diesen Disziplinen (und ganz allgemein in den Naturwissenschaften) in fast allen Fällen durch die "*Wie*-Frage" ersetzt; hinter dieser Vorgangsweise scheint die implizite Hoffnung zu stehen, daß, wenn man die Funktionsweise z.B. der Aktivierungsausbreitung oder neuronaler Lernmechanismen kennt, man eine Antwort auf die Frage "Was ist Kognition oder Bewußtsein" erhält.

Diese Hoffnung ist jedoch trügerisch, da im Grunde bei genauerer Betrachtung in einer z.B. neurowissenschaftlichen Theorie das Objekt der Untersuchung verändert worden ist: das Objekt ist nicht mehr das Phänomen der Kognition oder des Bewußtseins (per se), sondern nur mehr die physischen und *materiellen Bedingungen* für Kognition und die Dynamik, sofern sie meßbar und/oder berechenbar ist. Was uns eine neurowissenschaftliche/biologische Theorie über Kognition oder das Leben sagt ist *nicht* so sehr, *was* diese Phänomene sind; vielmehr werden hochkomplexe nicht-lineare input-output Relationen, welche Verhaltensregelmäßigkeiten (auf den verschiedensten Ebenen der Untersuchung) zu beschreiben versuchen, in mathematischer, logischer oder algorithmischer Form konstruiert und dargestellt. Diese Muster und Relationen sind in fast allen Fällen das Resultat einer *quantitativen* statistischen Induktion. I.a.W., die durch experimentelle Messung gewonnenen quantitativen Daten sind in jedem Fall das Ausgangsmaterial für jede weitere Theorienkonstruktion – dies impliziert, daß jede daraus resultierende Theorie immer im quantitativen Bereich verbleiben wird. Auch sog. qualitative Methoden ändern an dieser Tatsache recht wenig, da, um auf den Daten operieren zu können, immer eine Form von Quantifizierung durchgeführt werden muß.

Natürlich ist diese Vorgehensweise sehr effizient, da sie die Möglichkeit der *Vorhersage* und der *gezielten Manipulation* einer Realität (z.B. in einer Therapie, Genmanipulation, gezielte Stimulation von Gehirnregionen, etc.) erlaubt (siehe Abschnitt 0). Durch die Methode der Naturwissenschaften und der Empirie wird die "arm-chair-philsosophy" ihrer spekulativen Basis, auf der ihre Theorien des Denkens aufbauen, beraubt (vgl. Churchland 1981, 1986) und auf ein Fundament gestellt, das "empirically sound" ist. Der Preis dieser Effizienz und empirischen Fundiertheit ist jedoch relativ hoch: die Prozesse der Kognition, des Bewußtseins oder des Lebens werden ausschließlich auf ihre materiellen Strukturen und quantitativen Aspekte reduziert. Besonders bei der Untersuchung *menschlicher* Denkprozesse und der daraus resultierenden Verhaltensweisen kommt man mit solch einem Reduktionismus in große Konflikte – nicht nur mit den aus Introspektion gewonnenen eigenen Erfahrungen (z.B. daß wir uns in der geistigen Dimension über die Beschränkungen der materiellen Domäne hinwegzusetzen vermögen), sondern auch mit dem Versuch einer Erklärung von speziell den Menschen eigenen Verhaltensweisen, welche weit über z.B. logisch-deduktive oder evolutionäre/ökonomische Erklärungsmuster hinausgehen und solche fundamentalen menschlichen Eigenschaften/Fähigkeiten, wie die Kunst, die "gratuité" in verschiedensten Bereichen des Zusammenlebens, das Betrachten/Kontemplation und die Suche nach Wahrheit um ihrer selbst willen (z.B. in der Philosophie), etc. betreffen. Wie soll mit diesen fundamentalen Eigenschaften menschlicher Kognition aus einer positivistischen Perspektive umgegangen werden?

3. Kognition aus der Sicht der Cognitive Science

Die Hoffnung, daß Ansätze aus der Cognitive Science oder Artificial Life ein möglicher Ausweg aus diesem Dilemma sein könnten, erweist sich als nicht haltbar, da diese Disziplinen die reduktionistische Herangehensweise noch um einen Schritt weiter treiben: da z.B. in der Cognitive Science kognitive Prozesse auf ihre strukturellen und formalen Eigenschaften reduziert werden, wird nicht nur die nicht-empirisch meßbare Dimension (z.B. des Geistigen) geleugnet, sondern auch die Beschränkungen, welche durch das materielle Substrat, in welchem der Lebens-/kognitive Prozeß in der Natur realisiert ist, gegeben sind, mißachtet. I.a.W., Kognition und die Operationen des Lebens werden einmal mehr von ihren quantitativen Aspekten auf ihre formalen *informationstheoretischen* Aspekte reduziert, um durch einen Algorithmus "zum Leben erweckt" zu werden. Durch das Abarbeiten dieses Algorithmus, welcher die durch empirische oder durch introspektive Methoden festgestellten und konstruierten Regelmäßigkeiten kognitiver Prozesse formal repräsentiert, entsteht der Eindruck einer Dynamik, die – von außen betrachtet – als "intelligentes Verhalten" interpretiert werden kann. Die erzielten Ergebnisse sind zum Teil erstaunlich, da diese Modelle oft komplexes Problemlösungsverhalten, Lernverhalten (z.B. in konnektionistischen Netzwerken), evolutionäre Dynamiken (z.B. in Artificial Life Simulationen), etc. generieren.

Das Konzept der *Simulation* ist in diesen Ansätzen zentral. In einer Simulation erfährt eine empirische oder introspektive Theorie eine Formalisierung und in weiterer Folge eine Algorithmisierung, damit die z.B. in Differentialgleichungen statisch festgeschriebenen Eigenschaften eines Lebewesen/kognitiven Systems "dynamisiert" werden – i.e., mittels der Simulation wird es möglich, den zeitlichen Verlauf der Verhaltensdynamik einer Theorie zu verfolgen und das Zusammenspiel der verschiedenen Parameter zu untersuchen und zu variieren. In den letzten 10 Jahren hat sich dadurch eine interessante neue Kooperation zwischen empirischen und simulativen Methoden ergeben, welche zu einer Beschleunigung der Theorienkonstruktion und -verifikation/-falsifikation geführt hat. Die Stärken der Simulation liegen vor allem darin, daß – vorausgesetzt das zugrundeliegende Modell ist zureichend –

Reihenversuche mit vielen Variationen viel billiger und meist schneller im "virtuellen Raum der Berechnung" durchgeführt werden können, da es nahezu keinen "Widerstand" der Materie gibt;

daß, Simulationsmodelle, da zumeist auf einer strukturellen Ebene angesiedelt sind (und sich nicht in Micro-details verlieren), meist kognitiv besser zugänglich und nachvollziehbar sind;

daß sie ethisch weniger bedenklich sind als Versuche an Menschen oder Tieren.

Das Zusammenspiel dieser Vorteile mit empirischen Methoden bedingt einen Synergie-effekt in Bezug auf die Steigerung der Geschwindigkeit der Konstruktion von Theorien. Dies wird heute besonders in der Kooperation zwischen Neurowissenschaft und computational neuroscience sichtbar (z.B., Churchland et al. 1990, 1992, Gazzaniga 1995, Sejnowski et al. 1990, u.v.a.).

Während in empirischen Ansätzen zur Untersuchung kognitiver Prozesse (z.B. in den Neurowissenschaften) das materielle Substrat und seine physischen Bedingungen und Eigenschaften im Vordergrund stehen, fokussieren die Cognitive Science und ALife auf den dynamischen und informationstheoretischen Aspekt – es ist klar, daß das Zusammenspiel dieser beiden Dimensionen zu einer fruchtbaren Kooperation führt. Dennoch stellt sich die Frage, ob uns diese Kooperation – trotz dieser Beschleunigung in der Theorienkonstruktion – etwas grundlegend neues darüber, was Kognition, Bewußtsein und/oder Leben ist, sagen kann.

4. Effekte kognitiver Prozesse vs. kognitive Prozesse – eine wissenschaftstheoretische Untersuchung

Der Erfolg der positivistisch-reduktionistischen Strategie zur Untersuchung kognitiver Prozesse ist zweifelsohne beeindruckend. Die beteiligten naturwissenschaftlichen Disziplinen haben nicht nur zu einer ungeheuren Vertiefung und Verfeinerung unserer theoretischen Kenntnis über Kognition geführt und damit Erklärungen und Vorhersagen in bisher nicht gekannter Weise ermöglicht – darüber hinaus geben uns die entwickelten Theorien ein Instrument in die Hand, welches als Grundlage für die gezielte Manipulation und Kontrolle der untersuchten Phänomene des Denkens/Lebens herangezogen werden kann. Dies findet in den unterschiedlichsten Anwendungen seinen Niederschlag (z.B., im Bereich der Medizin, Lerntheorie, Genmanipulation, Therapie, etc.). Es ist zu beobachten, daß diese Aspekte der *Vorhersage* und *Kontrolle* immer mehr in den *Vordergrund* des Interesses rücken. Warum ist das so und welche Implikationen hat dies auf unser ursprüngliches Interesse, kognitive Prozesse oder Bewußtsein besser zu verstehen?

Sieht man sich die naturwissenschaftliche Herangehensweise an ein bestimmtes Phänomen aus einer epistemologischen Perspektive an, so wird sehr schnell klar, daß es hier nicht so sehr um die Untersuchung und Erklärung eines Phänomens per se geht, sondern immer nur um das *Extrahieren von Verhaltensmustern*, welche in weiterer Folge formalisiert und in mathematisch-logischer/algorithmischer Form dargestellt werden. I.a.W., das untersuchte Phänomen wird auf die Regelmäßigkeiten seiner nach außen hin gezeigten Verhaltensweisen und somit auf seine *Funktionsweise* reduziert. Dieser Funktionalismus ist sehr erfolgreich und wahrscheinlich sogar der einzig gangbare Weg, wenn das Hauptinteresse in der Vorhersage resp. in der Kontrolle eines bestimmten Realitätsausschnittes liegt, da es für die Erreichung dieses Zieles in den meisten Fällen ausreichend ist, die funktionalen Zusammenhänge des Objektes der Untersuchung zu kennen, damit man an den "neuralgischen Punkten" gezielt zur Manipulation eingreifen kann. Weiters scheint es für die meisten Menschen unserer Zeit intellektuell ausreichend, (zumindest) unbelebte Materie in Form von naturwissenschaftlichen Theorien als Funktionszusammenhänge zu erklären (resp. als erklärt zu akzeptieren). Die Folge ist nicht nur eine stärkere Ausrichtung der Naturwissenschaften auf Anwendbarkeit, sondern auch eine semantische Verschiebung in Bezug auf das, was als "wahres Wissen/Theorie" gilt: die epistemologische Autorität des Konstruktivismus (z.B. Glasersfeld 1995, 1981, Schmidt 1987, 1998, u.v.a.) benutzend gilt all jenes Wissen als „wahr" (oder richtig), welches das Kriterium der funktionalen Fitness erfüllt; oder, i.a.W., all das, was im Kontext der Vorhersage und der Kontrolle der/über die Dynamik des untersuchten Objekts erfolgreich funktioniert.

Diese Sichtweise der Dinge ist – solange man sich innerhalb der Naturwissenschaften und deren technologischen Anwendungen aufhält – nützlich und berechtigt. Doch auch innerhalb der Naturwissenschaften treten bereits dann erste Zweifel auf, wenn man aus dem Bereich der unbelebten Materie heraustritt; dies verstärkt sich, wenn es sich beim Gegenstand der Untersuchung um (menschliche) kognitive Prozesse oder um Phänomene der Emotionen oder des Bewußtseins handelt – also all jene Bereiche, von denen wir eine eigene mehr oder weniger bewußte *qualitative Erfahrung* besitzen. Worin besteht das Unbehagen, welches uns in diesen Phänomenbereichen befällt?

Das Wesen einer naturwissenschaftlichen Theorie besteht u.a. darin, daß sie ein Phänomen dadurch zu erklären versucht, indem eine Relation zwischen raum-zeitlichen input- und output Parametern konstruiert wird, welche in weiterer Folge als die "Erklärung" des untersuchten Phänomens dargestellt wird. I.a.W., das untersuchte Phänomen wird in solch einer Erklärung durch sein Funktionieren in Bezug auf Regelmäßigkeiten in der Dynamik bestimmter empirisch beobachteter Parameter ersetzt. Dies bedeutet, daß der Fokus des Interesses auf dem "*Wie*" des untersuchten Phänomens liegt und *nicht* so sehr auf dem "*was*" es eigentlich ist. Eben diese Diskrepanz wird bei der Untersuchung kognitiver Prozesse, von Bewußtseinsprozessen, etc. sehr deutlich, da – anders als bei unbelebten Objekten – quasi "spürbar" wird, daß es sich bei der naturwissenschaftlichen Beschreibung *nicht* so sehr um die *profunde Bedeutung* des untersuchten Phänomens handelt, sondern, eben nur um einen sehr ausgefeilten Mechanismus für die Erzeugung resp. Beschreibung der beobachteten Regelmäßigkeiten in der Verhaltensdynamik. Dieses Unbehagen ergibt sich aus der *Diskrepanz* zwischen dem rein *quantitativen* Charakter naturwissenschaftlicher Theorien und dem *qualitativen* Erleben der in diesen Theorien beschriebenen Phänomenen, wie z.B. Farbwahrnehmung, logisches Denken, Lernen, etc. Auch wenn man jeden möglichen Parameter in noch so feiner Auflösung zu messen und in Beziehung zu setzen vermag, so wird man dadurch nicht die entfernteste Vorstellung davon erhalten können, was es ist, das Rot einer Rose wahrzunehmen oder was es wirklich bedeutet, lebendig zu sein oder mit seinem Verstand etwas zu verstehen.

Die neueren Diskussionen im Bereich der Bewußtseinsforschung zeigen, daß dieses radikale (implizite) Ausgrenzen des qualitativen Aspektes durch die naturwissenschaftliche Methode zu einer fundamentalen Schwierigkeit führt (z.B. Qualia-Problem, etc.) – es scheint so zu sein, daß man (zumindest) in diesem Bereich an prinzipielle Grenzen gestoßen ist, welche durch die traditionellen Methoden und Standards (natur-)wissenschaftlichen Herangehens nicht überwunden werden können. Daraus ergibt sich eine nahezu schizophren erscheinende Implikation: um das naturwissenschaftliche Weltbild "retten" zu können, sind wir bereit, unsere noch so einfachen qualitativen Alltagserfahrungen (bis hin zu den Erfahrungen komplexer Denkweisen) zu opfern und zu akzeptieren, kognitive und Lebensprozesse auf quantitative Phänomene zu reduzieren. Sind wir bereit, jene Dimensionen des Menschseins, seien es qualitative oder geistige Fähigkeiten oder jene Fähigkeit, die es uns erlaubt, hinter die äußerlichen und quantitativ-materiellen Eigenschaften der Realität zu blicken, aufgrund des Diktates der naturwissenschaftlichen Methode (und damit die Möglichkeit eines profunden Verstehens unseres Denkens) aufzugeben?

Diese Frage soll nicht als ein Angriff auf die Methode der naturwissenschaftlichen Untersuchung kognitiver Phänomene verstanden werden – im Gegenteil scheint es vielmehr darum zu gehen, die Methoden und Perspektiven z.B. der Cognitive Science oder Neurowissenschaften in einer Weise zu *öffnen*, die qualitative und damit (nicht naturalisiert) philosophische Aspekte in die Untersuchung und Theorienbildung mit hineinnimmt. In einer Zeit, in der die ultimativen Fragen des Lebens (Genetik), des Denkens (Cognitive Science, Neurowissenschaft), des Bewußtseins, etc. untersucht werden, ist es mehr denn je gefordert, über die bereits teilweise realisierte Interdisziplinarität naturwissenschaftlicher Disziplinengrenzen hinweg, eine *echte Kooperation* mit dem *philosophischen* Denken einzugehen, um Antworten zu finden, die nicht nur die Forderungen nach Anwendung und Verwertbarkeit des Wissens erfüllen, sondern auch unseren Verstand zu befriedigen imstande sind. I.e., Theorien, die Antworten auf die Frage nach der tiefen *Bedeutung* z.B. des Phänomens des Denkens oder Lebens geben und nicht an der materiellen empirisch meßbaren Oberfläche der physischen Bedingungen und Dynamiken hängen bleiben.

Nicht nur unsere introspektive Erfahrung zeigt uns, daß Kognition mehr ist als materielle und quantifizierbare Verschiebungen von Molekülen und elektrischen Ladungen – sieht man ehrlichen Blickes auf die Theorien in Biologie oder Neurowissenschaften/Cognitive Science, so muß man zugeben, daß, wenn es zur Frage kommt, was denn z.B. "Leben oder Denken eigentlich sei", nach wie vor eine gewisse Ratlosigkeit vorherrscht; zwar wird versucht, die mysteriösen Prozesse des Lebens oder des Geistigen mittels Erklärungen aus der Physik oder Biochemie zu entmystifizieren, jedoch mit der Einführung von nicht minder problematischen Konzepten wie "emergent properties", Homöostase, binding, etc. Welchen Namen man auch immer wählt, so verliert man doch nicht den Eindruck, daß "one could claim that consciousness and emergence are just our names for those areas... that are presently outside the domain of scientific theory." (Pattee 1989, p 72)

All diese Theorien haben natürlich ihre Berechtigung und Wichtigkeit, solange sie im Rahmen ihrer möglichen Erklärungsdomäne bleiben: aus der Sicht der Neurowissenschaften,

ALife und Cognitive Science ist es nicht nur korrekt, sondern auch intrinsisch notwendig, die Phänomene des Lebens und der Kognition auf ihre meßbaren, quantifizierbaren und informationstheoretisch relevanten Aspekte zu reduzieren. Es stellt sich jedoch die Frage, ob damit das untersuchte Phänomen in seiner Gesamtheit erfaßt wird... Das Problem scheint darin zu liegen, daß z.B. Cognitive Science, ALife oder die Neurowissenschaften behaupten, in ihren Theorie zu beschreiben, *was* Denken, Bewußtsein oder Leben ist, obwohl sie (a) nur die Messung resp. Berechnung bestimmter Effekte von Denken/Leben als ihre Ausgangspunkte nehmen und (b) damit nur einen kleinen Ausschnitt von dem erfassen, was für diese Prozesse ebenfalls von Relevanz sein könnte. I.a.W., die empirisch beobachtbaren *Effekte* und deren Beschreibungen werden mit den Prozessen der Kognition resp. des Lebens selber verwechselt. Solch eine quantitative Analyse muß notwendiger Weise an der materiellen Oberfläche des Phänomens "picken" bleiben und kann daher auch nicht mehr leisten, als die physischen Bedingungen und ihre Dynamik (= das Funktionieren, das "Wie") zu beschreiben. Eben in jener Beschränkung auf das Funktionieren scheint der Grund für diese schleichende Unzufriedenheit mit dieser Form von Theorien und Erklärungen zu liegen.

M.E. tritt im Bereich der naturwissenschaftlichen Untersuchung kognitiver Prozesse nur etwas explizit hervor, was u.a. für alle anderen Domänen ebenso gilt. Unser Verstand ist nicht nur darauf ausgerichtet, die Funktionsweise eines Phänomens zu ergründen, sondern – und darin liegt seine Finalität – auf das Erfassen des "*Was*", dessen, was eine Realität *ist*, was ihre *Bedeutung/Determination* ist. Eben diese Diskrepanz kommt in der Untersuchung kognitiver Phänomene sehr deutlich zum Vorschein. Um den oben angeführten Problemen irgendwie beizukommen, wird wahrscheinlich keine andere Wahl bleiben, als das Methodeninventar der Naturwissenschaften zu öffnen und auch philosophische Methoden zu integrieren. Dies scheint auch logisch zu sein: erst wenn man die Determination eines Phänomens kennt (i.e., das, *was* dieses Phänomen *ist*), kann ich dessen Funktionsweise und Dynamik adäquat verstehen. I.a.W., besonders in der Untersuchung typisch menschlicher kognitiver Fähigkeiten durch die Cognitive Science und die Neurowissenschaften wird es notwendig sein, jene Fähigkeit unseres Verstandes zu aktivieren, für den er eigentlich konstruiert ist, nämlich hinter die (materiellen) Erscheinungen und Effekte zu blicken und nach den tieferen *Ursachen* für diese zu suchen.

Daß dies sicherlich kein leichtes Unterfangen ist, ist keine Frage – es bedeutet nicht nur, daß die traditionellen Grenzen naturwissenschaftlicher Methoden zu sprengen sind, sondern auch, daß wir wieder lernen müssen, unseren Verstand auf eine neue Weise einzusetzen; auf eine Weise, die nicht nur den positivistischen Raster des Messens, Quantifizierens und Berechnens in die beobachtete Realität (z.B. des Denkens) projiziert, sondern sich neu auf die Suche nach alternativen Dimensionen und deren Ursachen macht, welche dem menschlichen Denken wirklich gerecht werden und zugleich den naturwissenschaftlichen Erkenntnissen jenen Stellenwert einräumt, der ihnen zukommt. Abschließend sei noch darauf hingewiesen, daß diese alternative Perspektive kognitiver Phänomene zwar umfassender und intellektuell befriedigender sein wird, aber man zugleich den Preise einer gewissen *Fragilität* des Wissens bezahlen wird müssen. Dieses Wissen ermöglicht uns eine "Sichtweise *von Innen* her" (im

Gegensatz zu einer an der "materiellen Außenhaut" hängen bleibenden z.B. neurowissenschaftlichen Sichtweise) – eben jene "Sicht von Innen" ist die Ursache für diese Fragilität, da das Wissen nicht mehr ausschließlich abstrakt am/im Papier/Computer in Formeln und Algorithmen abgebildet werden kann, sondern es z.T. nur mehr einen intellektuellen Weg angibt, damit man es jeweils im Denken neu "erobert" und entdeckt.

Literatur

Boden, M. . (Ed.) (1990): The Philosophy of Artificial Intelligence. - New York: Oxford University Press.

Churchland, P. M. (1981): Eliminative materialism and the propositional attitudes. - Journal of Philosophy 78, 67—90. (reprinted in R. Boyd et al. (eds.), The philosophy of science, MIT Press, 1991).

Churchland, P. S. (1986): Neurophilosophy. Toward a unified science of the brain. - Cambridge, MA: MIT Press.

Churchland, P. S., C. Koch, and T. J. Sejnowski (1990): What is computational neuroscience? – In: E.L. Schwartz (Ed.), Computational neuroscience. Cambridge, MA: MIT Press.

Churchland, P. S. and T. J. Sejnowski (1992): The computational brain. - Cambridge, MA: MIT Press.

Gazzaniga, M. S. (Ed.) (1995): The cognitive neurosciences. - Cambridge, MA: MIT Press.

Glasersfeld, E. v. (1981): Einführung in den radikalen Konstruktivismus. – In: P. Watzlawick (Ed.), Die erfundene Wirklichkeit. Wie wissen wir, was wir zu glauben wissen?, pp. 16-38. München: Piper.

Glasersfeld, E.v. (1995): Radical constructivism: a way of knowing and learning. - London: Falmer Press.

Langton, C. G. (Ed.) (1995): Artificial Life. An Introduction. - Cambridge, MA: MIT Press.

Maturana, H. . and F. J. Varela (Eds.) (1980): Autopoiesis and cognition: the realization of the living. - Dordrecht, Boston: Reidel Pub. (1980).

Newell, A. (1980): Physical symbol systems. - Cognitive Science 4, 135-183.

Newell, A. (1990): Unified theories of cognition. - Cambridge, MA: Harvard University Press.

Newell, A. and H. A. Simon (1976). Computer science as empirical inquiry: symbols and search. - Communications of the Assoc. for Computing Machinery (ACM) 19(3), 113-126. (reprinted in: M.Boden (ed.), The Philosophy of Artificial Intelligence, Oxford University Press, 1990; in German in D.Münch (ed.), Kognitionswissenschaft, Suhrkamp, 1992).

Pattee, H. H. (1989): Simulations, Realizations, and Theories of Life. - In: C.G. Langton (Ed.), Artificial Life, Redwood City, CA, pp. 63-77. Addison-Wesley.

Pfeifer, R. and C. Scheier (1999): Understanding intelligence. - Cambridge, MA: MIT Press.

Rumelhart, D. E. and J.L. McClelland (Eds.) (1986): Parallel Distributed Processing: explorations in the microstructure of cognition. Foundations, Volume I. - Cambridge, MA: MIT Press.

Schmidt, S. J. (Ed.) (1987): Der Diskurs des Radikalen Konstruktivismus. - Frankfurt/M.: Suhrkamp.

Schmidt, S. J. (1998): Die Zähmung des Blicks. Konstruktivismus - Empirie - Wissenschaft. - Frankfurt/M.: Suhrkamp.
Sejnowski, T. J., C. Koch, and P. S. Churchland (1990): Computational neuroscience. - In: S.J. Hanson and C.R. Olson (Eds.), Connectionist modeling and brain function: the developing interface, pp. 5—35. Cambridge, MA: MIT Press.
Steels, L. (1996): The origins of intelligence. - In Proceedings of the Carlo Erba Foundation Meeting on Artificial Life, Milano. Foundazione Carlo Erba.
Winston, P.H. (1992): Artificial Intelligence (third ed.). - Reading, MA: Addison-Wesley.

BEWUSSTSEIN ALS VIRTUELLE WELT

Rupert Riedl

Bei einem solchen Standpunkt (s. Titel) habe ich wohl zu erklären, was da unter virtueller Welt zu verstehen, und was dagegen als Realität zu setzen wäre. Beides können wird pragmatisch nehmen und die nähere Bestimmung nicht durch Definitionen, sondern aus den Einzelerfahrungen gewinnen.

Virtuelle Welten

haben heute längst unsere ganze Zivilisation durchzogen; und es macht Eindruck, daß sie, wenn gut gemacht, von der Wirklichkeit nicht mehr unterscheidbar, der Wirklichkeit sogar überlegen zu sein scheinen.

Da traben ganze Trupps von Sauriern durch die Vegetation der Jura, ein gescannter Schauspieler plaudert virtuell und erdachte Satelliten fliegen tief über die Landschaften des Mars. Ja, es kann sein, daß die konstruierten Marsbilder aufschlußreicher sind als die Originale, weil die Mars-Geologen und -Geomorphologen ihre Kenntnisse schon zu einer Art Lehrpfad zusammengestellt haben.

Es mag sogar verwirrend scheinen, wenn man sich, die Video-Maske vor dem Gesicht, durch Wenden des Kopfes in einer virtuellen Welt umsehen, durch Sensoren an den Gliedmaßen in ihr auch noch bewegen kann. Das mag aber alles gerade noch trivial sein.

Weniger trivial sind schon manche Bedenken, daß wir uns die Welt, wiewohl wir ihre komplexen Zusammenhänge ohnedies noch nicht durchschauen, virtuell nochmals, und gerade auf das vereinfachen, was wir gerade noch verstehen. Das mit der Gefahr, in die für uns lebenswichtige Komplexität zwar fortgesetzt einzugreifen, ohne uns um ihre Komplexität mehr zu kümmern, weil mit den virtuellen Welten leichter umzugehen ist als mit der Wirklichkeit.

Aber was heißt da 'Wirklichkeit'? Wenn damit jener kleine Ausschnitt der Welt gemeint sein sollte, in dem wir wirken, so mag das noch angehen. In der Regel denken wir ihr aber eine Art Realität zu. Denn wir erkennen unsere Freunde wieder, und finden in der Regel auch ohne Umstände wieder nach Hause.

(2) Was Realität wäre,

das befaßte natürlich die Philosophie in einer langen Geschichte. Meinen Gegenstand berührt das merkwürdigerweise wenig, Sodas zwei Positionen genügen können um einen Rahmen anzugeben, eine dritte, die meinen Standpunkt bestimmt.

Dem Alltag nahe ist der 'naive Realismus': die Welt sei einfach so, wie sie uns erscheint. Das kann freilich nicht sein. Schon unsere Sinne 'komponieren' sich eine Welt zusammen. Am anderen Ende des Deutungen steht eine Art 'subjektiver Idealismus' des englischen Bischof

BERKELEY, von dem gern der Satz *'essere est percipii'* zitiert wird, was nicht ganz meint, daß die Dinge erst durch unsere Wahrnehmung Existenz bekämen, ihnen aber eine ganz untergeordneten Rang geben. Das kann auch nicht sein, weil wir aus den Dingen dieser Welt entstanden sind.

Meine Position ist die des 'hypothetischen Realismus' aus der Lehre der 'Evolutionären Erkenntnistheorie', die nachweist, daß unserer Weltbildapparat, wo immer es um Überleben geht, in Anpassung an diese Welt entstanden sein muß; und eben dort ist anzunehmen, daß die Welt jedenfalls so ähnlich sein wird, wie sie uns erscheint. Aber eben nur dort, wo es ums Überleben geht. Das ist mein Thema.

Wie virtuell ist unsere Wirklichkeit?

(1) Die virtuelle Welt der Sinne.

In unseren Gehirnen ist es ziemlich still und völlige finster. Wie also kommt Licht in die Sache? Still und finster freilich nachzuweisen mit einem winzigen Mikrophon und einer Mikrophotozelle in seine Tiefe gesenkt. Dennoch emittieren auch Zellen wenige Lichtquanten. Aber von diesen Quanten ist hier nicht die Rede; den sie werden vom Gehirn nicht gesehen.

Gesehen werden Nervenimpulse, sogenannte Klixe, die durch den Zerfall von Sehpurpur in der Retina durch den *Nervus opticus* an das Sehzentrum geleitet werden. Dabei klixt es im *Nervus stato-acusticus* genauso wie im *Opticus*; nur die einen Klixe werden im Sehzentrum als Farbe, die anderen im Hörzentrum als Töne interpretiert; wiewohl sich auch die Nervenstrukturen der beiden Zentren nicht unterscheiden.

Es ist auch merkwürdig, daß bei der Wahrnehmung, zum Beispiel eines roten Dreiecks, das Rot an einer anderen Stelle des Sehzentrums Erregungen auslöst als 'das Dreieck'. Was also macht das Dreieck rot? Man nimmt an, daß alles, was im Gehirn gleichzeitig ankommt als notwendiger Zusammenhang vererechnet wird. Das mag auch tatsächlich meist so sein; freilich aber nicht notwendig. Daher erleben wir es als komisch, wenn in einem Film das Sprechen eines kleinen Mädchens mit einer Baßstimme synchronisiert wird.

Was man wohl empfände, wenn man jene Nervenbahnen, *Opticis* und *Statoacusticus* in die jeweils anderen Zntren umlenkte? Das wissen wir nicht.

Dagegen weis jeder, daß es in dieser Welt keine Farben gibt, sondern elektromagnetische Wellenlängen. Das Lebendige hat sich Farben 'gemacht' und einen Farbenkreis erdichtet; und gäbe es keine Augen, dann hätte niemand von Farben reden können; es gäbe sie wirklich nicht. Sind sie also eine Erfindung? In einem gewissen Sinne ist das so.

(2) Von den Evolutionsprinzipien

können wird eines schon hier vorwegnehmen; mit der Frage, ob wir die Welt erfunden oder entdeckt haben. Die Mathematiker haben sich früh gefragt, ob ihre Gesetze erfunden oder entdeckt worden sind. Im Grunde scheint es so zu sein, daß alles, was das Lebendige schöpferisch schafft Erfindung ist; erst wenn es sich zeigt, daß die Erfindung in die Welt paßt wird sie zur Entdeckung. Und da wenig übrigbleibt, was nicht in die Welt paßt, scheint sie zum Großteil entdeckt worden zu sein.

Dennoch haben die höheren Organismen, und wir mit ihnen, nicht die Farben der Welt entdeckt; vielmehr mit der Erfindung virtueller Farben ein ziemlich entsprechendes Spektrum von Wellenlängen. Nur der Farbenkreis, wie wir ihn erleben, bleibt Erfindung.

Ebenso enthält die Welt auch keine Geräusche und Töne, sondern Luftschwingungen, aber auch diese virtuelle Welt des Hörens entspricht annähernd den entdeckten Mischungen und Frequenzen von Luftschwingungen. So ist es auch mit der viertuellen Welt des Schmeckens und Riechens; hier wird Molekülstrukturen entsprochen, wenn auch nicht so systematisch.

Ich denke, das ist alles bekannt. Alle Sinneswahrnehmung ist gegenüber der außersubjektiven Wirklichkeit virtuell; alles Erfindung mit der Entdeckung physischer Äquivalente dahinter. Und ich verwende sie nur als ein Vorspiel für das, was wir in den komplexeren Ebenen hoffen 'für Wahr nehmen' zu können.

Die virtuelle Welt des Bewußtseins

(1) Von der Entstehung des Bewußtseins

wissen wir wenig. Vor allem, was seine Vorstadien betrifft. Gewiß ist, daß es keinen Grund gibt, es bei niederen Organismen anzunehmen. Wir müssen mit Emergenzen rechnen; das heißt damit, daß beim Zusammentreten von Bauteilen neue Qualitäten entstehen können, die in ihren Konstituenten auch in Spuren nicht vorhanden sind. Eine Nervenzelle denkt nicht; wenige wahrscheinlich auch nicht; mit vielen, unter speziellen Bedingungen, läßt sich denken.

Bei uns Menschen hat das Bewußtsein, wie wir meinen, eine gewisse Helle erreichte. Es hat uns, gemeinsam mit dem aufrechten Gang, höherer Sozialisation und der Sprache zum Menschen gemacht; und es hat uns dabei gleichzeitig das Dilemma der metaphysischen Fragen eingetragen. Davon noch später mehr.

Wir neigen dazu, in unseren Gehirnen bewußte und unbewußte Vorgänge zu unterscheiden, reden zwar von Vor- und Mitbewußtem, haben aber wenig Begrifflichkeit von den Übergängen. Auch haben wir wenig Ahnung davon, was wir oder unserer Nachbar hinter dem Bewußten alles träumt. Zudem fragt LORENZ: "Haben Tiere ein subjektives Erleben?" und meinte z.B. seine Hunde. Anfangs sagt er: 'wenn er das wüßte, hätte er das Leib-Seele-Problem gelöst', dann aber räumt er ein: 'er muß das annehmen, denn sonst verstünde er seine Tiere nicht'. Und geht es uns gegenüber unseren Mitmenschen anders? Was wissen wir von ihrem Erleben? Auch nicht mehr als wir mit ihnen mitzufühlen meinen und unser Mitfühlen versuchsweise in sie hineindenken; im Fach redet man von Introspektion und Projektion.

Unter Bewußtsein versteht man bekanntlich etwas wie subjektive Evidenz von gegenwärtigem und erinnertem; und für ein Vorstadium halte ich das Wiedererkennen. Ich nehme an, daß die meisten höheren Tiere, Vögel wie Säuger, auf diesem Stadium verharren. Erst das Wiedererkennen der zurückgelegten Stationen führt sie wieder nach Hause. Wir kennen ähnliches. Ich könnte meinen Weg durch manch eine fremde Stadt nicht verläßlich angeben, verlasse mich aber getrost darauf, daß mich die Weg-Situationen, wiedererkannt, leiten werden. Und alle kennen wir folgenden Umstand: wir verlassen unseren Arbeitsplatz absichtsvoll, um im Nebenraum zu bemerken, daß wir den Inhalt unserer Absicht vergessen haben. Sogleich kehren wir zurück, und das Wiedererkennen der Situation 'sagt' uns sofort was wir wollten.

(2) Bewußtsein in unserem Sinne

hat dagegen mit der Fähigkeit zu tun Gedächtnisinhalte absichtsvoll abrufen und mit ihnen umgehen, sie vergleichen, selbst mit ihnen experimentieren zu können. Die Selektionsbedingung, unter deren Druck diese uns angeborene Fähigkeit entstanden ist, muß mit ihrer Überlegenheit zu tun gehabt haben. Die Automatismen, welche die verschiedensten Formen von Flucht, Deckung, Tarnung oder Angriff vorsehen, müssen so zahlreich geworden sein, daß die Trefferchanze, das Richtige zu machen, so weit gesunken ist, daß es besser wurde eine Oberinstanz einzurichten; sich nämlich aus dem Gedächtnis an bisher gemachter Erfahrung zu orientiert.

Von dem Erfolg einer solchen Umstellung kann man sich eine Vorstellung machen, wenn man bedenkt, wie langsam der Vorgang des Bewußtmachen ist. Wenn automatische Reaktionen in Sekunden-Bruchteilen funktionieren, dauert Reflexion - ob man sich wohl auf ein Experiment einlassen soll - wohl fast das Hundertfache dieser Zeit. Reflexion als Programm muß darum um das Hundertfache erfolgreicher sein, sonst hätte es sich nicht durchgesetzt.

(3) Was aber ist das, *was wir nun subjektiv wahrnehmen* oder erinnern?

Da sind zunächst die Mechanismen der Gestaltwahrnehmung. Teils sind sie der außersubjektiven Wirklichkeit gut nachgebildet: sie verschärfen Heligkeitsgefälle, machen aus ihnen Grenzen, aus diesen 'gute Gestalten', heben sie vom Hintergrund ab, ergänzen sie und interpretieren sie perspektivisch. Aber bereits jeder dieser Schritte ist Deutung, extrapoliert über die Sinneswahrnehmung hinaus. Das ist zwar der Sinn dieser Programme, lenkt aber bereits in fast beliebige Phantasie, der gar nicht auszukommen ist. Ales gewinnt Bedeutungen: Nächtliche Baumstrukturen werden zu Gesichtern und Gespenstern, Tropfsteine zu Schädeln, Melonen, Madonnen und Gorillas. Von den 'Umspringbildern' wissen wir, daß sie widersprechende, einander ausschließende Bedeutungen enthalten, von Bildserien, daß wir die eine in die andere mitschleppen. Sie sind alle virtuell; ohne daß uns das wundert.

Und schon kommen wir zu den Wurzeln der Subjektivität. Was immer von einem Gegenstand oder einer Situation wahrgenommen und später erinnert wird, macht aus den virtuellen Farben und Tönen, den virtuellen Bedeutungen Sonderbedeutungen, das, was wir

Urteile nennen; Voraussichten, wenn wir meinen, das sie zutreffen, Vorurteile, wenn sie sich als falsch erweisen. Stimmung, Motivation, Raum- und Zeitabstand, sowie der nie auslotbare, nichtbewußte Hintergrund an Prägungen, Traumata, Vermutungen und vermeintlicher Erfahrung, was wir 'Hintergrundwissen' nennen, kann ein und derselben Sache völlig widersprechende Sonderbedeutungen geben.

(4) Wann das Bewußtsein seine uns heute geläufige Form angenommen hat,

wissen wir natürlich nicht; daß es aber schon vor fünfzig Jahrtausenden eine gewisse Helle erreicht haben mußte, geht aus Neandertaler-Funden in Nordpersien hervor, bei welchen die Pollenanalyse der Grabsedimente ergab, daß mit Mengen an Blumenbeigaben bestattet wurde. Was sie dabei dachten ist freilich unbekannt. Sollte es sich um Schmuck handeln; ähnlich wie wir das bei Begräbnissen wohl heute denken? Oder dachte man an Heilung; zumal einige der aus den Pollen bestimmte Pflanzen in Persien heute noch als Heilpflanzen verwendet werden?

Sicher ist nur, daß sie dieses Vergehen beschäftigte, und sie sich fragten, was aus den Bestatteten wohl werde. Auch das Entstehen, die fruchtbare Frau, mußte ein Rätsel, ein Wunder gewesen sein. Freilich sind die Dokumente, jene Fruchtbarkeits-Figurinen, die man vom ganzen kontinentalen Europa kennt, nur runde zehntausend Jahre Alt. Das aber hat eher mit der für die Herstellung solcher Dokumente nötigen Fingerfertigkeit zu tun. Jedenfalls befaßte schon diese Populationen das Rätsel um das Woher und Wohin. Die metaphysischen Fragen waren offenbar mit der ersten Helle des Bewußtseins auch schon da; und mit ihnen jenes Dilemma des Menschen, das uns nicht mehr verlassen hat.

Auf dem seltsamen Weg, der das metaphysische Denken provozierte, dieses Rätselraten jenseits aller Erfahrbarkeit, entstanden neue virtuelle Welten; erfunden oder geoffenbart. Gewiß stehen da auch die Rätsel des 'Schicksalhaften' dahinter. Fabelhafte Theo- und Kosmogonien entstanden, und das wohl auch mit der Hoffnung, doch mit dem Schicksal, dem Virtulellen selbst, verhandeln zu können.

Es mag einem die Orakelei Delphis, die Rauchdeutung und Eingeweideschau seltsam anmuten; und man vergißt darüber vielleicht unser Aufstellen der Pestsäulen, im Dank dafür, daß die Plage im Städtchen schon nach tausenden von Toten wieder endete.

(5) Was *das Ich-Bewußtsein* betrifft,

mag es sein, wie das Historiker und namentlich Julian Jaynes sehen, daß wir Menschen auch noch in unserer historischen Frühzeit durch Stimmen gelenkt worden sind: die der Ahnen, Geister oder Götter. Viel weist darauf hin, daß selbst noch die Helden der Ilias den Stimmen ihrer Götter folgten, und erst viel später ODYSSEUS, der Listenreiche, den Typ jenes 'Ich-Bewußtsein' repräsentiert, mit dem wir unser 'Ich', wie meinen, aller Einflüsterung und, wie Goethes Prometheus, selbst den Göttern gegenüberstellen. Man wird das für erstaunlich, vielleicht für wunderlich halten. Und dennoch bleibt zu bedenken, wie diese weitere virtuelle Welt uns geleitet hat; und, wie ich zeigen werde, immer noch leiten kann.

Hört meine Leserin, mein Leser noch Stimmen? Mir geschieht das gelegentlich einmal im Jahr. Freunde, die ich befragte, hören keine, oder, inquisitorisch befragt, zögern das einzuräumen. Mag sein, daß viele nicht darauf achten; mag sein, daß einem, gäbe man das zu, wie man ahnt, die Hospitalisierung droht, der bekanntlich schwer wieder zu entkommen ist.

(6) Was endlich *die Götterwelt* betrifft,

ist es ganz aufschlußreich, noch darüber zu reflektieren, wie man sich jene weitere virtuelle Welt erdachte; über welche Denkwege sie in unserer Kultur entstanden; jene Götter, welche die Helden der Ilias lenkten. Zunächst, so erzählt der Ansatz der Theogonie unserer Kultur vom herrschten der Urpotenzen: *Nyx*, *Hymnene*, Nacht, Tag, und *Chaos*. Manches, wie man bemerkt, hat sich schon davon erhalten. Als aus Ihnen *Uranos* und *Gaia* wurde, der die Breitbrüstige, fortgesetzt geschwängerte, gebar sie Titanen und *Hekatonchairen*, fünfzigköpfige, hundertarmigen Riesen, die *Uranos* sie bald nicht mehr gebären lassen wollte. *Gaia* dadurch bedrängt bat ihre Söhne etwas gegen den Vater zu tun. Alle ergriff Furcht; nun *Kronos*, einer der Titanen, erhielt, von *Gaia* ermutigt, die 'geschärfte Sichel' und trennte damit das kopulierende Paar. Und man erinnert sich, daß aus den Blutstropfen des Penis die *Erynnien* entstanden, und aus dem Samen *Aphrodite*.

Kronos schwängerte nun stetig seine Schwester *Rhea*, fraß aber alle ihre Geburten, und um eine von ihnen zu erhalten, gab sie ihm einen in Windeln gewickelten Felsen, den er auch an Kindesstatt verschlang. Es verblieb *Zeus*, der Vater aller Götter. Das Folgende, die nicht minder tumultöse Bevölkerung des Götterhimmels, wird zureichend bekannt sein.

Die Wirkung der Sprache

Zunächst mag man nicht gleich sehen, wie tief unsere Sprache in die virtuelle Welt unseres Vorstellens und Denkens, nämlich in das von ihr gesteuerte 'Sprachdenken' hineinwirkt. Ich hoffe mich verstehbar zu machen, wenn ich auf ein weiteres Prinzip evolutiver Prozesse aufmerksam mache, das mir schrittweise deutlich wurde. Das wird technisch klingen, ist aber leicht aufzulösen.

(1) Adaptierung und Organisation der Organismen

sind beide Produkte der Mutationen, aber sehr verschiedener Arten von Selektion. Die eine Form der Selektion wirkt einseitig vom Milieu auf den Organismus und schafft Korrespondenz, die jeweilige Anpassungen, soweit es der Bauplan des Organismus zuläßt. Man denke an den Weg vom Fisch zum Landtier und zur Stromlinienform des Delphins. Die andere Form der Selektion wirkt innerhalb des Organismus und schafft Kohärenz, die stetige, wechselseitige Abstimmung zwischen den Bauteilen, soweit es die Anpassung an das Milieu zuläßt. Nie wird das Herz auf Kosten der Niere gefördert; und keines ist je mehr ersetzbar. Bedingungen der Korrespondenz können Wechseln und ähneln der Marktselektion; die der

Kohärenz haften schicksalhaft am Bau des Organismus und ähneln einer Betriebsorganisation.

Kommunikation entsteht dominant unter den Bedingungen der Kohärenz. Es kommt auf eindeutige Verständigung an; auf das Milieu nur insoferne, als es der Träger der Information ist. Früheste Verständigung ist chemisch kodiert; wie etwa eine Samenzelle eine Eizelle findet. Mit den Fernsinnen baut darüber die Körpersprache und endlich die Lautsprache.

Und schon wird man erkennen, daß beispielsweise jene dreierlei Rufe der Bonobos, wie sie vor Raubkatzen, Schlangen und Raubvögeln warnen, für diese drei nur Symbole sind. Es kommt nur auf Unverwechselbargkeit an. Und so stehen auch unsere Worte nur Symbolisch für ihre Gegenstände; es geht nur um Eindeutigkeit. Unsere Semantik bildet die Welt nicht ab, sie hat mit Lautfolgen von den Gegenständen abgehoben. Nur die onomatopoetischen Worte, wie Rumpeln oder Zischen, ahmen die Welt nach. Sie spielen aber in unserer Verständigung eine nur sehr geringe Rolle.

Da nun beginnt das Virtuelle. Worte werden für Sachen genommen. Nicht nur Bezeichnungen wie Gott, Ewigkeit, Mephisto oder Unendlichkeit gewinnen durch die Namengebung eine virtuelle Existenz. Was keinen Namen hat, scheint gar nicht zu existieren; für Personen der Naturvölker, wie für unsere Taufregister. Dabei wissen wir von PIAGET, daß unsere Kinder mit sehr weiten Begriffen beginnen. 'Sch-Sch' gilt nicht nur für die Eisenbahn, sondern dann für alles, was von einem Balkon aus gesehen fährt: Auto, wie Kinderwagen. Das differenziert später bis zu Individualitäten, dem Dackel 'Waldi', um sich sanduhrförmig zu Begriffen wie 'Evolution', 'Entropie' und zum 'Sein' wieder zu weiten.

(2) Die höhere Virtualität

unseres Sprachdenkens schließt hier an. Zu den Universalien aller Sprachen zählt beispielsweise die Trennung in Nomina und Verben, als ob es Objekte ohne Wirkungen und Funktionen ohne einen Gegenstand gäbe. Das kommt daher, daß Formen und Funktionen über unterschiedliche Sinneskanäle erlebt werden.

Im Griechischen, das alle zirkummediterranen Sprachen beeinflußte, stehen Nomen und Verben so weit getrennt, daß es eines an sich inhaltslosen Hilfswortes bedurfte, um sie zu verbinden: die *copula*, unsere Worte 'ist' und 'sein'. Es suggeriert virtuelle Kategorien zu bilden, ohne alle zugehörigen Repräsentanten zu kennen; den griechischen Aussagesatz: 'SOKRATES ist ein Mensch'. Wiewohl gerade die Griechen nicht wissen konnten, ob er nicht doch ein Halbgott wäre. Und das führt weiter zum Sylogismus, zum logischen Schluß: 'Alle Menschen sind Sterblich, SOKRATES ist ein Mensch, ergo ist SOKRATES sterblich'. Wiewohl die Griechen über die Sterblichkeit ihrer Halb- und Viertelgötter, deren Kind und Kegel, auch nicht gewiß sein konnten.

Freilich ist ihren Skeptikern schon bald aufgefallen, daß da etwas unterschoben ist: die *'petitio prinzipii'*, die 'Erschleichung des Beweisgrundes'. Aber die Suggestion, auch über das Unbekannte zu urteilen, war stärker. Und schon mit der Bemühung des ARISTOTELES, die Sprache von ihr möglichen Widersprüchen zu befreien - wie im Satz 'ich bin ein Lügner' -, setzte sich diese Logik durch. Und zwar mit der Annahme des *'tertium non datur'*, 'ein Drittes gelte nicht'. Nur wahr und falsch dürfe gelten; wiewohl wir wissen, daß wir uns aller Erfahrung nur über Unsicherheiten nähern können.

Wer sich aber in unserer Kultur des logischen Schlusses nicht bedient, gilt als ungebildet; wiewohl ihn Naturvölker, die zirkumpazifischen Sprachen (z. B. das Chinesische), und auch unsere Kinder nicht verwenden, selbst für den Fall, sich mit seiner Hilfe einer Schwierigkeit entziehen zu können. Wir verwenden ihn erst, sobald uns der Unterricht in die Befolgung von Gesetzlichkeit verdungen hat; die der Syntax und der Mathematik, unbesehen auch diese logisch nicht zu begründen sind.

Der Psychologe ALEXANDR LURIA fragt beispielsweise eine sibirische Bäuerin: 'im hohen Norden sind alle Bären weis, Kamtschatka liegt im hohen Norden, welche Farbe haben dort die Bären?' 'Das könne sie', ist die Antwort, 'nicht wissen. Er möge jemanden fragen, der dort war'. LURIA besteht auf dem Sylogismus, und sie antwortet höflich: 'man hätte es sich abgewöhnt über Dinge zu urteilen, von welchen man nichts wissen kann.' Und wir? Wäre das nicht empfehlenswert?

Wir dagegen operieren dahin, in einer aus dem Sylogismus entstandenen 'definitorischen Logik', in einer virtuellen Welt, in der wir uns vormachen, auch die komplexen Dinge dieser Welt mit zunehmend geschärften Definitionen entsprechen zu können. Wir definieren Reptilien, Säuger und Menschen, so als ob aus einem Reptilienei der erste Säuger geschlüpft und eine Affenmutter den ersten Menschen geboren hätte.

Das Chinesische beispielsweise macht diese Fehler nicht. Die nähere Bestimmung eines komplexen Gegenstands wird, in einer Art 'transitiver Logik' erreicht, indem durch Analogien weitere Farbe in die ohnedies schon färbige Mitte des Begriffes gesetzt wird. Ich vermute, daß das Trennende in der Geistesgeschichte unsrer Kultur, Glauben und Wissen, Philosophie und Wissenschaft, Natur- und Geisteswissenschaften zu trennen - was die chinesische Kultur so nicht kennt - auf jene Künstlichkeit zurückgeht. Schließlich mit einem virtuellen Schachtelsystem, einem Zerfall aller Fächer, betrieben von einer riesigen, anonymen Population, in der keiner mehr etwas verantwortet

Verstand und Vernunft

(1) Freilich ist entlang dieser Zeit auch der *Schatz an Erfahrung* gewachsen, differenziertes Handwerk entstanden, ein System von Einsichten; was man später *Verstand* und *Empirie* nennen wird. Aber es ist leicht zu übersehen, auf welch simpler Grundlage dieses Wissenserwerb ruht: 'was regelmäßig koinzidiert, so erwarten wir, wird zusammenhängen'.

In der Evolution entfaltet sich diese Anlage aus der bedingten Reaktion, der Konditionierung, schon bei niederen Tieren, und hält sich bis in uns Menschen. Richtet man zum Beispiel einen Luftstrahl auf die Kornea, wird das Lid automatisch geschlossen. Das ist ein unbedingter Reflex, ein Schutzreflex. Läßt man kurz vor dem Luftstrahl eine Glocke ertönen, wird nach einigen Wiederholungen, das Lid schon beim Glockenton geschlossen. Das ist ein einfachster, bedingter Reflex. Was aber hat ein Glockenton mit einem Luftstrahl zu tun? Gar nichts. Es wird einfach verbunden was regelmäßig gemeinsam auftritt; in diesem sehr künstlichen Experiment, wird der Ton zur Vorwarnung der kommenden Störung.

Freilich ist dieses Programm der außersubjektiven Wirklichkeit nachgebaut Es hätte sich ansonsten nicht entwickelt. Und jede solche Verknüpfung wird, wenn die Koinzidenz ausbleibt auch wider gelöscht. Tatsächlich hängt das, was regelmäßig koinzidiert, auch zumeist zusammen. Aber das ist auch schon alles. Notwendig ist da nichts gegeben.

Das Künstliche, Virtuelle der sich uns daraus ergebenden Weltsicht, wird man nicht gleich erkennen. Zu sehr ist der Vorgang mit unserem Denken in Alltag und Wissenschaft verbunden. Das Virtuelle beruht darauf, daß wir, da wir uns nur an Gesetzlichkeit zu orientieren vermögen, schon aus bescheidener Erfahrung Gesetzlichkeit extrapolieren; uns daher eine gesetzliche Welt ausmalen, die nicht notwendig gesetzmäßig ist.

Ein Mehr des guten beispielsweise, so suggerieren wir uns, müsse zum Besseren führen. Eine Suggestion, die, so paradox das ist, erst am Gipfel erreichter Überzeugung zusammenbricht. Ähnlich einem Huhn, das mit jedem Tag seiner Fütterung seinen Fütterer überzeugter für seien Wohltäter halten muß, um erst am Gipfel seiner Überzeugung zu erleben, daß es gefüttert wurde, um im Suppentopf seines Wohltäters zu landen.

Dasselbe suggeriert unser Bewußtsein in der virtuellen Welt des 'wahrheitserweiternden Schlusses': wieviele Schwäne muß ich als Weis gesehen haben, damit der nächste Schwan daher weis sein muß? So formuliert, ist seine Unmöglichkeit schon zu erkennen; und dennoch spukt er in unserer künstlich erdachte Welt herum.

(2) *Epochen der Philosophiegeschichte* sind vom Rätselraten um unseren Verstand dominiert. Die frühen Formen unseren Verstand zu begründen sind hier nicht aufschlußreich. Nachdem aber in der Moderne DAVID HUME nachweist, daß das 'Weil' der Erfahrung nicht zu entnehmen, sondern der Welt hinzuzudenken ist, etwas wie ein 'Bedürfnis der Seele', taucht mit KANT eine ganze Reihe von Vorbedingungen auf, die nicht auf Erfahrung beruhen können, weil sie allesamt Bedingungen sind, um überhaupt Erfahrung zu machen.

Mit LORENZ verstehe ich diese KANTschen *'apriori'* zwar gleichzeitig als *aposteriori* Lernprodukte und feste Ausstattung unseres Spezies. In einem Jahrmillionenprozeß entstanden, noch hoch adaptiert für den Frühmenschen, ist diese Anlage allerdings vom Tempo, und von den ganz anderen Aufgaben in der Massenzivilisation überrannt und vielfach pervertiert worden; zum Nährboden geworden vieler weiterer virtueller Konstrukte.

Nun könnte man, wie das immer sei, mit POPPER hoffen, daß die bessere Theorie die schlechtere tilgen würde, bis man von THOMAS KUHN erfährt, daß es nicht die Theorien sind die durchgesetzt oder aber getilgt werden, vielmehr deren wissenschaftliche Schulen. Und wenn manschließlich wahrnimmt, daß die Paradigmen all unserer wissenschaftlichen auf metaphysischen, unbelegbaren Sockeln ruhen, sucht man vergeblich nach jenem sicheren Ankerplatz, auf den uns die Grübelei in unserer virtuelle Welt hoffen läßt.

Ist nun unserem Verstand nicht zu trauen, kann man sich auf die erdachte Welt unserer Vernunft verlassen? Man faßt sie als eine den Verstandes-Kategorien übergeordnete Instanz auf, welche allerdings die Kategorien des Verstandes voraussetzt

(3) *Die Entdeckung der Vernunft* halte ich für eines der schönsten Kapitel aus der Entstehung unserer virtuellen Welten. Es beginnt schon in der Zeit der Vorsokratiker von Sizilien und Süditalien Großgriechenlands, mit der Sekte der Pythagoreer und PARMENIDES. Von ihm ist der Satz erhalten: 'die meisten Sterblichen haben nichts in ihrem irrenden Verstand, was nicht durch ihre irrenden Sinne hineigekommen ist'. Da wir uns nun sehr wohl in dieser Welt orientieren, kann es nicht der Verstand, es muß die Vernunft sein, die weniger irrt.

Diese wunderbare Geschichte geht von der Einsicht aus, daß diese Welt, wie man zugeben muß, vielfach unschön, böse, mißdeutet und hinfällig sein kann, und schließt die Vermutung an, daß es jenseits davon das Schöne, Gute, Wahre und Ewige geben muß, weil man sonst nicht wüßte, wie das alles zu erkennen wäre. Und weist nicht der Umstand, daß die Halbierung der Saite der Lyra den Wohlklang der Oktave ergibt, daß ein Quadrat über seine Diagonal zu verdoppeln, der Pythagoreische Lehrsatz möglich ist, darauf hin, daß es zwischen den Gesetzen der Welt und jenen der Seele eine Übereinstimmung geben muß?

Nach einigen Generationen ist das in PLATONs Ideen-Lehre ausformuliert. Die Welt, wie unsere Seele, muß, ähnlich einer Teilhabe, an jenen der Welt vorgegebenen Ideen, eine Erinnerung besitzen. Später findet sich bei KLEANTHES die naheliegende Frage, ob die Seele, falls sie sich als schön, gut und wahr erwiese, nicht auch am Ewigen teilhaben könnte. Das aber, wie man sieht, setzt einen Weltenrichter voraus; und PAULUS wurde geoffenbart, wer das ist.

Man vergebe mir diese Kurzform eines in Wahrheit turbulenten Ringens. Aber sie enthält den Kern dessen, was den moralischen Hintergrund der christlichen Lehre bildet, das, was man später Rationalismus nennen wird, das Vertrauen auf die Vernunft, mit den Formen des Dualismus, der Spaltung der Welt in Leib und Seele im Gefolge.

(4) *Den folgenden Rationalismus* findet man bei DESCARTES in voller, dualistischer Ausformung. Man müsse, lehrt er, eine *'res extensa'*, einen Weltteil hinfälliger Körperlichkeiten, von einer *'res cogitans'* unterscheiden, der ausdehnungslosen, ewigen Seele. Und die darauf folgenden Bemühungen im viertellen Raum, wie denn eine Beziehung zwischen den beiden Welten zu denken wäre, sind so kompliziert, wie bewundernswert. Die gängigste der Lehren spricht von einem 'psycho-physischen Parallelismus', von dem man, wie böse Zungen meinen, aber nur sagen kann: daß er wirklich ziemlich parallel ist.

In idealistischer Konzeption führt das zur Phantasie einer 'zweckgerichteten Weltordnung', nach welcher der Schöpfer bereits alles zum Besten gezielt, es ein Frevel sein müßte an der Schöpfung herumzubasteln; ein Forschungshemmnis.

Wenn das noch als Wunderlichkeit verstanden werden könnte, es verliert seine Jenseitigkeit in dem, was nun dieser Vernunft materialistisch zugedacht wird. Sie wird zu einer Art Herrschaft, die an keine höhere Instanz mehr appellieren läßt. Fortgesetzt in der Aufklärung, wird der Menschen der Natur entgegengestellt, man traut ihm zu, alles denken zu können und erwartet ein unbegrenztes Erkenntnisvermögen. Das läßt nun ganz andere Phantastereien zu; beispielsweise die Vorstellung einer wertfreien Wissenschaft, unbedacht ob ethisch wertvoll oder wertwidrig, ob sie Heil oder Unheil in sich trage; eine Aufforderung zur

Beherrschung und Manipulation der Natur, aus dem Postulat einer logischen Ordnung der Welt. Unbedacht des Umstands, welch seltsam künstlichen Ursprung schon unsere eigene Logik hat.

Aus all solcherart Phasmagorie ermächtigen sich die Mächtigen unter den Wissenschaften, die Industrien fortgesetzt zu legitimieren in die komplexe Welt einzugreifen, noch lange bevor sie verstanden ist. Dabei stellt es sich heraus, daß die wahre Komplexität der Welt erst durch die Katastrophen sichtbar werden, die wir durch unser Eingreifen selber anrichten. Die virtuelle Welt unserer Anmaßungen bricht, wie bei jenem Huhn, in jedem Fall wieder am Gipfel unserer Überzeugung zusammen, um aber für alles Andere sofort wieder aufgebaut zu werden.

Virtuelles aus dem Virtuellen

In derselben Zeit, in der Sprachdenken, Verstand und Vernunft ihre virtuelle Welt entwickeln, findet diese einen noch deutlicheren Ausdruck: in der Kunst bildlicher Darstellung. Mit dem *Animal rationale* des ARISTOTELES und dem *Animal rationabile* KANTs, hat sich längst, wie das CASSIRER nennt, ein *Animal symbolikum* entwickelt; ein Wesen, das die Welt weitgehend in und über Symbole erlebt. Es nimmt vereinfachte Nachbildungen, wir sagen typischer Weise 'Abbildungen', für die Sachen selbst. Ein weitgehend im Virtuellen operierendes Bewußtsein schafft sich weitere virtuelle Produkte.

(1) *Das kann kein Tier.* Es ist zwar auch auf erstaunliche einefache Symbole angewiesen; die Zikade hört nur das Zirpen der Männchen, das Rotkehlchen reagiert nur auf den Farbfleck des Weibachen. Aber Tiere bildet nichts ab. Nicht nur, weil ihm dazu die Fertigkeit fehlt; es hat keinen Sinn, kein 'Organ' für das Abbilden. Das Photo einer Katze sagt einer Katze gar nichts. Selbst sich im Spiegel zu erkennen ist nur von Schimpansen und Bonobos zu erwarten. Selbst das Fernsehbild, das bis auf Geruch und eine greifbare Räumlichkeit alles bietet, Form, Farbe, Bewegung und Ton, verliert für Tiere rasch an Interesse. Bewegung und Stimmen machen sie unter Umständen aufmerksam. Ist aber hinter dem Fernseher nichts einschlägiges zu finden, nicht einmal ein zugehöriger Geruch, ist die Sache als bedeutungslos erledigt.

Das eben ist beim Menschen völlig anders, muß ihm nachgerade 'in die Wiege' gelegt worden sein. Nur ist uns das Wahrnehmen des bildlich Äquivalents, das virtuelle Nachbilden an Stelle der Sache, so evident, daß wir das Erstaunliche daran gar nicht bemerken.

Erstaunlich finde ich schon Kinderzeichnungen; wo die Handfertigkeit und ein Hang zum Naturalismus noch fehlt, werden die wunderlichsten Kritzeleien, Strichmännchen und Kartoffelköpfe ganz eindeutig, wie erklärt wird, zu Müttern, Tanten und Geschwistern.

Was unsere Kulturgeschichte betrifft, war von jenen Fruhtbarkeitsfigurinen der Altsteinzeit schon die Rede. Kaum zehn Zentimeter hoch, in den wichtigsten Merkmalen übertrieben wie abstrakt, scheinen sie schon dem Eiszeitmenschen ein zureichendes Äquivalent für das Weibliche, das Gebären gewesen zu sein. Ebenso in die Altsteinzeit gehören die Höhlenmalereien, die mancherorts höchst vereinfacht, andernorts, wie in

Altamira, von einem suggestiven Naturalismus sind, uns die Arten der Jagdtiere eindeutig erkennen lassen.

(2) *Das Nachbilden der Welt* hat sich fortgesetzt und weit entwickelt. Das festzustellen ist trivial; auch daß sich vieles verfeinerte, Techniken und Stile, daß die Photographie dazukam, der Film, das Fernsehen und die Holographie. Obwohl es schon erstaunlich ist, daß pro Sekunde vierundzwanzig Bildchen aus Silberpunkten genügen, um eine ganze Schar von Kinobesuchern zum Lachen oder Weinen zu bringen.

Weniger trivial ist es, daß es dazu ein offenbar nur dem Menschen gegebenes Sensorium, eben jenes Organs bedarf, das das kann. Wie aber ist dieses 'Organ' zu denken? Vielleicht hängt das mit dem Hellwerden des Bewußtseins zusammen, mit der Fähigkeit, sich 'Bilder', die ja bestenfalls virtuelle sind, absichtsvoll aus dem Gedächtnis abrufen zu können. Es kann auch mit der Fähigkeit zu träumen zusammenhängen, in der Folge, wie wir typischerweise sagen: mit Imagination und Phantasie.

Da mag sich im Tierreich zwar einiges vorbereitet haben. Wenn Katzen hingebungsvoll mit einem Papierkneuel spielen, als wäre es eine lebendige Maus, kann etwas wie Imagination gegeben sein. Auch das Träumen mag bei höheren Säugetieren vorkommen. Wir haben zwei Dutzend kompetente Ethologen befragt, ob sie meinen, daß Tiere träumen; und alle antworteten, daß vieles darauf hinwiese, sie aber nicht wüßten, wie das zu belegen sei.

Bei uns Menschen ist das höchst ausgeprägt, und, wie das Träumen zeigt, kann diese Leistung vollkommen unbewußt ablaufen. Sie muß bewußt nicht gefordert werden.Sie kann uns angeboren sein. Das hängt auch mit der Frage zusammen, ob das Träumen eine Funktion hat, oder ob das Gehirn, da es auch während des Schlafes gefüttert werden muß, nur irgend etwas unnötiges produziert. Vieles spricht aber für Funktionen. Da man annehmen kann, daß wir fast nur in der Rem-Phase träumen, die man an Augenbewegungen unter dem Lid erkennen kann, und es sich zeigt daß Kinder mehr Rem-Phasen zeigen als Erwachsene, Säuglinge die meisten, kann eine Funktion für das Gehirn nicht ausgeschlossen werden. Und da uns der Tagtraum, wie der 'Klartraum', wenn wir beim Wachwerden bemerken, daß wir noch träumen, zeigen, daß es beim Träumen doch eine seltsame Art von 'Logik' gibt, ist eine Funktion dieser virtuellen Welt sogar nahegelegt.

Heute scheint es naheliegend über das, was wir landläufig virtuelle Welten nennen, zu staunen; eben jene Trupps von Sauriern auf der Leinwand, jene künstlichen Marsreisen am Bildschirm, von welchen wir ausgegangen sind. Tatsächlich ist das aber nur eine technische Fortsetzung jener virtuellen Welt unseres Bewußtseins, über die wir wenig reflektieren; über die nachzudenken aber nützlich erscheint, wenn wir den Menschen tiefer verstehen wollen, um auch die Wurzeln jenes kollektiven Unsinn zu erfassen, der unsere technische Welt dahintreibt. Reinen Unsinn zu glauben, wie LORENZ sagte, bleibt ein Privileg des Menschen.

INHÄRENZ ODER EMERGENZ VON BEWUSSTSEIN? DIE DUALISMUS-MONISMUS-DEBATTE IN NEUEM GEWAND

Karl Edlinger

> Und erdichteten Falls / dass eine Machine wäre / aus deren Structur gewisse Gedanken / Empfindungen / Perceptionen erwüchsen; so wird man dieselbe denkende Machine sich concipieren können / als wenn sie ins große nach einerlei darinnen beobachteter Proportion gebracht worden sei / dergestalt dass man in dieselbe / wie in eine Mühle / zugehen vermögend wäre. Wenn man nun dieses setzet / so wird man bei ihrer innerlichen Besichtigung nichts als gewisse Stücke / deren eines an das andere stosset / niemals aber etwas antreffen / woraus man eine Perception oder Empfindung erklären könnte. Dahero muß man die Perception in der einfachen Substanz / und keines weges in dem Composito oder in der Machine suchen.
>
> *G. W. Leibniz, Monadologie, 17*

Einleitung

Vor eine nicht nur für Biologen, Psychologen und Philosophen bislang kaum zu lösende Frage stellt uns eine Erscheinung, die zwar allen Menschen die vertrauteste überhaupt ist, die aber begrifflich schwer zu fassen ist und für die es von Biologie und Psychologie als für das Problem wichtigste Disziplinen bislang kaum eine wirklich stichhaltige Begründung gibt: das Bewusstsein, verstanden als „innere Szene" (Edelman & Tononi 2001).

Bewusstsein ist also hier nicht einschränkend als „Bewusstsein von etwas" aufgefasst, sondern generell als Komplex all jener Phänomene, die auftreten, wenn etwas wahrgenommen, gefühlt, emotionell bewertet und reflektiert wird. Bewusstsein lässt sich derzeit sowohl in der Sache als auch im Kontext seiner biologischen Basis nur umschreiben, der Kern der Sache wird durch gängige Definitionen nicht getroffen. Grush & Churchland (1995) charakterisieren die Situation treffend:

> Bewusstsein ist so gut wie sicher eine Eigenschaft des physischen Gehirns. Das große Geheimnis aber ist, wie Neuronen solche Effekte zustandebringen, wie dass wir uns eines Zahnschmerzes oder des Geruchs von Zimt bewusst sind. Die Neurowissenschaften haben noch nicht das Stadium erreicht, in dem wir solche Fragen befriedigend beantworten können. Es gibt spannende Erkenntnisse und erfolgversprechende Forschungsprogramme, aber niemand würde behaupten, dass wir die neurobiologischen Mechanismen des Bewusstseins wirklich schon verstehen. (Grush & Churchland 1995, S. 221)

Eng verbunden bzw. identisch mit dem Problem des Bewusstseins ist das seiner basalen Inhalte, der Modelistäten und Qualitäten oder Qualia, etwa Farben oder Klangqualitäten, Geschmäckern und Gerüchen. Auch sie können wir anderen nur deshalb mitteilen, weil eben schon von vorneherein wissen und Einigkeit darüber zu bestehen scheint, welche Empfindung wir selber als rot, blau, tief und hoch oder als süß bezeichnen. Eigentlich müsste man sagen, es besteht Einigkeit darüber, in welchem Kontext, unter welchen umschreibbaren Bedingungen von bestimmten Qualia gesprochen wird. Bei anderen Menschen, mehr noch bei Tieren, im Bereich des sogenannten Fremdpsychischen, können wir den unseren ähnliche Empfindungen ohnehin nur vermuten, ohne eine Sicherheit zu erlangen, die über die der sprachlichen Konvention hinausgeht.

Angesichts dieser Probleme kann es nicht wundernehmen, wenn schon vor Jahren H. Sachsse (1968) den Begriff Bewusstsein als "Grenzbegriff" der Naturwissenschaften qualifizierte. Womit Sachsse die traditionellen Naturwissenschaften meinte, die sich an der klassischen Physik orientieren und in vieler Hinsicht die Positionen von Dubois-Reymond, Brücke und Helmholtz („Ignorabimus" s. Jonas 1987; Haeckel 1903, 1906) tradierten.

Ebenso schlüssig scheint es, wenn die Diskussion dieses Problems bis vor wenigen Jahrzehnten weitgehend eine Domäne der Philosophie blieb und sich die Naturwissenschaften, vor allem die Biologie erst relativ spät dieser erwähnten inneren Szenerie mit mehr Energie und Optimismus annäherten.

Dies liegt wohl nicht zuletzt auch an der geistigen Tradition, in der die modernen westlichen Naturwissenschaften entstanden und die, ursprünglich dualistisch verfasst, nach dem Siegeszug der Naturwissenschaften, den „anderen", „nichtmateriellen" Aspekt der Welt zu ignorieren begann und die dualistischen Positionen ins Wanken brachte. Hier stellt sich allerdings die Frage, ob nicht durch diesen Prozess gleichsam das Kind mit dem Bade ausgeschüttet wurde und durch Insistieren auf einer einseitig materialistischen (ursprünglich „klötzchenmaterialistischen") Position der intellektuelle Zugang zu Bewusstseinsphänomenen erschwert bis verhindert wurde.

Mit der Weiterentwicklung der Physik, vor allem mit der Etablierung der Quantenmechanik, geriet nicht nur das traditionelle Bild der Materie ins Wanken, sondern für die Bewusstseinsproblematik ergeben sich durch neue, oft vorläufig noch sehr spekulative neue Ansätze, Hoffnungen auf Fortschritte.

Eine kritische Revision, die auch traditionelle naturwissenschaftliche und philosophische Ansätze zu erfassen hat, kann vielleicht auch Kriterien für ein Entscheidung zwischen verschiedenen, bislang nebeneinander existierenden Sichtweisen schaffen.

Bislang war nämlich die Frage nach Brauchbarkeit bzw. Viabilität (v. Glaserfeld 1997) oder „Nicht-Viabilität" der verschiedenen Modelle schwer oder gar nicht entscheidbar, da, wie vor allem Mitterer (1992) sehr schlüssig zeigen kann, die Entscheidung für das eine oder andere philosophische System bzw. die eine oder andere Denkweise, die aber auch für die Argumentation in der Bewusstseinsdebatte ausschlaggebend sein muss, oft von Faktoren abhängt, die sich dem rationalen Diskurs entziehen.

Diese liegen sicher nicht in einem Bereich angeborener Ideen, wie dies der Biologe und Biologiehistoriker Emanuel Rádl (1913) vermutete, doch ist Rádl sicher rechtzugeben, wenn er meint, dass bestimmte Ideen in verschiedenen Verkleidungen (und sicher aus verschiedenen einem geistigen und sozialen Kontexten heraus) immer wiederkehren:

"Fortwährend sind wir bestrebt, die alten Lehren unter die Schwelle unseres Bewusstseins hinabzudrücken, aber immer und immer leben sie wieder auf. Hippokrates, Aristoteles, Albert der Große wurden schon vor Jahrhunderten für vergessen erklärt; noch immer streiten aber Hippokratiker, Aristoteliker, Scholastiker miteinander (obwohl sie unter anderen Namen auftreten), und bis ans Ende der Menschheit werden sie wahrscheinlich bewusste und unbewusste Anhänger finden. Denn dem Geist des Menschen sind gewisse Anlagen a priori verliehen: der eine ist geborener Scholastiker, der andere Platoniker;" (Rádl 1913., S. 1)

Ohne Rádl in den radikalsten Konsequenzen seiner Sicht zu folgen und von a priori verliehenen Ideen zu sprechen, können bei der Frage nach der Stellung des Lebens und der nach dem Bewusstsein bei Mensch und Tier, vor allem nach der Stellung des "Physischen" und des "Psychischen" und der Beziehung zwischen ihnen, bzw. bei der Frage, ob das sog. "Psychische" überhaupt als solches existiert und fassbar ist, eine begrenzte Zahl von Denktraditionen ausgemacht werden, die sich wie rote Fäden durch die Geistesgeschichte ziehen und, selbstverständlich durch das wachsende Faktenwissen von Psychologie und Biologie immer stärker abgereichert, dennoch in verschiedenen Formen immer wiederkehren.

Verschiedene Sichtweisen des Bewusstseins

Bunge & Ardila (1989) arbeiteten in einer Übersicht jeweils 5 monistische und 5 dualistische Denkweisen heraus, die unterschiedlichen geistigen Traditionen und Zeitaltern zugeordnet werden:

Monistische Traditionen:
M1 *Idealismus, Panpsychismus* und *Phänomenalismus*[1]
M2 *Neutraler Monismus oder die Lehre vom Doppelaspekt*[2]
M3 *Eliminativer Materialismus*[3]
M4 *Reduktiver oder physikalistischer Materialismus*[4]
M5 *Emergentistischer Materialismus*.[5]

---

[1] Alles ist ψ (Berkeley, Fichte, Hegel, Fechner, E. Mach, der spätere W. James, A. N. Whitehead, Teilhard de Chardin, B. Rensch).

[2] φ und ψ sind mannigfache Manifestationen einer einzigen unerkennbaren neutralen Substanz. (Spinoza, eine Zeit lang W. James und B. Russell, R. Carnap, M. Schlick und F. Feigl).

[3] Es gibt kein ψ (J. B. Watson, B. F. Skinner, A. Turing).

[4] ψ-Zustände sind φ-Zustände (Epikur, Lukrez, Hobbes, La Mettrie, d'Holbach, J. P. Pawlow, K. S. Lashley, i. J. C. Smart, D. Armstrong, W. V. Quine).

Dualistische Traditionen:
D1 *Autonomismus*[6]
D2 *Parallelismus*[7]
D3 *Epiphänomenalismus*[8]
D4 *Animismus*[9]
D5 *Interaktionismus*[10]

Obwohl diese Ansätze überwiegend philosophisch motiviert sind, setzten und setzen sich doch die meisten ihrer Vertreter auch mehr oder weniger intensiv, mit zunehmender Nähe zur Gegenwart wohl notgedrungen immer stärker mit naturwissenschaftlichen Aspekten der Bewusstseinsproblematik auseinander.

Die Naturwissenschaften neuzeitlich-modernen Zuschnitts sind prinzipiell empirisch/materialistisch (monistisch) ausgerichtet. Da sie als wichtigstes Gültigkeitskriterium die Überprüfbarkeit von Hypothesen und Theorien in den Vordergrund stellen, erscheint es legitim, theoretische Denkansätze gerade an naturwissenschaftlichen, vor allem biologischen Vorgaben zu prüfen. Die Psychologie als spezielle Humanwissenschaft kann in diesem Zusammenhang als der Biologie aufgesattelt gelten. Letztlich bietet ihr die Biologie durch Modelle des lebenden (in diesem Falle menschlichen) Organismus den Rahmen, innerhalb dessen sie sich ihrem speziellen Gegenstand nähert. Dies setzt natürlich voraus, dass psychische Prozesse und als in Organismen ablaufend und wesentlich durch sie bedingt angesehen werden. Durch allmählich unüberschaubares Faktenmaterial erscheint es aber

---

5 ψ ist eine ganz spezielle Biofunktion (Diderot, Ramon y Cajal, T. C. Schneirla, D. Hebb, A. R. Luria, D.Bindra, V. Mountcastle, J. Olds, lt. Jerison).

6 ψ und φ sind voneinander unabhängig (Wittgenstein).

7 φ und ψ sind parallel oder synchron (Leibniz, R. H. Lotsz, W. Wundt, J. H. Jackson, der junge Freud, einige Gestaltpsychologen).

8 φ produziert oder verursacht ψ, das jedoch nicht auf φ zurückwirkt (Hobbes, A. Vogt, T. H. Huxley, C. D. Broad, A. J. Ayer).

9 ψ belebt, regelt, verursacht oder beeinflußt φ, das nicht auf ψ zurückwirkt (Platon, Augustinus, kognitive Psychologie der Computerspezialisten, wonach die Menschen durch immaterielle Programme gesteuert werden).

10 φ und ψ, stehen miteinander in Wechselwirkung, wobei das Gehirn einzig die „materielle Basis" des Geistes bildet (Descartes, W. McDougall, der reife Freud, W. Penfield, R. Sperry, J. C. Eccles, K. R. Popper, N. Chomsky). Die Zitate 1 bis 10 sind der Arbeit von Bunge entnommen. φ steht jeweils für fÚsis, die materielle Natur, y für die Psyche.

nachgerade als Binsenweisheit, dass die bewusste Szenerie verschiedener Oganismen, vor allem von Menschen, durch bestens dokummentierbare und protokollierbare mechanische und chemische Eingriffe an ihren Nervensystemen verändert und manipuliert, ja auch in verschiedenem Maße und unterschiedlich lange ausgeschaltet werden kann. Ebenso beredt sind die Evidenzen für die organismische Bedingtheit psychischen und bewussten Geschehens, die von der Tierpsychologie und der Ethologie zur Verfügung gestellt werden.

Eine naturwissenschaftlich motivierte Auseinandersetzung mit dem Bewusstsein setzt aber andererseits, besonders wegen der Schwierigkeiten des Zugangs zum Objekt, auch eine ständige kritische Reflexion der theoretischen Basis (und ihrer Prämissen) voraus, von der aus die Annäherung erfolgen soll.

Empirisch bedeutet in diesem Zusammenhang nicht Beschränkung auf vorausetzungsloses Sammeln von Erfahrungen, sondern einen experimentellen Zugang zur Natur, von Theorien geleitet ist. Dies heisst, dass die "Fragestellung an die Natur", realisiert durch die Versuchsanordnung, schon eine bestimmte Auswahl unter möglichen Resultaten bewirkt. Daher unterliegen auch die theoretischen Prämissen der Naturwissenschaften ständiger Reflexion.

Wird aber die angesprochene Ausrichtung der Naturwissenschaften einerseits an einer materialistisch-monistischen Grundauffassung der Natur und damit auch der lebenden Organismen, andererseits an dem Grundpostulat experimenteller Prüfbarkeit von Hypothesen akzeptiert, dann ist die unmittelbare Konsequenz, dass jene Modelle des "Psychischen" und seines Verhältnisses zum "Physischen", die dem Psychischen eine Art „immaterielle", oder besser „aussermaterielle" Existenz unterstellen, aus der Debatte auszuklammern sind. Wesenheiten (soweit davon gesprochen werden kann), die selber keine Eigenschaften von Materie oder Energie haben bzw. nicht schon in ihnen in welch rudimentärer Form auch immer angelegt sind, können weder als Ursachen materiell/energetischer Prozesse noch als deren Resultat betrachtet werden.

Ohne die bereits überbordende Literatur zu dieser Thematik auch nur im Ansatz (schon aus Platzgründen) erschöpfend behandeln zu können, müssen müssen von dieser warte aus mehrere der erwähnten Positionen (wenigstens im naturwissenschaftlichen Kontext) als obsolet betrachtet werden.

Idealismus, *Panpsychismus* und *Phänomenalismus* (Ml), welche die Kehrseite eines konsequenten Materialismus darstellen und in der Forschungsarbeit die üblichen theoriengeleiteten empirischen Methoden fordern, können gerade aus diesem Grund aus der Debatte ausgeklammert werden. Ebenso der *Eliminative Materialismus* (M3), welcher subjektives Erleben und phänomenales Bewusstsein eigentlich als seiner Grundeinstellung widersprechend ablehnen und damit auch gerade das Thema der Bewusstseinsdebatte leugnen müsste. Er kann das subjektive Erleben nicht begründen, ja nicht einmal ein ausreichendes Problembewusstsein dafür vorweisen.

Der *Autonomismus* (Dl) wirft die Frage auf, inwieweit bei Unabhängigkeit von φ und ψ die Psyche (oder der Geist) an Wahrnehmungen des Körpers teilhaben kann. Diese Frage mündet in den *Psychophysischen Paralellismus* (D2), der zwar kaum widerlegbar ist, aber eine ungeheure Menge von wenig wahrscheinlichen Zusatzannahmen erfordert. Letztendlich mündet er in die Forderung nach einem total determinierten Geschehen sowohl auf der geistigen als auch auf der materiellen Ebene.

Animismus (D4), dualistisch und nicht monistisch im Sinne einer Immanenz geistig-psychischer Aspekte in der Substanz verstanden, und *Interaktionismus* (D5) provozieren die Frage, wie der Einfluss „geistiger" und damit außermaterieller Entitäten auf materiell/energetische Prozesse oder umgekehrt möglich sein soll. Bei ihnen stellt sich vor allem die Frage, ob die Vergegenständlichung von bewussten Abläufen, die uns direkt lediglich durch Introspektion direkt, ansonsten aber durch indirekte Methoden durchaus zugänglich sind, als "Psyche" überhaupt zulässig ist.

Nach dieser kurzen kritischen Sichtung bleiben von naturwissenschaftlicher Perspektive eigentlich nur mehr der Neutrale Monismus (M2), der reduktive Materialismus (M4), der emergentische Materialismus (M5) und der Epiphänomenalismus (D3) für die weitere Erörterung relevant. Die Fragestellung lautet, im Kontext der modernen Naturwissenschaften eine Entscheidung getroffen werden kann, welche dieser Sichweisen noch am ehesten akzeptabel bzw. "viabel" ist. Um diese Frage zu klären, müssen die geistigen Rahmenbedingungen, unter denen die biologische Debatte über das Bewusstsein abläuft, wenigstens grob umrissen werden.

Es stellt sich damit die Frage, welche von ihnen am ehesten mit biologischen oder anderen naturwissenschaftlichen Prämissen[11] in Einklang gebracht werden kann. Diese Frage wirft die weitere auf, ob es für die Problematik brauchbare Prämissen gibt und wenn ja, worin sie bestehen.

Und wieder: Die ironische Wissenschaft

Die zweite Frage, die hier als erste angeschnitten sein soll, ist schwieriger als erwartet zu beantworten. Einen Überblick über verschiedene naturwissenschaftliche Lösungsansätze für die Bewusstseinsproblematik gibt J. Horgan (2000), der, nachdem er in einem früheren Werk (1997) verschiedene moderne und auch weithin positiv bewertete Modelle der Physik, Kosmologie und Evolutionistik durch kritische Betrachtung als „Ironische Wissenschaften", als weitgehend auf zwar äußerst niveauvollen und geistreichen, nichtsdestoweniger aber schwach begründete Phantasien entlarvt hatte, sein Augenmerk den Theoretikern des menschlichen „Geistes" und des Bewussteins zuwandet.

Hier sind es vor allem quantentheoretisch inspirierte Autoren, die Horgan implizite in die Nähe der ironischen Wissenschaften rückt. Prominentester Vertreter dieser Gruppe ist sicher Roger Penrose.

---

[11] In diesem Zusammenhang sei bemerkt, dass die theoretischen Fundamente vor allem der Biologie durchaus zur Dispostition stehen. Auch der Autor steht in Opposition zur derzeit dominierenden, theoretisch wenig unterfütterten und von altdarwinistischen Denkschemata inspirierten Sicht des Organismus.

Penrose stellt einen Ansatz vor, der auf zwei Säulen ruht: Dem mathematischen Denken und der Quantenmechanik. Er meint, dass es für Bewusstseinsphänomene typisch sei, Denkvorgänge außerhalb des Bereichs des „Berechenbaren“ widerzuspiegeln. Die materiell-energetische Basis für Bewusstsein bestehe aus Quantenprozessen in den Mikrotubuli von Neuronen, die im Prozess der „objektiven Reduktion“ (OR) die Kluft zwischen der Quantenebene und der der allgemeinen Relativitätstheorie quasi überwinden. Die dafür nötigen Zeiträume würden in etwa der ca. 1/2 sec dauernde Frist zwischen neuronalen Operationen im Gehirn und dem Zeitpunkt des Bewusstwerdens entsprechen. Als Ort für solche Quantenprozesse macht Penrose Mikrotubuli in Neuronen namhaft, die sich durch eine besondere, außerordentliche Komplexität ermöglichende Struktur auszeichnen sollen.

So originell nun dieser Begründungsversuch, der auch mit der hier vertretenen Sicht des neutralen Monismus durchaus kompatibel wäre, sein mag, so spekulativ und wenig empirisch untermauert ist er letztlich. Er weist aber, vor allem durch seine Betonung von Denkprozessen, wenn auch außerhalb des Berechenbaren, eine Reihe von Fragen auf, vor allem die nach Bewusstseinsphänomenen bei Tieren unterschiedlichen Komplexitätsgrads. Diese Frage fällt vor allem vor dem Hintergrund der Tatsache ins Gewicht, dass im Tierreich eine sprunglose Skala unterschiedlicher Bewusstseinshelle je nach Komplexitätsgrad der Konstruktionen vermutet werden kann (Lorenz 1965; Griffin 1990; Dawkins 1994).

Andererseits wird durch den Verweis auf die Möglichkeit, dass intrazelluläre Strukturen, bei Penrose (in Anlehnung an Hameroff, zit nach Horgan 2000) die Mikrotubuli, schon als materielle Basis von Brwusstseinsprozessen in Frage kommen könnten, die Vermutung tierischen Bewusstseins unterstützt. Sind doch Mikrotubuli, wenn auch nicht immer mit den von Penrose geforderten speziellen Struktureigenschaften, im Tierreich universell verbreitet. Sie kommen auch bei einfach organisierten oder einzelligen Tieren ohne speziell dirfferenzierte Nervengewebe vor.

Durch das Insistieren auf die angesprochenen speziellen Tubulistrukturen wird aber noch eine weit wichtigere Frage aufgeworfen, nämlich ob Empfinden und Bewusstsein ausschließlich eine Funktion der Interaktion solcher relativ großen Einheiten wie Neuronen (vergleichbar den Schaltelementen im Computer, wäre, oder schon auf einer Ebene begründet ist, die weit unter diesen Interaktionen liegt, sodass diese für sich zwar bestimmte Bündelungen, Fokussierungen und auch Konstringierungen bewirken können, aber eben nicht Bewusstsein als „emergente“ Eigenschaft hervorbringen. Das Gehirn des Menschen würde dann nach Hameroff (zit. aus Horgan 2000) nicht „aus 40 Milliarden Schaltern“, sondern „aus 40 Milliarden winzigen Computern“ bestehen.

Dies würde bedeuten, dass zwar zahlreiche Funktionen des (menschlichen) Nervensystems ersetzt, teilweise sogar vor allem an Geschwindigkeit und Anzahl gleichzeitig ablaufender Prozesse weit übertroffen werden können, dass aber der Computer mit phänomenalem Bewusstsein weiter auf sich warten lassen wird. Und dies weniger, weil er prinzipiell unmöglich wäre, sondern weil die Versuche zu seiner Konstruktion an der falschen Ebene ansetzen.

Damit wäre ein Schlaglicht auf manche Ansätze der „Künstlichen Intelligenz“ („Artificial Intelligence“, AI) geworfen, die in mancher Hinsicht Züge der ironischen Wissenschaft haben. Wenn Empfinden oder Bewusstsein in Vorstufen, in für uns gar nicht nachvollziehbarer, rudimentärer, dumpfer, relativ einfacher Form als einer von vielen Aspekten vor allem komplexer organisierter materieller Aggregate gelten kann und wenn akzeptiert wird, dass neuronale Strukturen von Organismen eine Art Fokussierungsfunktion haben, dann stellt sich die Frage, ob die künstlichen neuronalen Netze den natürlichen, organismusinternen tatsächlich gleichgesetzt werden können. Bestehen doch die Einzelelemente von künstlichen neuronalen Netzen, aus Materialen, die sich in ihrer Organisation und Komlexität von den zellulären und subzellulären Bestandteilen von Organismen unterscheiden.

Dies würde bedeuten, dass zwar zahlreiche Funktionen des (menschlichen) Nervensystems nachgeahmt, teilweise sogar vor allem an Geschwindigkeit und Anzahl gleichzeitig ablaufender Prozesse weit übertroffen werden können, dass aber der Computer mit phänomenalem Bewusstsein weiter auf sich warten lassen wird. Und dies weniger, weil er prinzipiell unmöglich wäre, sondern weil die Versuche zu seiner Konstruktion an einer inadäquaten Ebene ansetzen.

Biologie, Adaptationismus und Reduktionismus

In vieler Hinsicht ähnlich ist die Situation in vielen Ansätzen der Biologie. Die Biologie heutigen Zuschnitts ist evolutionär verfasst, sodass, wenn Bewusstsein im weitesten Sinne als Aspekt organismischer Existenz aufgefasst wird, auch für bewusste Abläufe bzw. die Fähigkeit dazu, eine evolutionäre Entstehung und stetige Veränderung gefordert werden muss.

Die dominierende Synthetische Theorie der Evolution, in der Vergangenheit vor allem durch Th. Dobshansky (1937, 1939) und E. Mayr (1967, 1979, 1984, 1991) repräsentiert, ist in ihren Evolutionsvorstellungen adaptationistisch orientiert, d. h. sie betrachtet evolutionäre Verän-derung als permanenten Auslese- und Anpassungsprozess der Organismen an die Umwelt. Da in vielen ihrer Modelle implizite die Annahme mittransportiert wird, dass prinzipiell, bei langen verfügbaren Zeiträumen, fast alles an verschiedenen Bauplänen möglich sei, verführt sie auch manchmal zu der Ansicht, dass sich durch Erklärungen aus Mutation und Selektion die Probleme konsequent naturwisenschaftlicher Erklärung organismischer Eigenschaften umgehen ließen. Andererseits ist die Synthetische Theorie sehr einseitig auf die Genetik zentriert und betrachtet in ihren extremen Ausformungen den Gesamtorganismus, den sog. "Phänotypus", als Umsetzung oder Manifestation des "Genotypus". Diese Sicht förderte weitere reduktionistsiche Ansätze. Reduktionsimus bedeutet in diesem Zusammenhang die Ansicht, dass Organismen als Aggregate von Teilen aufgefasst werden, durch deren Verkop-pelung zwar Komplexität entsteht, dass alle Eigenschaften auch der komplexesten Organismen aber auf Eigenschaften und Möglichkeiten der Bausteine und deren durch gene-tische Steuerung festgelegte spezielle Anordnung zurückgeführt werden können. Organismen werden nach dieser Sichtweise aus Einzelteilen hochgebaut und erlangen erst dadurch ihre speziellen Eigenschaften. Über diese Eigenschaften sind Organismen als Phänotypen dann den selektorischen Einwirkungen der Außenwelt ausgesetzt. Sie werden quasi auf ihren Über-lebenswert hin bewertet. Selektion erzwingt im Laufe der Generationen eine ständige Anpassung an die Strukturen und Erfordernisse der Außenwelt.

Solche rezuziblen Strukturen sind es konsequenterweise in dieser Sicht auch, die durch ihre spezielle Anordnung und Aktivität Bewusstsein quasi erzeugen. Auch Bewusstsein als Eigenschaft des Phänotyps wird auf seinen Überlebenswert getestet.

Die Organismen und ihre Bestandteile lassen sich in der reduktionistischen Sicht bis in die atomare und subatomare Ebene aufspalten und zerteilen. Da aber diese Ebene die der Physik ist, die trotz ihrer modernen Entwicklungen für Bewusstseinsphänomene weder ein adäquates Vokabular besitzt noch mit der Thematik überhaupt befasst ist, das Bewusstsein nicht nur zu einem von seiner Verursachung her unerklärlichen, sondern auch zu einem kaum, wahrscheinlich gar nicht erfassbaren Phänomen.

Einige Scheinlösungen

So erscheint es nur konsequent, wenn Lösungsansätze angeboten werden, die diese Schwierigkeit durch unreflektierten Rückgriff auf die Anpassungshypothese und den Reduktionsimus der Synthetischen Theorie umgehen wollen, die . Dabei wird die Anpassungshypothese oft noch durch eine zusätzliche Denkfigur ergänzt, die Emergenz (*Emergentistischer Materialismus*, M5).

Als Emergenz wird in diesem Zusammenhang das Auftreten neuer Eigenschaften bei Steigerung der Komplexität bezeichnet, die aus den Eigenschaften der Bestandteile nicht vorhersehbar waren.

Als Beispiele für emergente Prozesse werden sehr häufig Ereignisse bei der Veränderung von thermodynamisch gleichgewichtsfernen Systemen angeführt, die in ihrer Entwicklung an Gabelpunkten, sog. Bifurkationspunkten anlangen, von denen aus durch oft minimale Einflüsse Entwicklungen in (in der Regel 2) unterschiedlichen Richtungen möglich sind. Diese Bifurkationen markieren Zustände, an denen die bislang kontinuierliche Entwicklung in rasante Veränderungen übergehen kann. Diese bringen dann auch u. U. unvorhergesehene Zustandsänderungen mit sich. Solche Prozesse werden in einigen Phasen der präbiotischen Entwicklung angenommen (Müller-Herold 1988). Viele Theoretiker fordern sie auch für die biotische Evolution und dabei auch für die phylogenetische Etablierung von bewussten Verarbeitungsprozessen in komplexen Nervensystemen, wobei in bestimmten Phasen der Evolution auch das Bewusstsein als emergente Eigenschaft zu den schon bisher vorhandenen des Nervensystems hinzutreten soll.

Eine ähnliche Ansicht vertrat schon J. Eccles (1977), bei dem die emergente Entstehung des hochkomplexen Säuger- und schließlich des menschlichen Gehirns zur ebenfalls nicht vorhersehbaren Entstehung von Kontaktmöglichkeiten zu einem immateriell gedachten Bewusstsein führt, das über Quantenphänomene an den synaptischen Vesikeln in der linken Großhirnhemisphäre mit dem Nervensystem in Kontakt treten soll. Auch K. Lorenz' Fulgurationsbegriff (1977) folgt ähnlichen Gedankengängen, allerdings ohne immaterielle quasi außerorganismische Instanz wie bei Eccles.

Diese Sicht und der Emergenzbegriff insgesamt erweisen allerdings sich bei der Betrachtung stammesgeschichtlicher Probleme als problematisch. Lebensprozesse folgen zwar den Gesetzen der Physik und damit auch der Thermodynamik, doch kann nicht begründet werden, ob und auf welche Weise die Modelle die Nichtgleichgewichtstheormodynamik, wie sie vor allem durch Prigogine, gültig für eine ganz spezifische Dimension und spezifische experimentell gegebene Rahmenbedingungen, erarbeitet wurden, in die Ebene hochkomplexer Organismen und ihrer stammesgeschichtlichen Veränderung übernommen werden soll. Evolution muss, wie unten ausgeführt wird, als kontinuierlicher Prozess rekonstruiert werden. Außerdem ist das Nervensystem bei allen bekannten tierischen Bauplänen funktionelle und auch morphologisch-anatomisch eng mit dem Bewegungsapparat verkoppelt, der ebenso wie das Nervensystem einer kontinuierlichen evolutiven Entwicklung unterliegt, so dass es schon aus diesem Grunde schwer wird, einen bestimmten Punkt der Stammesgeschichte verschiedener Evolutionslinien auszumachen, an dem sich das Bewusstsein plötzlich als emergente Eigenschaft aus einem Meer bewusstloser Materie erhoben hätte.

Wenn andererseits Stadler & Kruse die Emergenz des Bewusstseins im Anschluss an Skarda & Freeman (1987), Singer (1989) und Eckhorn & Reitboeck(1990) durch Synchronisation zu begründen versuchen, dann berufen sie sich auf Ergebnisse der traditionellen Neurobiologie, die durchaus Erklärungslücken einräumt, ihre Hoffnung aber eher nicht auf Emergenzmodelle setzt. Die Berufung auf „Synergieeffekte" (Haken 1981), Chaostheorie und ähnliche physikalistische oder mathematisch insprierte Modelle rücken sie in bedenkliche Nähe zu den „ironischen Wissenschaften" (Horgan 1997).

So scheint das Emergenzprinzip im Zusammenhang mit dem bewusstseinsproblem eher eine Verlegenheitslösung denn eine konsistente Begründung für das Auftreten von Bewusstsein zu sein.

Bekannt für eine Bewusstseinssicht, die gleichermaßen von einem radikalen Universaldarwinismus wie von einer Art wenig klärenden Emergenztheorie geprägt ist, ist D. Dennett (1994, 1995, 1999). Bei Churchland (1995) wird Dennets Sicht wohl sehr treffend charkterisiert, wenn er schreibt:

„Indem man Sprache erwerbe und lerne, lautlos zu sich selbst zu reden, schaffe man angeblich eine „bewusste virtuelle Maschine" im Gehirn. Dennett erklärt dies anhand einer im Rahmen seiner Theorie zentralen Analogie: Das Ganze sei wie die Installation einer virtuellen Maschine zur Simulation des Steuerns eines Flugzeuges am Heimcomputer durch die Installation eines Programmes wie z.B. des *Flugsimulators*. Bewusstsein verhalte sich zum Gehirn, wie die Flugsimulation zu den Vorgängen innerhalb des Computers.
Dennetts methodologische Moral ist eindeutig: Ebensowenig wie wir hoffen können, irgend etwas über den Flugsimulator (etwa seine Möglichkeiten und Grenzen oder seine Funktionsweise) zu lernen, indem wir das Innere des Computers erforschen, während das Programm *Flugsimulator* auf ihm läuft, genausowenig können wir hoffen, viel über das Bewusstsein zu lernen, wenn wir dasInnere des Gehirns erforschen, während es Bewusstsein hat. Wenn man wirklich etwas über den *Flugsimulator* und seine vielen Eigenschaften wissen wolle, studiere man am besten seine Leistungen - in gewissem Sinne besteht der *Flugsimulator* wirklich nur aus seiner Leistung. Wir fänden es nützlich zu sagen, „der Höhenmesser des Flugsimulators registriert die Höhe", aber das bedeute nicht, dass es etwas in

meinem Computer gebe, dass tatsächlich hoch in der Luft sei oder etwas, dass messe, wie hoch es tatsächlich ist. Eine solche Ausdrucksweise sei nur eine sparsame, bequeme Weise, die auf dem Bildschirm ablaufenden Vorgänge sinnvoll zu beschreiben, während das Programm *Flugsimulator* läuft." (s. 475)

Dennett geht von einem universalen darwinistischen Modell aus, in dem er praktisch das gesamte Naturgeschehen, insbesondere auch innerorganismische Prozesse im Sinne darwinistischer Konkurrenz interpretiert. Unter den verschiedenen neuronalen Prozessen bzw. verschiedenen gedanklichen Konzepten herrscht bei Dennett darwinistische Konkurrenz. Sie versuchen, ins Bewusstsein zu dringen, unterliegen dabei aber einer rigorosen Auslese, die sich an ihrer aktuellen Brauchbarkeit sowie Kompatibilität mit dem jeweiligen Zustand des Bewusstseins orientiert. Sie werden, wie dies Nørretranders (1997) formuliert, quasi redigiert. Einer konsistenten Sicht des Bewusstseins und seiner Rolle im und für den Organismus bringt uns aber auch letztlich auch Dennett nicht näher. Er wirft aber Fragen auf, die womöglich zu kleinen Schritten in Richtung Klärung und Erklärung, oder wenigstens zu einer Beseitigung des Problems führen sollten, indem dieses auf eine unzweckmäßige Sicht zurückgeführt werden und damit als Scheinproblem entlarvt werden könnte. Dennett (1999) thematisiert dies, wenn er schreibt:

"Was macht jenseits und oberhalb der Empfindlichkeit eigentlich die Empfindungsfähigkeit aus? Diese Frage wurde nur selten gestellt und nie ausreichend beantwortet. Wir sollten nicht annehmen, dass es überhaupt eine gute Antwort gibt. Oder mit anderen Worten: Wir sollten nicht annehmen, dass es eine gute Frage ist. Wenn wir uns des Begriffs der Empfindungsfähigkeit bedienen wollen, müssen wir ihn aus Teilen zusammensetzen, die wir verstehen. Darüber, dass Empfindungsfähigkeit die Empfindlichkeit plus einen weiteren, bisher unbekannten Faktor X erfordert, besteht Einigkeit. Wenn wir also unsere Aufmerksamkeit auf die verschiedenen Formen der Empfindlichkeit und auf die Zusammenhänge richten, in denen sie genutzt werden - wobei wir genau darauf achten, ob uns irgendeine entscheidende Ergänzung auffällt -, entdecken wir auf diese Weise vielleicht die Empfindungsfähigkeit. Dann können wir das Phänomen der Empfindungsfähigkeit zu unserer laufenden Untersuchung hinzunehmen - oder aber die ganze Idee, dass Empfindungsfähigkeit eine besondere Kategorie ist, verflüchtigt sich. So oder so werden wir uns mit dem beschäftigen, was uns mit unserem Bewusstsein von den nur empfindlichen, aber nicht empfindungsfähigen Makromolekülen trennt, von denen wir abstammen. Ein nahe liegender Ort, an dem wir nach dem entscheidenden Unterschied zwischen Empfindlichkeit und Empfindungsfähigkeit suchen können, sind die beteiligten Materialien - die *Medien,* in denen die Informationen wandern und umgeformt werden." (s.83)

Diese funktionalistische Sichtweise, die letztlich das eigentliche Problem umgeht, kennzeichnet auch J. Searle (1993). Searle erweist sich, ebenso wie die meisten anderen gegenwärtigen mit der Bewusstseinsproblematik beschäftigten Philosophen und Naturwissenschaftler, als Vertreter einer *Bottom up*-Strategie der Begründung. Dies zeigt sich besonders an seinen Reflexionen über die Evolution von bewusstseinsbegabten Organismen, die ebenso wie in der biologischen Tradition vor allem nach Haeckel üblich, als immer komplexere Arrangements von einander ständig gegenseitig beeinflussenden, also in Kausalbeziehungen auf einfachste Ebene stehenden elementaren Bestandteilen aufgefasst werden.

Dabei werden die materiellen Prozesse im Nervensystem und das Auftreten von Bewusstsein in einer Kausalkette gekoppelt, was bei der derzeitigen physikalischen Naturauffassung nur dazu führt, dass dem Verständnis der materiellen Prozesse ein umso gravierenderes Verständnisdefizit in bezug auf das Bewusstsein folgt:

Die Produkte des Evolutionsprozesses - die Organismen - bestehen aus Subsystemen, »Zellen« genannt, und einige Organismen entwickeln Nervenzellen-Subsysteme, die wir als »Nervensysteme« bezeichnen. Einige außerordentlich komplexe Nervensysteme sind weiterhin - und das ist der springende Punkt - in der Lage, Bewusstseinszustände zu verursachen und aufrechtzuerhalten. Insbesondere gewisse große Ansammlungen von Nervenzellen (nämlich Hirne) verursachen Bewusstseinszustände und erhalten sie aufrecht. Die Details der Verursachung von Bewusstsein durch Hirne kennen wir nicht, doch wissen wir ganz genau, dass dies im menschlichen Hirn stattfindet, und wir haben überwältigende Anhaltspunkte dafür, dass dies auch im Hirn vieler Tiere verschiedener Arten stattfindet (Griffin 1981). Gegenwärtig wissen wir nicht, wie weit das Bewusstsein auf der Stufenleiter der Evolution nach unten reicht."

Searle provoziert damit die Frage, ob das "Psychische", sprich Bewusste, als eigene Entität vorzustellen sei und wenn ja, wie sich die Beziehung zum "Physischen" gestaltet. Da allgemeiner Konsens darüber vorausgesetzt werden kann, dass die der menschlichen Erfahrung zugänglichen bewussten Prozesse prinzipiell bei Organismen vorkommen, bietet sich die Biologie als Leitwissenschaft an. Obwohl es in der Biologie noch keine wirklich konsistenten Ansätze zur Lösung des Problems gibt, kann wohl auch kein Zweifel darin bestehen, dass sie, wenn überhaupt aus dieser Disziplin kommen werden.

Ebenso wie bei den Emergenztheorien und den darwinistisch/funktionalistischen Modellen tritt im Searle'schen Ansatz das Bewusstsein plötzlich, ohne dass es aus dem Aktivitätszustand des Systems heraus begründet würde, in die Existenz. Die Nähe zum Interaktionismus und zum Epiphänomenalismus ist evident, nur dass eben im Unterschied zum ersteren die Entstehung des Bewusstseins erst auf der Grundlage materiell/energetischer Prozesse, im Unterschied zu letzterem aber die Handlungsfähigkeit des Bewusstseins selber gefordert wird.

Bauer (1998), der an sich Searles Gedanken vertritt, argumentiert wesentlich vorsichtiger und Searles eigentliche Intentionen wohl eher treffend, wenn er meint:

"Geistige Phänomene werden von neurophysiologischen Vorgängen im Hirn verursacht und sind selbst Merkmale des Hirns. Um diese Auffassung von den vielen anderen zu unterscheiden, die im Umlauf sind, nenne ich sie „biologischen Naturalismus". Geistige Ereignisse und Vorgänge gehören genauso zu unserer biologischen Naturgeschichte wie Verdauung, Mitose, Meiose oder Enzymsekretion.

Soweit könnte Bauers Position im Sinne einer Immanenz von Bewusstseinsphänomenen verstanden werden. Sehr schnell aber werden letztere wieder mit einer Art eigenem Status, als Produkt der Tätigkeit von Organen, Zellen, Organellen und submikroskopischen zellstrukturen versehen, wenn Bauer weiter schreibt:

Der biologische Naturalismus wirft selbst wiederum jede Menge Fragen auf. Von welcher Art genau sind die neurophysiologischen Vorgänge? Auf welche Weise erzeugen die neuroanatomischen Elemente - die Neuronen, Synapsen, synaptischen Spalten, die Rezeptoren, Mitochondrien, Gliazellen, die Transmittersubstanzen usw. - geistige Phänomene?"

Damit steht der Epiphänomenalismus (D3) zur Disposition. Er sieht das Bewusstsein den neuronalen Funktionen ohne die Möglichkeit, auf diese zurückzuwirken aufgesattelt.

Hans Jonas und die Funktion des Bewusstseins

An dieser weit verbreiteten Sicht setzt nun die Kritik von Hans Jonas ein. Welche Funktion sollte Bewusstsein haben, so fragt er, wenn es ohnehin nur einem an sich blind nach materiellen und der jeweiligen zwanghaft entstandenen körperlichen Struktur immanenten ablaufenden Gesetzen ablaufenden Geschehen aufgesattelt ist? Wenn vor allem das oft vorhandene Bewusstsein der Freiheit nur Illusion sein soll? Vor allem aber fragt sich, ob man bei bei epiphänomenalistischer Sichtweise überhaupt von innerer Dynamik und Kausalität der bewussten psychischen Prozesse sprechen kann. So wie im Film die projizierten Einzelbilder jeweils die Konsequenz der verursachenden Projektion und nicht des vorhergehenden Bildes sind, so wären auch die aufeinanderfolgenden psychischen Zustände nur als unter sich zusammen-hanglose Folgen von gar wohl in kausalem Nexus stehenden materiellen Ereignissen zu betrachten. Jonas im Original:

"Da nur die Welt - nämlich die Materie - eigentlich existiert, ist die Einung nichts anderes als die Verneinung jeder Eigenwirklichkeit der Gegenseite, also innerer Kausalität so gut wie äußerer. Genau dies besorgt der Begriff des Epiphänomens, indem er etwas bezeichnet, was jeden Augenblick erst aus der Basis entsteht, dessen Fortsetzung also gar nicht seine, sondern die der Basis ist. So wie beim Film die nächste Bewegungsphase auf dem Bildschirm nicht, wie es scheint, aus der vorigen stammt, sondern unabhängig davon aus der beide speisenden Projektionsquelle, so dass dem Schein zuwider sich auf der Leinwand in Wahrheit gar nichts bewegt - so kann auch der nächste Zeitnachfolger eines Bewusstseins-Jetzt nicht aus diesem kommen, sondern nur wie dieses selber aus dem physischen Substrat, von dem jeder Bewusstseinszustand, laut Definition, das Epiphänomen ist. Also »spiegelt« er den Fortgang des Substrats, indem er als Fortgang seiner selbst erscheint. Wie beim Kinovergleich ist dies Erscheinen bloßer Schein: der im Bildschirm auf den Amboß herabsausende Hammer ist eine Bildfolge, kein dynamischer Vorgang; die im Bewusstsein zum Entschluß führende Überlegung ist eine Zeichenfolge, keine wirkliche Herbeiführung - auch ihre Dynamik ist illusionär (die innere, nicht erst die nach außen, wenn als anscheinendes Ergebnis der inneren Reihe ein wirklicher Hammer geschwungen wird). Wohl bezeugt die Zeichenfolge eine wirkliche Dynamik, nämlich die zerebrale, die sich in dem von ihr geschriebenen Bewusstseinstext zugleich ausdrückt und verbirgt; aber die Kontinuität des Textes ist nichts anderes als die Kontinuität seiner Schreibung, die jedes der Zeichen, aus denen er sich nacheinander zusammensetzt, neu »von unten« hervorbringt und mitnichten den Text sich selber weiterschreiben lässt. Nicht von Zeichen zu Zeichen geht der Weg, sondern von Hirnzustand zu Hirnzustand und erst von diesem jedesmal zu seinem Äquivalent in der Zeichenschrift. Um im Kinovergleich zu bleiben: die fortgesetzte Projektion erzeugt die Fortsetzung des Projizierten; dieses selber ist kraftlos." (Jonas 1987, 5.

Vor allem gehört es nach Jonas zu den grundlegenden Erfahrungen, die wir alle machen können, dass sich körperliches Geschehen, beispielsweise Sinneswahrneh-mung, auf das Bewusstsein auswirkt. Jedes körperlich/materielle Geschehen ist nun durch Energieverbrauch gekennzeichnet. In keinem Experiment gelang es aber bislang, diesen dann logisch zu fordernden Energieverlust zu belegen (Jonas 1987).

Andererseits führt auch die an Descartes orientierte, später durch John Eccles (1977, Popper & Eccles 1977) vertretenen These einer Einwirkung eines immateriellen, womöglich außerkörperlichen Bewusstseins auf den Körper über das Nervensystem in diese argumentative Sackgasse, denn wie sollte wohl eine immaterielle Struktur solche Einwirkungen bewerkstelligen? Hiezu stellenH. P. Duerr und M. Oesterreicher (2001) im Dialog fest::

„....Unser Gespräch ging ja zunächst in die Richtung, dass Sie die Sichtweise des Dualismus als völlig unnötig bezeichnet haben."
„Nein, nicht unnötig als Phänomen, sondern als im Lichte der modernen Physik erst richtig verstehbar. Dualismus ist nicht mehr das Problem. Die Schwierigkeit des Dualismus bestand ja darin: Wie sollen zwei total verschiedene Bereiche wie das Geistige und das Körperliche überhaupt voneinander wissen? Unserer täglichen Erfahrung nach müssen beide ir2endwie zusammenhängen. aber wie kann das eine auf das andere wirken, wenn sie total anderen Dimensionen zu-geordnet sind, sich auf radikal andersartige Welten beziehen?"
„Eccles redet ja in diesem Zusammenhang von interaktivem Dualismus. Er und Popper haben diesen Begriff geprägt."
„Ja, aber da gibt's keine Interaktion. Weil Interaktion nur zwischen Gleichartigen sein kann. Zwei Ebenen, die nicht miteinander in Verbindung stehen, wie soll das gehen? Dann stecken Sie alles in das hinein, was Interaktion heißt. Aber was ist denn das, was die eine Welt mit der anderen verbindet? Ist das jetzt noch eine dritte Welt? Die weder der einen noch der anderen zugehört? Das ist auch nur eine Umschreibung. Selbstverständlich kann ich sozusagen einen Parallelismus sehen: Das eine ist da und das andere und zwischen beiden gibt es einen Gleichlauf und wohl Botengänger, welche die Synchronisation regeln. Aber was ist denn der Botengänger? Gehört er jetzt zu dem einen oder zu dem anderen?" (S. 128/129)

Die naheliegende Konsequenz wäre, das phänomenale Bewusstsein als generelle Potentialität der Materie gelten zu lassen, die durch bestimmte Situationen manifest wird. Damit soll keineswegs behauptet werden, dass Materie bis in die Elementarteilchenebene Bewusstsein in unserem menschlichen Sinn habe, wohl aber sollte die Möglichkeit zu einer gewissen Rekursivität schon in elementarsten Ebenen angenommen werden.

Auch der Physiker W. Heisenberg (1955) argumentiert ganz ähnlich, wenn er schreibt:

Wenn im Menschen mit der <Materie> seines Gehirnes erfahrungsmäßig Geist verbunden ist, so ist nicht einzusehen, warum nicht mit aller anderen Materie Geist verbunden sein soll. Denn die Elemente Kohlenstoff, Wasserstoff, Sauerstoff, Stickstoff und Phosphor im Gehirn sind keine anderen, als die überall auf der Erde vorkommenden; sie werden vermöge des Stoffwechsels immer wieder durch andere ersetzt, deren Herkunft für ihre Wirkung im Gehirn ganz gleichgültig ist. Ist also der Geist eine Eigenschaft oder Wirkung des Stoffes im Gehirn, so muß diese Eigenschaft gemäß dem Gesetz von der Erhaltung des Stoffes den von der Medutnistik vorausgesetzten Atomen unter allen Umständen zukommen, und der Stein, der Tisch, die Cigarre sind beseelt, ebenso wie der Baum, das Thier und der Mensch. In der That drängt sich dieser Gedanke, wenn ina~t die Voraussetzung zugiebt, so unwiderstehlich ~ dass man in der neueren philosophischen Uteratur ihn entweder *als* richtig oder doch wenigstens als angemessen empfieMt, oder aber *tu* seiner Vermeidung einen entschlossenen und unüberbrückbaren Dualismus zwischen Geist und Materie aufstellt.
Auch diese Schwierigkeit verschwindet vor der Energetik. Während die Materie dem Gesetz von der Erhaltung der Elemente folgtr so dass die in einem begrenzten Raume vorhandene Menge von Sauer-

stoff, Stickstoff u. 6. w. im verbundenen und unverbundenen Zustande durch keinen bekannten Vorgang verändert werden kann, so ist es im allgemeinen möglich, eine gegebene Energie-menge in eine andere zu verwandeln, ohne dass von der ersten ein meßbarer Rest übrigbleibt Die Erfahrung widersetzt sich also in keiner Weise dem Gedanken, dass besondere Energiearten auch Verhältnisse brauchen, um zu entstehen, und dass vorhandene Mengen derselben auch wieder durch Umwandlung in andere Formen vollständig verschwinden können. (S. 108/109)

Die besonderen Verhältnisse, die zur Entstehung der von heisenberg angesprochenen „Energiearten" führen könnten, sind durch die Struktur komplexer Organismen gegeben. Durch wachsende Komplexität materieller Arrangements innerhalb der Lebewesen würde eine Art Fokussierung dieser Anlage eintreten, was erst allmählich, in unzähligen Zwischenschritten, zur langsamen Aufhellung des Bewusstseins führt.

Diese Fokussierung ergibt sich aus dem Aufbau bzw. der Konstruktion von Nervensystemen bzw. ihren Vorläuferstrukturen, die sich rekonstruierend weit in die frühen Stadien der Stammesgeschichte zurückverfolgen lässt.

In diesem Zusammenhang fragt Jonas (1972) nach dem geistesgeschichtlichen Hintergrund einer Weltsicht, die Materie grundsätzlich als leblos und tot auffasst und arbeitet heraus, dass diese erst vor wenigen Jahrhunderten und auch fast nur in Europa eine ältere allgemein dominierende hylozoistische oder panpsychistische Ansicht abgelöst habe.

Der historische Rückblick zeigt, dass der volle Durchbruch des physikalischen Materialismus das Bewusstsein zu einem drängenden Problem werden ließ, das nur durch eine radikal dualistische Anschauung gelöst werden konnte. Dadurch, dass allen Lebewesen außer den Menschen jede Form von Bewusstsein oder Subjektivität abgesprochen wurde, konnte der Materialismus gegen Kritik abgesichert werden. Tiere wurden als bewusst und seelenlose Automaten angesehen, die den Gesetzen der Mechanik gehorchen und in ihren Funktionen Maschinen gleichen. Andererseits wurde dem Menschen das Bewusstsein aufgrund einer Intervention Gottes zugesprochen. Es wurde mit der Seele gleichgesetzt, die über die Zirbeldrüse auf den Körper einwirken sollte, wie dies René Descartes, der Hauptexponent dieser Ansicht vermutete. So wurde also das weitgehend ähnliche Verhalten von Mensch und Tier jeweils auf verschiedene Ursachen zurückgeführt. Hier die Seele und die Subjektivität, dort blind wirkende mechanische Gesetzlichkeiten.

Der weitere Siegeszug materialistischer Weltsicht aber führte, wie Jonas transparent macht, paradoxerweise auch zum Niedergang des Dualismus. In der darwinistischen Evolutionstheorie wird der Mensch zu einem Lebewesen unter vielen und die Grenzen, die ihn früher von anderen Organismen geschieden haben, verschwim-men. Zu den Ergebnissen dieses Paradigmenwechsels gehört aber auch, dass der Mensch nicht mehr allein als Träger von Bewusstsein angesehen werden kann, son-dern dass dieses in unterschiedlichem Ausmaß und in verschiedener Klarheit auch anderen Lebewesen, vorzugsweise Tieren zukommt. Unterscheidet sich doch auch ihr Verhalten als äußerlich sichtbarer Ausdruck von Subjektivität nur in Abstufungen von dem des Menschen.

Dadurch wurde Subjektivität/Bewusstsein zu einem natürlichen Phänomen und der Dualismus als bequemes aber inkonsistentes Erklärungsprinzip desavouiert.

„Innerlichkeit“ als Naturphänomen?

Subjektivität oder Bewusstsein kann also weder als Epiphänomen noch als immaterielle außerkörperliche Seele, sondern prinzipiell schon als in der Materie aufgefasst werden. Sie verdichtet sich mit wachsender Komplexität dieser Materie, die in der Evolution des Lebens ihren Höhepunkt erreicht und in ihrem Verlauf in vielen (durchaus nicht allen) stammesgeschichtlichen Entwicklungslinien ansteigt. Damit nun, indem die Subjektivität als der Materie immanente Anlage betrachtet wird, kann das Agieren von Aggregaten höherer Komplexitätsstufen, wie es Lebewesen nun einmal zu sein scheinen, begründet werden, ohne in ihnen blinde, bewusstlose Apparate sehen zu müssen. Bewusstsein wird quasi durch die Art der Organisation, die nun der Physik nicht mehr widersprechen muss, um sich von sog. ”toter” Materie abzuheben, je nach Bedürfnis hervorgerufen und auch, im Laufe stammesgeschichtlicher Veränderung, gesteigert oder wieder vermindert. Jonas schreibt dazu:

> ”Es könnte sein, dass die ersten Ursachen mit so etwas wie »Willen« überhaupt nichts zu tun hatten, weder mit seinem anfänglichen Dabeisein noch mit seinem später einmal Hervorbrechenkönnen, sondern dass bei der Gründung der Materie letztere Möglichkeit sozusagen unversehens oder gar unvermeidlich mit unterlief, etwa weil ohne sie einfach überhaupt keine Materie sein kann. Aber es ist schon eine besonders harte Zumutung an das Denken, dass das emphatisch Ungleichgültige, wie es die Subjektivität nun einmal ist, aus dem ganz und gar Gleichgültigen, Neutralen entsprungen sein soll, also auch dies Entspringen selber ein gänzlich neutraler Zufall war, für dessen Eintreten keinerlei begünstigende Präferenz bestand. Es liegt vernünftigerweise näher, eine solche Präferenz im Schoße der Materie anzunehmen - d.h. das Zeugnis subjektiven Lebens, das durch und durch Wille ist, dahin zu deuten, dass dem es Hervorbringenden, eben der Materie, so etwas wie Wille nicht gänzlich fremd sein kann.” (Jonas 1888, 21/22)

Und als Resüme:

> Materie ist Subjektivität von Anfang an in der Latenz, selbst wenn Äonen und dazu noch seltenstes Glück für die Aktualisierung dieses Potentials nötig sind. (Jonas 1888, 23)

Folgerichtiges Resultat ist eine monistische Sicht, die aber vom Doppelaspekt der Materie ausgeht und Bewusstsein oder als von Anfang an in dieder angelegte Potenz betrachtet. In Bunges Schema würde sie dem Neutralen Monismus (M2) entsprechen.

Diese Sicht spricht auch, trotz sehr vorsichtiger Formulierungen, C. McGinn an, der das Bewusstsein als „Mysterium“ betrachtet, denncoh aber versucht, den naturwissenschaftlich relevanten Aspekt des Problems zu treffen:

> Als Bewusstsein zusammengebraut wurde, waren die einzigen Zutaten im Kessel Partikel und Felder im Raum, und doch wurde etwas radikal Nicht-Räumliches hervorgebracht. An dem schönen Frühlingstag, als Bewusstsein zum ersten Mal auf den Tisch der Natur gelegt wurde, gab es nichts als ausgedehnte Materie im Raum, und trotzdem simmerte und blubberte nun ein nicht-räumlicher Stoffl Wir scheinen zu der Folgerung gezwungen, dass etwas wesentlich Nicht-Räumliches aus etwas rein Räumlichem hervorging d.h. dass das Nicht-Räumliche irgendwie eine Konstruktion aus dem Räumlichen ist. (McGinn 1995, S. 189).

McGinn spricht in einer späteren Publikation (2001) die Frage an, ob Bewusstsein nicht entgegen allgemeiner Ansicht in der „scientific community" ein wesentlich weiter verbreitetes Phänomen ist, als angenommen:

„Es mag den Leser überraschen zu hören, dass ich nicht der Ansicht bin, dass dies die richtige Diagnose für unsere missliche Lage ist. Bewusstsein ist nicht die Krönung der Evolution und auch nicht der bis heute beeindruckendste Teil von Organismenbauplänen. Bewusstsein ist, so glaube ich, biologisch vergleichsweise primitiv und einfach. Bewusstsein im hier untersuchten Sinne ist Teil unserer ältesten biologischen Ausstatttng. Erinnern Sie sich, dass wir es mit Phänomenen wie Empfindungen, mit ~sten, Sehen, Riechen und dergleichen zu Ü tin haben. Es geht uns her nicht um Selbst-Bewusstsein, sprich die Fähigkeit, eigene Bewusstseinszustände zu reflektieren. Empfindungen sind Teil unserer grundlegenden sensorischen Wahrnehmung der Welt, von der unser nacktes Überleben abhängt. Auch sind sie einem breiten Spektrum an Tieren eigen: von Fledermäusen bis hin zu Vögeln, von Elefanten bis zu Ai'ieisenba~ren von Krokodilen his zu Kraken. Mir scheint es wahrscheinlich, dass auch viele Insekten über ein primitives Empfinden verfügen - sie haben schheßlich Augen und Ohren und ein Gehirn zur Interpretation dessen, was sie wahrnehmen. Das Empfinden von Schmerz ist mit Sicherheit ein äußerst weit verbreitetes Merkinal nerischen Lebens. Bewusstsein ist so verbreitet wie Blut und Knochen.
Sprache hingegen ist im Gegensatz dazu in ihrem Auftreten ausgesprochen begrenzt, das Bestehen flexiNer sozialer Bindungen auch und Intelligenz im eigentlichen Sinne ebenfalls. Sie alle sind hoch spezialisierte Errungenschaften." (McGinn 2001, S. 79.)

Von da ist es nicht weit zu der Frage, ob nicht die derzeitige physikalische Sicht der Natur doch eine Art blinden Flecks enthalte, der letztlich dazu führt, dass das Problem von Bewusstsein und Geist ausgeblendet bliebt.

„Es bleibt immer noch genug Raum für Uneinigkeit hezüglich der generativen Kräfte des Gehirns. Einem Standpunkt zufolge spielt das Gehirn bei der Aktivierung des latent vorhandenen Bewusstseins von Materie eine minimale Rolle, es fungiert nur als eine Art Auslösen Eine andere Betrachtungsweise schreibt ihm eine weit aktivere Rolle zu, hier bedient sich das Gehirn der Eigenschaften von Materie und *verwandelt* sie kraft seiner besonderen Struktur in Bewusstsein. Ich tendiere zu dieser zweiten Sichtweise. Alle Materie muss das Potenzial haben, Bewusstsein mitzubegründen, denn an der Materie, aus der Himgewebe aufgebaut ist, findet sich nichts wirklich Besonderes. Letztlich lassen sich alle Materiespuren bis zum Urknall zurückverfolgen, einem Zeitpunkt, an dem Bewusstsein noch nicht einmal ein Wunschtraum war Irgendetwas am Gehirn aber organisiert dieses Potenzial zu genuinem Bewusstsein. Das Gehirn spielt eine positiv schöpferische Rolle bei der Freisetzung der verborgenen Kräfte von Materie. Wir können die Unterschiede zwischen den beiden Standpunkten grob als den Unterschied zwischen den potenziellen Eigenschaften einer chemischen *Mischung* und einem *Gemisch* beschreiben. Wenn Wasserstoff und Sauerstoff sich mischen, reagieren sie zu Wasser - wozu keines von beiden allein in der Lage ist -, und damit ergeben sich viele neue Eigenschaften, die in den beiden Bestandteilen vor der Reaktion nicht vorhanden waren." (Mc. Ginn 2001, S.119).

Im Sinne eines monistischen Immanenzdenkens argumentiert auch P. Churchland (2001), wenn sie den Denkfehler des Epiphänomenalismus durch eine technische Metapher erläutert und gleichzeitig widerlegt:

"Vor einigen Jahren stolperte ich über ein wundervolles Beispiel für diesen Widerstand gegen die Änderung eines Erklärungskonzepts und zwar in der Einführung zu „Betty Crockers

Mikrowellenkochbuch", das kurze Zeit, nachdem diese Geräte allgemein Eingang in die amerikanische Küche gefunden hatten, publiziert wurde. Vor den Rezepten lieferte der Autor eine kurze Erklärung, wie diese neumodischen Dinger das Essen erhitzen, das wir in sie hineinschieben.
»Das Magnetron verwandelt normale Elektrizität in Mikrowellen... Wenn die Mikrowellen auf irgendeine Substanz treffen, die Feuchtigkeit enthält - besonders Essen werden sie davon absorbiert... Die Mikrowellen regen die Feuchtigkeitsmoleküle zur Vibration an, die so stark ist, dass Reibung entsteht Diese Reibung wiederum erzeugt Hitze, und diese Hitze bringt das Essen zum Kochen. «
Das mangelnde Verständnis wird in der zweiten Hälfte des letzten Satzes klar. Anstelle der Erklärung, dass die von den Mikrowellen angeregte Bewegung der Wassermoleküle bereits die Hitze darstellt und die Erläuterungen damit zu beenden, fährt der Autor fort und diskutiert Hitze, als wäre sie eine ontologisch distinkte Eigenschaft. Das führt zu einem Problem: Wie soll er die Hitze mit den anderen Vorgängen verbinden? Jetzt fällt der Verfasser des Kochbuchs in sein vorwissenschaftliches Allgemeinwissen zurück und führt eines der vielen Beispiele än, die Temperaturerhöhung verursachen können, nämlich Reibung! So leitet er den harmlosen Leser, der nun den Eindruck hat, dass zwei Moleküle aneinander reiben und so Hitze entsteht, genau wie beim Händereiben, völlig in die Irre. In dieser Verwirrung geht das eigentliche Wesen der Hitze, nämlich die verstärkte Bewegung der Moleküle selbst, völlig unter. Hitze wird nicht: von Molekülbewegungen hervorgerufen, Hitze ist molekulare Bewegung." (Churchland 2000, 243/244)

Wenn nun von einer Art Fokussierung bereits in der materiellen Basis des Lebens gegebener Anlagen ausgegangen wird, stellt sich die Frage, wie diese bewerkstelligt wird bzw. im Laufe der Stammesgeschichte bewerkstelligt wurde. Es ist, abgesehen von einer Revision des Denkens in einigen Sparten der Physik, welche aber nicht unbedingt sehr radika ausfallen muss, von der Biologie eine Organismustheorie zu fordern, die solche Aspekte ohne theoretische Probleme integrieren kann.

Die Organismische Konstruktionslehre

Die Organismische Konstruktionslehre wurde entwickelt, um die den zahleichen organismustheoretischen Defiziten des klassischen (Alt-)Darwinimus und der Synthetischen Theorie alternative Modelle und Erklärungsmöglichkeiten entgegenzusetzen, die den Eigenschaften der Organismen, soweit sie theoretisch und mit den Methoden der empirischen Wissenschaften erfasst werden können, besser gerecht werden. Vor allem sollte die Theorie des stammesgeschichtliche Wandels auf eine solidere Basis gestellt werden.

Sie bildete die Basis eines Organismuskonzepts vor, das nicht nur eine weitgehende Autonomie der Lebewesen begründet, sondern auch aufzeigt, wie die Gesetzmäßigkeiten der anderen naturwissenschaftlichen Disziplinen ohne theoretische Ungereimtheiten in biologi-sche Theorien integriert werden können (Edlinger 1995; Edlinger & Gutmann 2001, im Druck; Edlinger, Gutmann & Weingarten 1989, 1991; Gutmann 1988, 1994; Gutmann & Edlinger 1994a, b).

Die Grundgedanken der Organismischen Konstruktionslehre sind holistisch, allerdings nicht im Sinne esoterischen Gedankengebäude. Holismus bedeutet für die Organismische Konstruktionslehre, dass der Organismus als übergeordneter Rahmen für Prozesse in verschiedenen Größendimensionen fungiert. Grundsätzlich gelten die Gesetzlichkeiten von Physik und Chemie, sie sind aber zwangsgeführt und dadurch hochgradig geordnet. Diese Ordnung aufrechtzuerhalten, erfordert ständigen Energieverbrauch. So werden auch die regeln der Thermodynamik nicht verletzt.

Organismen können als Teile der Natur so betrachtet werden, dass sie sich aus den selben materialen zusammensetzen, wie andere Naturgegenstände auch. Aber ebenso wie sich die Bestandteile anderer Naturgegenstände, etwa von Mineralien oder einzelner chemischer Verbindungen dadurch auszeichnen, dass ihre sog. Komponenten oder Bestandteile miteinander funktionelle und auch morphologisch fassbare Einheiten bilden, sind auch in Organismen die Komponenten auf allen Ebenen zu Einheiten verbunden. Von einzelnen Molekülen oder Zellen als quasi unabhängige Untereinheiten zu sprechen kann zwar aus bestimmten Praxen heraus begründet werden, es würde sich im Zusammenhang mit dem Gesamtorganismus aber dann verbieten, wenn definitorische Festlegungen gefordert sind. Damit verbietet sich jede Form von Reduktionismus, wie sie seit den früheren Zellstaattheorien bis zu modernen Selbstorganisationsmodellen vertreten werden.

Die Organismen sind in ständiger individueller und stammesgeschichtlicher Veränderung begriffen, die sich bei ihnen, weil sie eben holistisch zu erfassende Entitäten darstellen, schon von Beginn an nicht als Akkumulation einzelner Bauteile und damit quasi als Hochbauen komplexer Einheiten aus einfachen Bestandteilen zeigt, sondern als Binnendifferenzierung von immer schon mechanisch und operational geschlossenen Einheiten.

Aufbau und Funktionen von Lebewesen sind in vieler Hinsicht anhand von Analogie mit der Technik gut verständlich zu machen. Man denke zum Beispiel an Autos. Diese unterscheiden sich voneinander in vielen äußerlichen Merkmalen, sie sind unterschiedlich groß, schnell und stark, haben einen unterschiedlichen Energieverbrauch und sind auch für sehr verschiedene Verwendungen gebaut. Solch äußerliche Merkmale sind denen von Pflanzen und Tieren oder auch ihren Farben vergleichbar. Größe, erreichbare Geschwindigkeit und Kw-Leistung entsprechen der Konstitution von Lebwesen, der Energieverbrauch möge der Energieverwertung der Organismen entsprechen und der Zweck den ökologischen Beziehungen, also den Umweltkontakten, welche die Lebewesen eingehen können.

Es wäre aber nun ein Irrtum zu glauben, die Eigenschaften eines Autos ließen sich allein aus jenen Anforderungen erklären, die ihre beabsichtigte Verwendung, also ihre Umwelt an sie stellt.

Ähnlich denkt nun die Organismische Konstruktionslehre in vieler Hinsicht über die Lebewesen. Es soll aber betont sein, dass die Organismen damit noch nicht ausreichend beschrieben sind. Nur wenige Aspekte sind berührt. Die Spontaneität und Autonomie, d. h. ihre grundsätzliche Eigenständigkeit gegenüber der Außenwelt und der spezielle, von inne her erfolgende Antrieb ihrer Tätigkeit, die zum Unterschied von Autos niemals erlahmt, werden später und aufbauend auf der Konstruktion zu erklären sein.

Jeder Organismus ist nach dieser Theorie konstruktiv zu verstehen. Er ist ein mechanisches, energiewandelndes, hydraulisches System, das durch Wechselwirkung von hydraulischer Füllung und äußerer, meist membranöser Begrenzung primär zur Kugelform tendiert und sich durch selektiv durchlässige Membranen nicht nur gegen die Außenwelt abgrenzt, sondern gerade durch diese selektive Durchlässigkeit mit ihr jene Kontakte herstellen kann, die aus inneren Notwendigkeiten des Organismus heraus eingegangen werden müssen. Niemals geht diese Kontaktaufnahme primär von der Umwelt aus.

Durch innere fasrige Verspannung oder äußere Vergurtung werden von der Kugelform abweichende Formen hergestellt und gesichert. Die Verspannungen und Vergurtungen stehen in einem antagonistischen Verhältnis zur Hydraulik.

Leben ist energiegetriebenes Geschehen. Organismen arbeiten aus sich heraus. Sie verformen sich durch Kontraktion von Fasern unter Energieverbrauch. Die zu dieser aus dem Inneren heraus angetriebenen Arbeit nötige Energie wird durch Absorption von Strahlung (bei Pflanzen und phyotosynthetischen Bakterien), durch Materialzuführung sowie darauffolgende chemische Wandlungsprozesse beschafft. Die Energieversorgung wird aber grundsätzlich immer aktiv durch den Organismus initiiert, dieser kann also nicht, wie in verschiedenen physikalisch inspirierten Organismustheorien als passiv durch Materie und Energie durchströmt angesehen werden (Zitate versklavung).

Die Chemismen, die den Energiewandel ermöglichen und zum Aufbau körpereigener Substanzen nötig sind, sind an die mechanische Konstruktion gebunden. Sie haben keine hierarchische Sonderstellung, sondern werden ja nach den physiologischen Notwendigkeiten aktiviert oder abgeschaltet. Der Mechanik kommt auch hier eine wichtige Rolle zu.

Die Kontraktionsaktivität wird durch die konstruktive Beschaffenheit des jeweiligen Organismus bestimmt und vor allem auch limitiert.

Die Verformung bewirkt innere Zirkulation und Umwälzung von flüssigen, gel- oder solartigen Bestandteilen und Kraftübertragung auf die Umwelt, also Energieinjektion.

Die Grundaktivität der Organismen ist immer rhythmisch. Die Rhythmizität ist das Resultat wechselseitigen aktivierenden und hemmenden Einflusses von kontraktilen Fasern aufeinander, bei komplexeren Tieren von Nervenzellen.

Nur durch rhythmische, aufeinander abgestimmte Verformung der einzelnen mechanischen Elemente kann sichergestellt werden, dass es zu keinen destruktiv wirkenden Friktionen im Energiewandel, wie etwa Zerrungen und Rissen kommt, dass also das funktionierende Gesamtgefüge unbeschädigt erhalten bleibt.

Alle von den durch die mechanische Konstruktion zwingend vorgegeben Rhythmen abweichenden Verformungs- und Bewegungsweisen stellen Modulationen der Rhythmik dar. Sie werden durch teilweise Hemmung bewirkt.

Die Organismen sind ständig zur Energieaufnahme bereit, ja ihre innere selbstgenerierte Aktivität besteht im wesentlichen aus Aufnahme und Wandel von Energie. Dadurch entsteht zwangsweise das Bedürfnis, Überangebote, übermäßig aufgenommene Energie abzuleiten und zu entsorgen.

Dies geschieht durch verstärktes Anarbeiten gegen Widerständigkeiten der Außenwelt, durch Wachstum und auch durch reproduktive Proliferation, das heißt Fortpflanzung. Kompensation erfordert auch der ständige selbst initiierte Kontakt mit den Widerständigkeiten der Umwelt und das aktive Einschalten in deren Energieströme.

Bei dieser Sicht der Organismen wird von Prinzipien ausgegangen, die für Lebewesen spezifisch sind und durch die gesamte Organismenwelt als Grundinvari-anten hindurchgereicht werden und Gültigkeit beanspruchen. Diese Prinzipien stehen aber nicht im Widerspruch zu denen der Chemie oder der Physik. Es werden lediglich chemische und physikalische Prozesse zwangsgeführt und in eine geordnete friktionsfreie Wechselwirkung im Rahmen des Organismus gezwungen, ohne für sich selber wesentliche Veränderungen zu erfahren. Da die physikalische und die chemische Ebene von steter Veränderung gekennzeichnet, also prozessual verfasst ist, können lebende Organismen dadurch charakterisiert werden, dass sie dieser Prozessualität einen Rahmen bietet bzw. sie in diesen zwingt und damit auch konzentriert, ordnet (unter Energieverlust) und in wirksame, einheitliche Aktion "fokussiert".

Dieser Aspekt ist vor allem bei der Betrachtung der Nervensysteme und ihrer Funktionen von großer Bedeutung. Und zwar sowohl von der koordinierenden Funktion für den Bewegungsapparat und zahlreiche physiologische Mechanismen als auch vom Kontakt mit der Umwelt und letztlich von der bewussten Wahrnehmung, also vom phänomenalen Bewusstsein her.

Nervensysteme

Wie bereits ausgeführt, ist die Aktivität und Bewegung tierischer Organismen rhythmisch. Da diese, soll sie nicht ins Leere laufen, über die affizierte Außenwelt auf sie zurückwirkt, kann die Art des Zurückwirkens durch kompensatorische Veränderung der mechanisch aktiven Strukturen beantwortet werden. Es kommt zu spezifischen Ausformungen des Bewegungsapparats.

Bei komplexeren Tieren mit zelliger Muskelstruktur etablieren sich schnell besonders differenzierte Zellen und Gewebe, die Nervenzellen und Nervensysteme, welche mit Muskeln und auch untereinander in Kontakt treten können. Sie sind auf die Generierung elektrischer Erregungsmuster spezialisiert, mit denen sie Muskeln zur Aktivität reizen aber auch einander erregen oder hemmen können. Entsprechend dem Modus der Bewegungen sind auch die neuronalen Erregungsmuster prinzipiell rhythmisch und weitgehend synchronisiert. Ansonsten wäre ja eine friktionsfreie und damit effiziente Kontraktionsaktiität des muskulären Apparats gar nicht möglich. Die neuronalen Erregungsmuster können jedoch bei steigender Komplexität der Organismen insgesamt und der Nervensysteme im Besonderen in wachsendem Ausmaß moduliert werden.

Neuronen sind wachstumsfähig und können vor allem in Lückensysteme der organismischen Konstruktion einwachsen. Dabei werden ständig neue (synaptische) Verbindungen zwischen den Nervenzellen sowie zwischen diesen und den Muskelzellen geknüpft.

Die Muskeln arbeiten ständig antagonistisch gegeneinander und formieren sich so zu geordneten, leistungsfähigen Arrangements.

Durch die erregende Tätigkeit der Nervenzellen wird dieser Formierungsprozess beschleunigt. Über komplexe Verschaltungen werden nicht nur Bewegungen in Form von Muskekontraktionen initiiert, sondern auch rückgemeldet. Dadurch werden nur solche interneuronalen sowie neuromuksulären Kontakte auf Dauer aufrechterhalten und stabilisiert, welche die rhythmische Aktivität oder die modulierte Bewegungsweise nicht stören. Ansonsten werden sie abgebaut. Dadurch kommt es zu zahlreiche Rückkoppelungseffekten. Diese Formierung von synaptischen Verbindungen durch ständige Wechselwirkung mit „Erfolgsorganen“ oder dem sensorischen System wird auch von Singer (1992) und Edelman (1993), bei letzterem im Sinne darwinistischen Auslesedenkens, beschrieben.

Damit etabliert sich durch ständigen "opportunistischen", kompensatorischen Umbau ein sehr effizientes, je nach Komplexität des Tieres vielfältiger modulierbares Erregungs- und Bewegungsmuster.

Durch die ständige Walkung hydraulischer Konstruktionen ist die Bildung größerer Neuronenkonzentrationen, die auch untereinander komplexere Verknüpfungsmuster bilden könnten, begrenzt.

Nur wo große walkungsfreie Hohlräume existieren oder entstehen, können größere Neuronenkonzentrationen auftreten. Sie können die unmittelbaren Erregungsmuster des Bewegungsapparats überlagern, stabilisieren aber ihrerseits nur solche Verschaltungsmuster, welche die Mechanik nicht stören und destruieren.

Bewertungsfunktionen und Modalitäten

Damit kommt eine frühe Form von Bewertung verschiedener interner Zustände des Nervensystems ins Spiel, die als emotionale Komponente bei zunehmender Differenzierung auch die allmählich klareren Bewusstseinszustände prägt.

Diese beruht ursprünglich auf Rückkoppelungsmöglichkeiten auf zellulärem und subzellulärem Niveau, wo vor allem Membranpotentiale ständig aufrechterhalten werden und bei Störungen kompensatorische Transportprozesse von Ionen erfolgen. Auf dieser Ebene können erste Vorstufen zu einfachen empfindungsanalogen Zuständen vermutet werden, die Appetenz- oder vermeidungsreaktionen begleiten und charakterisieren.

Der Organismus in seinem konstruktiven Aufbau entscheidet also und legt auf Grund von „positiven" oder „negativen" Dispositionen zuerst auf subzellulärer und zellulärer Ebene, dann, durch synchrones Zusammenwirken größerer Zellmengen fest, was letztlich zur Wahrnehmung geeignet ist und was nicht. Er legt aber auch seine jeweiligen internen Veränderungsmöglichkeiten und vor allem die Art und Weise, wie bestimmte Reiz-Reaktionsschemata internalisiert werden, fest. Bei der Realisierung dieser Reiz-Reaktionsschemata und abhängig von ihnen treten innere Repräsentanzen auf, die als Vorstufen zu Sinnesmodalitäten und -qualitäten gelten können. Auf der Basis spezifischer Wirkungen auf die Umwelt und deren Rückwirkungen sowie der jeweiligen speziellen durch Verknüpfungen festgelegten reaktionsweisen entstehen verschiedene Arten von Qualia. Diese sind also Ausdruck verschiedener interner Prozesse.

Neuronen können auch Externstrukturen wie Membranen, Hautareale oder Bewegungscilien ansteuern und zu rhythmischer Aktivität veranlassen. Wird die Rhythmizität durch Widerständigkeiten der Außenwelt oder durch Energieflüsse gestört, kann die modulierende Kompensation durch den Bewegungsapparat des Gesamtorganismus durchgeführt werden. Durch (natürlich nicht bewusstes) abtesten der verschiedenen Kompensationstätigkeiten auf ihren möglichen Erfolg gewinnen die selbstgenerierten Umweltreize allmählich für den Organismus einen spezifischen Charakter.

Reize stellen generell Veränderungen von Externstrukturen der Organismen dar. Veränderungen, die durch ein Anarbeiten gegen Widerständigkeiten entstehen. Organismen verschaffen sich Reize durch aktive Intervention in der Umwelt via Rückwirkung,. Erst die Verkoppelung mit den Aktivitäten des Bewegungsablaufes und den Abläufen in nervösen Strukturen führt zu Differenzierungen, die schließlich als Modalitäten manifest werden. Durch spezifische Gestaltung rezeptorischer Außenstrukturen kann schließlich die Einschaltung in die Außenwelt selektiv erfolgen. Sinnesorgane zeichnen sich dadurch aus, dass sie dem Organismus nur ganz spezifische Energieformen der Außenwelt zur Einschaltung freigeben, die durch ihre Rezeptorstrukturen festgelegt sind.

Dazu kommt, dass, wenn bestimmte Reizmodalitäten oder -qualitäten keine ökonomisch und friktionsfrei verarbeitbaren Erregungsmuster ermöglichen, auf sie verzichtet werden muss.

Affektion von Cilien durch elektromagnetische Wellen etwa wird allmählich dazu führen, dass nicht der unmittelbare mechanische Einfluss auf ein nahes Objekt gesucht wird, sondern dass sich (primitive) interne Muster von Entfernungen und damit auch von räumlichen Beziehungen ausbilden, die ein adäquates Agieren ermöglichen. Mechanische Affektion wird die unmittelbare Nähe eines Gegenstan-des, den Kontakt mit ihm anzeigen, was sich dann ebenfalls in ganz spezifischen Handlungsabläufen niederschlägt, die allmählich auch fixiert werden.

Ebenso werden rhythmische Verdichtungen des Mediums, im Medium gelöste oder enthaltene chemische Substanzen durch jeweils spezifische Aktionsmuster erkundet, durch Reaktionen genutzt oder vermieden.

Komplexität von Nervensystemen

Die ausgeführten Prinzipien gelten durch das gesamte Tierreich. Allerdings unter-scheiden sich verschiedene Tiergruppen nicht nur im Hinblick auf die Gesamtkon-struktion und ihre einzelnen Teile, sondern auch durch ihre unterschiedliche Komplexität. Diese Unterschiede betreffen vor allem die neuronalen Strukturen und, von ihrer Kapazität weitgehend abhängig, auch die sensorischen.

Erst wenn Sinnesorgane von leistungsfähigen Nervensystemen her angesteuert werden, die eine größere Verarbeitungskapazität haben, können komplexe Sinnesor-gane ökonomisch weil der Komplexität der Nervensysteme adäquat, eingesetzt werden.

Die Komplexität und Leistungsfähigkeit von Nervensystemen hängen vor allem von der Konzentration der Nervengewebe und der Anzahl der verschiedenen Verschaltungsmöglichkeiten ab. Je mehr neuronale Elemente sich zu größeren Einheiten konzentrieren, und dies bei möglichst kleinen Abständen und komplexen synaptischen Verschaltungen untereinander, umso größer die Leistungsfähigkeit und vor allem auch die Emanzipation vom Bewegungsapparat. Größere Konzentrationen sind in walkungsfrei gehaltenen Räumen wie etwa um den Schlund vieler Weichkörperkonstruktionen oder aber in Knochen- und

Knorpelkapseln zu finden, wie bei Cephalopoden oder Wirbeltieren. Mit der Größe solcher Räume wächst im Wesentlichen der Konzentrationsgrad von immer stärker zentralisierten Nervensystemen, die sich dann an diesen Stellen zu "Gehirnen" weiterentwickeln.

Das endokrine System

Neben dem Bewegungsapparat und dem mit ihm verkopelten Nervensystem etabliert sich auch ein Drüsensystem, das endokrine System, das ebenfalls vom Nervesystem angesteuert wird. Dieses regelt über Hormone direkt und indirekt sowohl den inneren Stoffwechsel als auch Entwicklungsprozesse und tritt auch mit dem Nervensystem in Wechselwirkung.

Sowohl das Nervensystem kann die Sekretion beeinflussen als auch das Drüsensystem die Tätigkeit des Nervensystems. Dies wirkt sich vor allem auf die Aktivität, Stimmungen und Handlungstendenzen (etwa über die Aktivierung von Trieben und Triebhandlungen).

Damit wirkt das Drüsensystem auch auf bewusste Prozesse im Nervensystem und wird von diesen wieder beeinflusst.

Die enge funktionelle Verkoppelung von Nervensystem und endokrinem System manifestiert sich bei zahlreichen Tiergruppen durch die räumliche Anordnung in Form einer engen Nachbarschaft.

Entkoppelungsprozesse

Da für die unmittelbaren Wechselwirkungen mit dem Bewegungsapparat nicht wesentlich mehr neuronales Gewebe erforderlich ist als bei Tieren mit weniger komplexem Nervensystem, wird im Zuge der Vergrößerung und Konzentration immer mehr Kapazität frei, die nun nicht mehr für die direkte Koordinations- Steuerungs- und Wahrnehmungsfunktion erforderlich ist, sondern für die Ausbildung neuer rekursiver Schleifen steigender Komplexität verwendet werden kann. Es schieben sich allmählich zwischen die wirkenden, steuernden und die wahrnehmenden Instanzen des Nervensystems neue, welche die ersteren in unterschiedlichster Weise miteinander verschalten und abgleichen und dabei quasi spielerisch und experimentierend unterschiedlichste Kombinationen versuchen können. Es entstehen verschiedene interne "Welten", für die der Kontakt mit der Außenwelt nur mehr als Korrektiv maßgeblich ist und die, einerseits oft der Notwendigkeit unmittelbarer Wechselwirkung mit der Umwelt enthoben, andererseits durch in den früheren Verschaltungen gegebene "Prägungen" oder "Erinnerungsspuren" auch mit einem zeitlichen Horizont ausgestattet sind, der eine Art von "Lernen" und und antizipatorischem Reflektieren der eigenen Aktivität ermöglicht.

Die verschiedenen Verschaltungsmuster auf den verschiedenen Ebenen des Nervensystems bewirken aber von ihrer Konstituierung her kein "Abbilden" der Außenwelt, sondern eine Symbolische Erfassung und Verarbeitung der neuronal manifestierten Interaktionen zwischen den verschiedenen neuronal angesteuerten teilen des Körpers sowie zwischen diesen und der Außenwelt einerseits. Diese Symbolik manifestiert sich allmählich in immer komplexeren Formen von Sinnesmodalitäten und -qualitäten, sog. Qualia, auf "höherem Niveau" schließlich auch in sprachanalogen, vorsprachlichen und sprachlichen Erfassungssystemen.

Bewusstsein der Organismen

Organismen bilden also dadurch ganz spezifisch strukturierte interne Repräsentanzen bzw. innere Szenerien für die sie umgebende Welt, dass sie sich im Ganzen aber vor allem durch ihre Konstruktion bedingte Strukturen wie Sinnesoberflächen in die Energieströme der Außenwelt einschalten und aus den ebenfalls wieder organismusspezifischen internen Verarbeitungs- und Kompensationsprozessen spezielle Verschaltungs-, und darauf basierend, Erregungs- und Aktivitätsmuster des Nervensystems aufbauen, die einerseits mit verschiedensten "Verrechnungsprozessen", andererseits in vielen Situationen mit Zuständen des phänomenalen Bewusstseins identisch sind.

Die Frage ist aber, warum und wie es nun einmal zu bewussten Zuständen von Teilen des zentralen Nervensystems, ein anderes Mal zu unbewussten kommt. Läßt man einmal herkömmliche Vorstellungen beiseite, die verschiedenen Zuständen Bewusstheit nach ihrer Bedeutung für den Organismus zuweisen, ja, wie es bei Dennett in seinem hypostasierten Darwinismus geschieht, verschiedene Zustände und Inhalte regelrecht um den Zugang ins Bewusstsein konkurrieren lässt, könnte sich womöglich größere Klarheit zumindest in der Fragestellung ergeben.

Von den Prämissen der Organismischen Konstruktionslehre und damit einer holistischen Betrachtung des Organismus her versteht es sich fast von selbst, dass auch die Nervensysteme nicht als baukastenartig zusammengefügte Systeme, die ab einer bestimmten Komplexitätsstufe Bewusstsein hervorbringen, sondern als prinzipiell mit der Möglichkeit zu Bewusstsein bzw. Vorstufen zu den uns geläufigen Formen von Bewusstsein ausgestattet gesehen werden dürfen. Diese Formen von Bewusstsein müssen ursprünglich durchaus nicht einheitlich oder hierarchisch miteinander verkoppelt sein. Es ist bei wenig komplexen oder dezentral organisierten Organismen auch durchaus eine größere Zahl räumlich voneinander getrennten und weitgehend unabhängiger vorbewusster Aktivitäten denkbar.

Zu einer stärkeren Vereinheitlichung und Fokussierung kommt es erst durch enge Kooperation verschiedener Neuronen und Nervensgewebe, die sich in hochgradig geordneten Aktivitätsmustern niederschlagen. Möglicherweise wird dieses Prinzip stammesgeschichtlich bis zum menschlichen Nervensystem durchgereicht, an dem auch gezeigt werden konnte, dass bewusste Leistungen des Gehirns von synchronen Aktivitäten von Nervenzellen bei gleicher Frequenz gekennzeichnet sind (Baringa 1990; Cray,, König, Engel. & Singer, W. 1989; Crick & Koch 1995a,b,c; Koch & Braun 1996).

Durch wachsende Vermehrung und Differenzierung der Nervenssubstanz und damit verbundene immer stärkere und komplexere "Verdrahtung" kommt es auch zu immer stärkeren Verbindungen verschiedener Teile des Nervensystems, die nicht mehr indirekt über den Bewegungsapparat sondern in direkter Weise erfolgen. Durch diese mannigfachen Verbindungen, die aber kein erkennbares hierarchisch übergeordnetes Zentrum bewirken müssen, erfolgt einerseits eine weitere Ökonomisierung und Leistungsteigerung, andererseits auch eine

Verstärkung des Internaspekts und damit eine weitere Steigerung der Komplexität und Klarheit der bewussten Szenerie. Enge Kooperation und ständige Rückkoppelungführen zu immer besserer Koordination. In dieser kooperativen Verbindung und komplexen Rückkoppelungsaktivität könnte auch das Reentry-Prinzip von Edelman und Tononi (2000) gesehen werden, von dem diese Autoren das Bewusstsein, allerdings eher als Epiphänomen denn als inhärente und durch Komplexität gesteigerte Eigenschaft herleiten.

Von dieser Basis aus kann auch das von Ch. Kummer (1996) aufgeworfene Problem der Analogie oder Homologie von Organismus und Bewusstsein im Sinne der Homologie gelöst werden. Kummer stellt die Frage:

„Handelt es sich hier nur um eine äußere Analogie oder um eine strukturelle Homologie, weil beide Vorgänge, das Wachstum des Keims und des Bewusstseins, Äußerungen desselben Lebensstoffs sind?" Kummer 1996, S. 239).

Wird von der Inhärenz des Bewusstseins ausgegangen, stellt sich die Frage nach biologischer Funktion und kausaler Herleitung des phänomenalen Bewusstseins neu. Erklärungsbedürftig werden nunmehr die jene oft äußerst komplexen neuronalen Aktivitäten, die wenigstens zeitweise ohne phänomenales Bewusstsein, und vor allem warum sie unbewusst oder nur in geringem Grade bewusst ablaufen.

Die Erklärung dafür kann wiederum nur durch intern generierte Bedürfnisse des Organismus gegeben werden. Die zunehmende Komplexität und Ausdifferenzierung von Zentralnervensystemen bzw. Gehirnen ist, was wohl nicht weiter zu begründen ist, mit enormen Leistungssteigerungen verbunden. Phänomenales Bewusstsein hat, wie bei Damasio (1995) begründet, immer auch einen starken emotionalen Aspekt.

Mit zunehmender Komplexität von Nervensystemen und ihren Funktionen wird es auch erforderlich, die Leistungen zu differenzieren und zu lokalisieren (in einem sehr weit verstandenen Sinne) und vor allem Friktionen zwischen verschiedenen gleichzeitig ablaufenden Prozessen zu verhindern. Vor allem soll verhindert werden, dass womöglich emotionell unterschiedlich gefärbte neuronal/psychische Prozesse in Widerspruch zueinander geraten oder dass verschiedene lokal unterschiedlich zentrierte bewusste Abläufe zu weitgehend unabhängigen seelischen Zuständen, quasi zur Etablierung mehrerer Subjekte in einem Organismus führen.

Es kann daher vermutet werden, dass die Entscheidung, welche Prozesse nun bewusst bzw. klarer bewusst ablaufen, durch ständige Wechselwirkung mit dem Gesamtorganismus, vor allem repräsentiert durch den Bewegungsapparat und die Sinnesorgane, herbeigeführt wird.

Dadurch kommt es automatisch zu einer ständigen Justierung der bewussten Prozesse am Zustand des Organismus und seiner Umwelt.

Eine prominente Rolle spielen bei dieser Justierung vor allem Abweichungen von der internen Rhythmik, von bestimmten Normwerten im Stoffwechsel und von internalisierten Zuständen der Außenwelt, die indirekt, über aktives Einschalten via Rezeptoroberflächen erfahren werden.

Dabei geht es gar nicht so sehr darum, über bewusste neuronale Prozesse schnelles Reagieren in bestimmten, negativen oder Gefahrensituationen zu ermöglichen, sondern lediglich generelle Gestimmtheiten und Handlungsbereitschaften festzulegen.

So erklären sich auch z. B. die anfangs befremdlichen Befunde und Versuchergebnisse Libets (1990). Libet beschreibt ein Phänomen, das die Plastizität des Bewusstseins und vor allem seine Fähigkeit zur Korrektur von Wahrnehmungsfolgen und zeitlichen Abfolgen aufzeigt. Es kann auf Grund von Experimenten schlüssig nachweisen, dass das bewusste Erleben von den Körpern, ja den Menschen insgesamt betreffenden Ereignisse und Eindrücken erst ca. eine halbe Sekunde nach ihrem tatsächlichen Eintritt einsetzt, dass dieses Erleben aber durch das Nervensystem gleichsam rückdatiert wird. So sind Entscheidungsprozesse, beispielsweise für Bewegungen, bereits abgeschlossen, wenn sie bewusst werden, so dass die Illusion der eigenen, bewussten Entscheidung erhalten bleibt, obwohl die eigentlichen neuronalen Prozesse, die dazu geführt haben, zum Zeitpunkt dieser scheinbar "freien Wahl" schon längst abgeschlossen sind.

Neben Libet, der solchermaßen den „freien Willen" als Illusion entlarvt, spielt auch T. Metzinger (1993) auf den irrealen Charakter von gängigen und bislang (im europäisch/ abendländischen Raum) kaum in Zweifel gezogenen Vorstellungen über die (menschliche) Psyche an. Metzinger zeigt an Befunden der Neurowissenschaft, dass die Vorstellung von einem kontinuierlicheneinheitlichen Subjekt bzw. Ich durch ständige selektive Wahrnehmung und Unterdrückung bzw. Abdrängung von der Illusion widersprechenden Informationen und Gedanken aufrechterhalten wird:

„Der Organismus verwechselt sich gleichsam mit dem Inhalt seiner Repräsentation und hält sein Selbstmodell für die Wirklichkeit. Erst dadurch wird es richtig effizient" (Metzinger, zitiert aus Schnabel&Sentker 1998, S. 278)

Dies provoziert die Frage nach den Hintergründen der "Illusion". Metzinger macht dafür u. a. soziale Faktoren verantwortlich. Es gibt aber auf der Basis des Konstruktionsverständnisses noch eine Begründung, die im Organismus selber liegt. Würde das Nervensystem bzw. Gehirn eine isolierte Existenz für sich allein führen, wäre der interne Zusammenhalt verschiedener Gehirnteile und die relative Homogenität der bewussten und auch unbewussten neuronalen Prozesse verzichtbar. Das Gehirn hätte ja gar keine Funktion für andere Instanzen, deren einwandfreies friktionsloses Funktionieren von dieser Homogenität anhängt.

Da, wie oben ausgeführt, Nervensysteme prinzipiell in engem Konnex zum Bewegungsapparat steht - dies gilt auch für Integrationszentren - und Organismen, vor allem ihr Motorium, eine funktionelle Einheit darstellen, kann die organismische Gesamtkonstruktion als jene Klammer betrachtet werden, die Einheit erfordert. Da das Nervensystem primär Impulsgeber- und Steuerfunktion hat und seine direkt an der Lenkung des Bewegungs-apparats beteiligten Anschnitte ihrerseits wieder untereinander und mit allen anderen Teilen (des Nervensystems) in direktem oder indirektem Kontakt stehen, ergibt sich, solange der Organismus agiert, automatisch eine hochgradige Koordination und Verkoppelung der neuronalen Aktivitäten. Bewusste Prozesse sind von dieser Verkoppelung nicht ausgenommen, sodass nicht nur eine gewisse Konsistenz der neuronalen bewussten Abläufesondern eben auch ihre wenigstens temporäre Einordnung in einen einheitlichen komplexen Prozess die Folge ist. Diese Vereinheitlichung und Konsistenz geht fast zwangsweise so weit, dass Inhalte, die dieser hochgradigen Ordnung widersprechen, eliminiert, sprich in einen „unbewussten" Bereich abgedrängt werden.

Hier ist allerdings zu betonen, dass unter „unbewusst" nicht völlig empfindungs- oder erlebnisfrei zu vertehen ist. Unbewusst im gegebenen Zusammenhang meint, nicht im reflekrierenden, teilweise auch sprachlich erfassenden Bewusstsein, das quasi als Integrationsinstanz der jeweils zur gleichen Zeit ablaufenden neuronalen und mentalen Prozesse fungiert. Eng verbunden mit dem Abdrängen in diesen Bereich ist eine meist stark verminderte Verfügbarkeit für die Erinnerung.

Fazit

Die Diskussion um das Bewusstsein, seine Einordnung in die Reihe der Naturphänomene sowie seine Entstehung, zeigt eine durchgehende Insuffizienz der traditionellen Natur- vor allem der bio- und Neurowissenschaften, die weniger auf mangelnden Scharfsinn oder technisch-wissenschaftlichen Aufwand beim Herangehen an das Problem schließen lässt, als auf eine prinzipielle Fehlorientierung bei der Fragestellung. Diese ist durch eine gegenständliche Sicht von Bewusstseinsphänomenen gekennzeichnet. Bewusstsein wird nicht als den Organismen als seinen Trägern immanent, sondern als eigene Entität aufgefasst, die aus anderen Entitäten hervorgeht. Dies zeigt sich schon an den sehr radikalen „Ich"-Vorstellungen in der westlichen Tradition.

Dies bewirkt einerseits Unklarheit in den traditionell arbeitenden Wissenschaften, andererseits oft einer Hinwendung zu der Thematik inadäauaten Ansätzen, die man als „ironische Wissenschaften" bezeichnen kann und deren Erklärungswert zweifelhaft ist.

Der Ausweg kann nur in einer konsequenten Neubesinnung auf die Problemetik und in einer Neuformulierung der Fragestellung liegen. In einer Neuformulierung Fragen nach den Organismen als Träger und quasi „Bühne" bewusster Prozesse, nach einer etwaigen Immanenz von (vor-)bewussten Aspekten in der „materiellen" Natur und nach den Ursachen der Bündelung von Bewusstsein.

Die Theorie der Immanenz des Bewusstseins liegt zwar eher am Rande des derzeit in der Wissenschaft diskutierten Meinungsspektrums, lässt sich aber mit den durch die Biologie und durch die Neurowissenschaften vorgestellten Fakten und Theorien durchaus in Einklang bringen. Außerdem werden durch sie Absurditäten vermieden, wie sie Hans Jonas mit seiner Kinometapher als zwingende Konsequenz des derzeit hoch im Kurs stehenden Epiphänomenalismus aufzeigt.

Eine solche Sicht könnte, obwohl sie kurzfristig keine Patentlösungen für die Bewusstseinsproblematik anbietet, doch zu neuen, möglicherweise Lösungen näherbringenden Fragestellungen führen, indem sie, ausgehend von mit größter Wahrscheinlichkeit bewusstseinsbegabten Organismen sukzessive und unter Berücksichtigung aller bekannten Eigenschaften sowohl komplexerer Organismen und ihrer Teilsysteme in weniger komplexe Ebenen bis

„hinunter" zur wenig differenzierten „Materie" vordringt und dabei versucht, jene Aspekte und Eigenschaften der letzteren zu eruieren, die die basis für vorbewusste Zustände auf einer Ebene von einer bislang wohl nicht vorstellbaren Einfachheit bilden.

In diesem Zuzammenhang ist auch zu diskutieren, inwieweit die Frage nach dem „Bewusstsein" ein der europäischen Denktradition immanentes Problem und damit ein Problem nur eines zeitlich und räumlich eher eng umgrenzten Kulturkreises darstellt.

Literatur

Baringa, M. (1990): The mind revealed? – Science 249, 856-858.

Bauer, A. W. (1998): Das aktuelle Zitat. Axel W. Bauer's Virtual Office for History, Theory, and Ethics in Medicinehttp://www.uni-heidelberg.de/ institute/fak5/igm/g47/bauerz16. htm

Bauer, A. W. (1998): Das aktuelle Zitat. Axel W. Bauer's Virtual Office for History, Theory, and Ethics in Medicinehttp://www.uni-heidelberg.de/ institute/fak5/igm/g47/bauerz16. htm

Bunge, M. & R. Ardila (1989): Philosophie der Psychologie. - Tübingen: J.C.B. Mohr (Paul Siebeck).

Calvin, W. H. & G. A. Ojemann (2000): Einsicht ins Gehirn. Wie Denken und Sprache entshenen. - München: Dtv.

Churchland, P. M. (2001): Die Seelenmaschine. Eine philosophische Reise ins Gehirn. - Heidelberg/Berlin: Spektrum Akademischer Verlag.

Churchland, P. S. (1995): Die Neurobiologie des Bewusstseins. Was können wir von ihr lernen? - In: Metzinger, Th. (Hrgb) (1995): Bewusstsein. Beiträge aus der Gegenwartsphilo-sophie. - Paderborn/München/ Wien/Zürich: Ferdinand Schöningh, 463-490.

Cray, Ch. M., König, P., Engel, A. K. & W. Singer (1989): Oscillatory responses in cat visual cortex exhibit inter-columnar synchronizarion which reflects global stimulus properties. - Nature338, 334-337.

Crick F (1994): The Astonishing Hypothesis. New York:Scribner's.

Crick F, Jones E (1993): Backwardness of human neuroanatomy. - Nature 361:109-110.

Crick F, Koch C (1990): Towards a neurobiological theory of consciousness. - Sem Neurosci. 2, 263-275.

Crick F, Koch C (1995a): Are we aware of neural activity in primary visual cortex? - Nature 375:121-123.

Crick F, Koch C (1995b): Cortical areas in visual awareness - Reply. Nature 377:294-295.

Crick F, Koch C (1995c): Why neuroscience may be able to explain consciousness. - Sci. Am. 273:84-85.

Crick, F (1996): Visual perception: rivalry and consciousness. - Nature 379:485-486.

Crick, F. (1997): Was die Seele wirklich ist. Die naturwissenscchaftliche Erforschung des Bewusstseins. - Reinbek b. Hamburg: Rowohlt.

Damasio, A. (1995): Descartes Irrtum. Denken, Fühlen und das menschliche Gehirn.. - München/Leipzig: List Verlag.

Dawkins, M. S. (1994):Die Entdeckung des tierischen Bewußtseins. – Heidelberg, berlin, Oxford: Spektrum. Akademischer verlag.

Dennett, D. (1994): Philosophie des menschlichen Bewusstseins. - Hamburg: Hoffmann u. Campe.

Dennett, D. (1995): Darwin's dangerous idea. Evolution and the meanings of life. - Harmondsworth, Middle Essex: Penguin.

Dennett, D. (1999): Spielarten des Geistes. - München: Bertelsmann.

Dobshansky, Th. (1939): Die genetischen Grundlagen der Artbildung. - Jena: Gustav Fischer.

Dobshansky, Th. (1937): Genetics and the Origin of Species. - New York: Columbia University Press.

Dose, K. & Rauchfuss, H. (1975): Chemische Evolution und der Ursprung lebender Systeme. - Stuttgart: Wiss. Verlagsges.

Duerr, H. P. & M. Oesterreicher (2001): Wir erleben mehr als wir begreifen. - Wien: Herder.

Eccles, J. (1977): Hirn und Bewusstsein. - In Ditfurth, H. v. (Hrgb): Mannheimer Forum. Ein Panorama der Naturwissenschaften. 1977/78 .- Mannheim: Boehringer, 9-63

Eckhorn, R & H.J. Reitboeck (1990), »Stimulus-specific synclironization in cat visual cortex and its possible role in visual pattern recognition. - In: H. Haken und M. Stadler (Hg.), Synergetics of Cognition, Berlin: Springer.

Edelman, G. & G. Tononi (1997): Neuronaler Darwinismus: Eine selektionsitsiche Betrachtungsweise des Gehirns. - In: Meier H. & D. Ploog (Hrsg.): Der Mensch und sein gehirn. Die Folgen der Evolution. München: Piper.

Edelman, G. & G. Tononi (2001): Consciousness. How Matter becomes Imagination. - Harmondsworth, Middle Essex: Penguin.

Edelman, G. (1993): Unser Gehirn - ein dynamisches System. - München: Piper.

Edlinger K., W. F. Gutmann & M. Weingarten (1989): Biologische Aspekte der Evolution des Erkenntnisvermögens - Spontaneität und synthetische Aktion in ihrer organismisch-konstruktiven Grundlage. - Natur und Museum, 119,113-128. Frankfurt/M.

Edlinger, K. & W. F. Gutmann (2001, im Druck): Grundzüge der Organismischen Konstruktionslehre. - P. Lang - Europ. Verlag der Wissenschaften.

Edlinger, K. (1992): Nervensysteme als integrale Bestandteile der mechanischen Konstruktion. - Aufs. u. Reden Senckenb. Naturf. Ges. 39, 131-155.

Edlinger, K. (2001): Künstliches Leben, Reduktionismus, Physikalismus: Ironische Wissenschaften? - In: Edlinger K., W. Feigl & G. Fleck (Hrsg.) (2001): Kreation - Spiel - Reduktion. Probleme des Molekularbiologischen Reduktionismus und des Künstlichen Lebens. Frankfurt/M.: P. Lang - Europ. Verlag der Wissenschaften, 100-126.

Edlinger, K., Gutmann, W. F. & M. Weingarten (1991): Evolution ohne Anpassung. - Aufsätze und Reden der Senckenbergischen Naturforschenden Gesellschaft Nr. 37. Frankfurt/M.: Kramer.

Edlinger; K. (1995c): Elemente einer konstruktivistischen Begründung der Organismuslehre. - In: W. F. Gutmann & M. Weingarten (ed.): Die Konstruktion der Organismen ll. Struktur und Funktion. Aufs. u. Reden Senckenb. naturf. Ges. 43, 88-103, W. Kramer Frankfurt/M.

Glasersfeld, E. v. (1997): Radikaler Konstruktivismus. Ideen, Ergebnisse, Probleme. - Frankfurt/M.: Suhrkamp.

Griffin, D. R. (1990): Wie Tiere denken: Ein Vorstoß ins Bewusstsein der Tiere. - München: Dtv.

Grush, R. & P. Churchland (1995): Lücken im Penrose-Parkett. - In: Metzinger, Th. (Hrgb) (1995): Bewusstsein. Beiträge aus der Gegenwartsphilosophie. - Paderborn/München/ Wien/Zürich: Ferdinand Schöningh, 221-249.

Gutmann, W. F. (1988 b): Die Evolution hydraulischer Konstruktionen. Organismische Wandlung statt altdarwinistischer Anpassung. - Senckenberg-Buch 65, 200 S.; Frankfurt/M.: Kramer.

Gutmann, W. F. (1994): Evolution von Konstruktionen: Die Frankfurter Theorie. - In: Morphologie & Evolution, Senckenberg-Buch 70. Frankfurt/M.: Kramer.

Gutmann, W. F. und K. Edlinger (1994a): Molekulare Mechanismen in kohärenten Konstruktionen. - In: W. Maier u. Th. Zoglauer (Hrsg.):Technomorphe Organismus-konzepte - Modellübertragungen zwischen Biologie und Technik. - Problemata 128, Frommann-holzboog, 174-198.

Gutmann, W. F. und K. Edlinger (1994b): Organismus und Evolution Naturphilosophische Grundlagen des Prozeßverständnisses. - In: Bien, G. u. J. Wilke (Hrsg.): Natur im Umbruch - Zur Diskussion des Naturbegriffs in Philosophie, Naturwissenschaft und Kunsttheorie. - Problemata 127, Frommann-holzboog, 109-140.

Haeckel, E. (1903): Die Welträthsel. - Bonn: E. Strauss Verlag.

Haeckel, E. (1906): Die Lebenswunder. - Stuttgart: Alfred Kröner Verlag.

Haken, H. (1981): Erfolgsgeheimnisse der Natur. _ Stuttgart: DVA.

Heisenberg, W. (1965):Das Naturbild der heutigen Physik. - Reinbek b. Hamburg: Rowohlt.

Horgan, J. (1994): Iat das Bewusstsein erklärbar? - Spektrum d. Wissensch. 9/1994, 74-80.

Horgan, J. (1997): An den Grenzen des Wissens. Siegeszug und Dilemma der Naturwissen-schaften. - München: Luchterhand.

Horgan, J. (2000): Der menschliche Geist. Wie die Wissenschaften versuchen, die Psyche zu verstehen. - München: Luchterhand.

Humphrey, N. (1995): Die Naturgeschichte des Ich. - Hamburg: Hoffmann und Campe.

Jonas, H. (1973): Organismus und Freiheit. Ansätze zu eine philosophische Biologie. - Göttingen: Vandenhoeck & Ruprecht.

Jonas, H. (1987): Macht oder Ohnmacht der Subjektivität? Das Leib-Seele-Problem im Vorfeld des Prinzips Verantwortung. - Frankfurt/M. Suhrkamp.

Jonas, H. (1988): Materie, Geist und Schöpfung. - Frankfurt/M. Suhrkamp.

Jonas, H. (1994):Philosophische Untersuchungen und metaphysische Vermutuungen. - Frankfurt/M. Suhrkamp.

Koch C, Braun J (1996): On the functional anatomy of visual awareness. - Cold Spring Harbor Symp Quant Biol 61:49-57.

Krohn, W. & Küppers, G. (Hgb.) (1992): Emergenz: Entstehung von Ordnung, Organisation und Bedeutung. - Frankfurt/M.: Suhrkamp.

Kummer, Ch. (1996): Philosophie der organischen Entwicklung. - Stuttgart/Berlin/Köln: Kohlhammer.

Lenk, H. (2001) Kleine Philosophie des gehirns. – Darmstadt: Wissenschaftliche Buchgesellschaft.

Libet, B, (1990): Time-delays in conscious proccsses. - The Behavioural and Brain Sciences 13, 672.

Libet, B. (1991): Consciousness vs. neural time. - Nature 352, 27.

Libet B (1993) Neurophysiology of consciousness: selected papers and new essays by Benjamin Libet. Boston: Birkhäuser.

Lorenz, K. (1965): Über tierisches und menschliches Verhalten. Gesammelte Abhandlungen, Bd. 1 u. 2. München: Piper.

Maturana, H. (1996): Was ist erkennen? Die Welt entsteht im Auge des Betrachters. - München: Piper.

Mayr, E. (1967). Artbegriff und Evolution. - Hamburg: Parey.

Mayr, E. (1984): Die Entwicklung der biologischen Gedankenwelt. - Berlin, Heidelberg, New York,Tokyo: Springer.

Mayr, E. (1991): Eine neue Philosophie der Biologie: - München: Piper.

Mayr, E.(1979): Evolution und die Vielfalt des Lebens. - Berlin, New York, Heidelberg: Springer,

McGinn, C. (1993): Bewusstsein und Raum. - In: Metzinger, Th. (Hrgb) (1995): Bewusstsein. Beiträge aus der Gegenwartsphilosophie. - Paderborn/München/Wien/Zürich: Ferdinand Schöningh, 183-200.

McGinn, C. (2001): Wie kommt der Geist in die Materie? Das Rätsel des Bewusstseins. - München: C.H. Beck.

Metzinger, Th. (Die gegenwärtige Situation in der Philosophie des Geistes

Metzinger, Th. (2000) Die gegenwärtige Situation in der Philosophie des Geistes. - http://www.uni-giessen.de/~gm1001/texte/infophil.htm

Metzinger, Th. (Hrgb) (1995): Bewusstsein. Beiträge aus der Gegenwartsphilosophie. - Paderborn/München/Wien/Zürich: Ferdinand Schöningh.

Mitterer, J. (1992): Das Jenseits der Philosophie. Wider das dualistische Erkenntnisprinzip. - Wien: Passagen verlag.

Nørretranders, T. (1994): Spüre die Welt. Die Wissenschaft des Bewusstseins. - Reinbek b. Hamburg: Rowohlt.

Pauen, M. (2001): Grundprobleme einer Philosophie des Geistes. - Frankfurt/M.: Fischer

Penrose, R. (1997): Das Große, das Kleine und der menschliche Geist. - Heridelberg/Berlin: Spektrum Akademischer Verlag.

Penrose, R. (2000): Kann ein Computer verstehen? - In: Rose, St. (Hgb.) (1998): Gehirn, Gedächtnis und Bewusstsein. - Bergisch Gladbach: Bastei-Lübbe, 213-245.

Popper, K.R., Eccles J.C. (1977): The self and its brain. - Berlin: Springer.

Rádl, E. (1913): Geschichre der biologischen Theorien in der Neuzeit. Leipzig/Berlin: Verl. Wilhelm Engelmann.

Rose, St. (Hgb.) (1998): Gehirn, Gedächtnis und Bewusstsein. - Bergisch Gladbach: Bastei-Lübbe.

Schnabel, U, & A. Sentker(1997): Wie kommt die Welt in den Kopf? - Reinbek b. Hamburg: Rowohlt.

Searle, J. (1995): Die Wiederentdeckung des Geistes. - Searle: München: Artemis & Winkler

Singer, W. (1989): Pattern recognition and self-organization in biological systems. - In: H. Marko, G. Hauske & A. Struppler (Hrsg.):Processing Structures for Perception and Actio. Weinheim: VCH Verlagsgesellschaft.

Singer, W. (1992): Hirnentwicklung und Umwelt. - In: Gehirn und Kognition. Spektrum der Wissenschaft Sonderausgabe, Heidelberg, 50-65.

Skarda, CA. & W. J. Freeman (1987): How brain make chaos to make sense of thc world. - In: Brain and Behavioral Science 10, 161-195.

Spitzer, M. (1996): Geist im Netz. - Heidelberg: Spektrum.

Stadler, M. & P. Kruse (1990): The self-organization perspective in cognition research: Historical remarks and new experimental approaches. - In: Haken, H.& M. Stadler (Hg.), Synergeties of Cognition. Berlin: Springer.

Stadler, M. & P. Kruse (1992): Zur Emergenz psychischer Qualitäten. Das Psycho-physische Problem im Lichte der Selbstorganisationstheorie. – In: Krohn, W. & Küppers, G. (Hgb.) (1992): Emergenz: Entstehung von Ordnung, Organisation und Bedeutung. Frankfurt/M.: Suhrkamp, 134-160.

DAS BEWUSSTSEIN: VORBEDINGUNGEN UND BEDINGUNGEN.

Elfriede Maria Bonet

Vorbemerkung

Ziel dieser Arbeit ist es, die Aufmerksamkeit auf eine Reihe von Phänomenen zu lenken, die in einem - vielleicht nicht gleich erkennbaren - Zusammenhang stehen und eben diesen Zusammenhang aufzuzeigen, da er für Überlegungen bezüglich dessen, was wir „Bewußtsein" nennen, von einiger Bedeutung zu sein scheint. Diese Phänomene lassen sich - ohne Anspruch auf Vollständigkeit - anhand eines Gradienten ordnen:

- Aufmerksamkeit
- Interesse
- Konzentration
- Aha-Erlebnis
- Beten
- Trance
- Meditation.

Gemeinsam ist ihnen, daß wir in solcherart Zuständen die Bewegung einstellen, intendierte oder auch bereits in Ausführung begriffene Aktionen oder Handlungen unterbrechen: wir *halten inne.* Zunächst *un*"freiwillig": egal, womit wir gerade beschäftigt sind - etwas erregt unsere **Aufmerksamkeit** - die aktuellen Bewegungs- (und auch Denk-) abläufe werden, zumindest kurzfristig, eingestellt. Lohnt es sich, dem Unterbrechenden mehr Aufmerksamkeit zu schenken, erwacht unser **Interesse** - wir konzentrieren uns darauf. Und jedem ist geläufig, was die Psychologie ein „**Aha-Erlebnis**" nennt:: Wir tun etwas - und plötzlich „fällt uns etwas ein", das mit dem aktuellen Tun gar nichts zu tun hat. Der Effekt: wir halten inne.

Soweit jener Teil, den man als unfreiwillig bezeichnen kann: wir können nicht anders. Es gibt aber auch Phänomene, in denen wir das Innehalten „bewußt" aufsuchen. Verfolgt man den Gradienten weiter, bemerkt man, daß in seinem weiteren Verlauf dieses Innehalten zum Inhalt gemacht und immer weiter ausgedehnt wird. Es handelt sich um Verhaltensweisen, die man, im Sinne von „Techniken", erlernen muß. Beim **Beten** sitzen oder knien wir, wir falten die Hände und memorieren einen zumeist vorgegebenen Text. Bei jenen Techniken, die unter **Trance** und **Meditation** fallen, soll auch noch auf Sprache verzichtet werden.

Es scheint also einen Bezug zu geben zwischen verschiedenen Bewußtseinszuständen, der Wahrnehmung und der Motorik. Diesem Bezug soll nachgegangen werden.

Der theoretische Rahmen - die Evolutionstheorie.

Wer heute von Evolutionstheorie spricht, bewegt sich im Rahmen einer Weltauffassung, deren Hintergrund ein sog. „Monismus" ist, d.h. es wird davon ausgegangen, daß jener Prozeß, der „Evolution" genannt wird, in all seinen Erscheinungsformen, vom einfachsten bis zum kompliziertesten Organismus, seinen Strukturen, Merkmalen, Eigenschaften und Fähigkeiten, auf ein und derselben Gesetzmäßigkeit basiert. Um von den einfachen zu den komplexen Formen zu gelangen, bedarf es keiner weiteren: mit den jeweiligen Formen entstehen jeweils auch neue Regularitäten, der Prozeß „organisiert sich selbst". Eine solche Denkweise steht in scharfem Gegensatz zu jedweder Spielart von „Dualismus". In einem dualen Weltbild gibt es immer eine Instanz, die sich nicht verändert, „ewig", „homogen" und „unveränderlich" ist, an der sich die „veränderlichen" Formen wie an einer Mauer emporranken. In gewisser Weise handelt es sich auch bei der Evolutionstheorie um einen Dualismus, allerdings einen, dessen Bezüge zwischen jeweils sich ändernden Entitäten ablaufen: Organismus und Umwelt bilden hier das duale Paar. Dieser Art des Denkens ist offenbar nur schwer zu entkommen.

Allerdings ist es nicht leicht, sich aus den Fängen der nunmehr über zweitausend Jahre regierenden Dualismen zu befreien. Auf der theoretischen Ebene gelingt die Befreiung allerdings besser und leichter als in der Alltagssprache, deren Semantik zutiefst von dualem Denken geprägt ist. Jeder von uns, so nehme ich an, würde sich im Zusammenhang mit „Bewußtsein" so ausdrücken: „Ich *habe* ein Bewußtsein", genauso wie wir zu sagen pflegen: „Ich *habe* einen Körper". In Sätzen wie diesen gleicht das Ich einer einsamen Insel, die das eine Mal von einem Körper, das andere Mal von einem Bewußtsein umspült wird, davon aber selbst unberührt, vor allem aber unverändert, bleibt.

„Haben" aber, wie wir nicht erst seit Erich Fromm wissen, bildet den Gegensatz zu „Sein". Im Sinne eines konsequent durchgehaltenen Monismus müßte man eigentlich sagen: „Ich *bin* ein Bewußtsein" bzw. „Ich *bin* ein Körper". Spricht man sich diese Sätze vor, wird sofort deutlich, wie spannungsreich solche Formulierungen sind. Das liegt daran, daß „Körper" und „Bewußtsein" einen Gegensatz darstellen, insofern wir normalerweise unter „Bewußtsein" genau das verstehen, was - *nicht* körperlich ist.

Wie also sind diese beiden Komponenten unseres Seins im Sinne eines Monismus zusammenzubringen? In welchem Verhältnis stehen sie zueinander?

Wann immer man eine solche Frage stellt, kann die Antwort nur in der Suche nach deren Ursprung bestehen. Und hier ist bereits eine Grundsatzentscheidung zu treffen: Gehen wir von einem *getrennten* oder einem *gemeinsamen* Ursprung aus? Und das wiederum ist eine Frage des jeweiligen Weltbildes (s.o.) - und dieses wiederum eine Frage der Persönlichkeitsstruktur.

Ist man aber naturwissenschaftlich orientiert und nimmt die Evolutionstheorie als Basis seiner Überlegungen, dann ist man gezwungen - auch wenn das manchmal schwierig sein mag - von einem gemeinsamen Ursprung auszugehen: Das, was wir „Bewußtsein" nennen, unabhängig davon, wie es im einzelnen dann definiert wird - die Meinungen gehen hier etwas, wenn auch nicht viel, auseinander -, ist in ein und demselben Prozeß entstanden wie alle anderen körperlichen Merkmale und Funktionen auch. Das mag nun gerade noch einsichtig sein. Schwieriger jedoch wird es, hinzunehmen, daß sich dadurch auch die entsprechenden Konnotationen ändern; das, was wir darunter verstehen (wollen). Eine kleine sprachliche Wendung mag dabei behilflich sein: nicht mehr von *dem* Bewußtsein zu reden, sondern - schlicht und einfach - von „Bewußtsein". Durch Verzicht auf den bestimmten Artikel verliert auch das so Gemeinte seine anscheinend unverrückbaren Grenzen.

Um den komplizierten Prozeß, in dessen Verlauf „Bewußtsein" entstanden ist, etwas zu gliedern und überschaubarer zu machen, ist es hilfreich, zwischen Vorbedingungen und Bedingungen zu unterscheiden. Das besagt aber nicht, daß sich der Prozeß selbst verändert hätte. In der Schule, aus der ich komme - Konrad Lorenz, Rupert Riedl - wird, im Gegensatz zu anderen Schulen, großer Wert auf das Faktum gelegt, daß es sich um einen hierarchisch geordneten Prozeß handelt, d.h. daß die älteren Schichten, Strukturen und Funktionen durch die darüberliegenden durchreichen und diese beeinflussen, ebenso wie es auch eine Rückwirkung von den „oberen" Schichten zu den „unteren" gibt. Obwohl sich - um das Ganze zu komplizieren - die Funktion einer Struktur ändern kann und Funktionen sich anderer Strukturen bedienen können.[1]

Die Vorbedingungen.

Unter den Vorbedingungen ist das „materielle Substrat" zu verstehen, das allen kognitiven Prozessen und Phänomenen zugrundeliegt. Und hier ist es klarerweise das Nervensystem, mit dem man sich zu beschäftigen hat.

Es wäre nun sehr spannend, näher auf die Evolution des Nervensystems einzugehen, würde aber den Rahmen sprengen. Daher möchte ich mich auf zwei Beispiele beschränken, die deshalb relevant und daher interessant sind, weil sie basale Phänomene klären.

Als erstes möchte ich eine Studie vorstellen, die von Daniel L. Alkon und seinen Mitarbeitern gemacht wurde.[2]

„Eine Meeresschnecke als Lernmodell"

Die Idee besteht darin, einfache Formen des Lernens bei Tieren mit möglichst einfachen Nervensystemen zu untersuchen. Nun weiß man, spätestens seit den Hundeexperimenten von Pavlow , daß Tauben, Hunde und Menschen sich konditionieren lassen. Das heißt, man kann sie trainieren, einen Reiz mit einem anderen, zeitlich gekoppelten Reiz zu verbinden, zu assoziieren. Lernen Hunde beispielsweise, daß ein Glockenzeichen dem Geruch von Fleisch vorausgeht, so läßt schon das Glockenzeichen und nicht erst der Fleischgeruch ihren Speichel fließen.

---

[1] Im Detail nachzulesen in: Riedl, R. (1985): Die Spaltung des Weltbildes. Berlin/Hamburg: Verlag Paul Parey,.

[2] Daniel L. Alkon leitet die Abteilung für Neurale Systeme am amerikanischen National Institute of Neurologic and communicative Disorders and Stroke. Veröffentlicht wurde die Studie im Scientific American im Juli 1983/Spektrum der Wissenschaft 9/1983, 38-49.

Nun ist das Wirbeltiergehirn allerdings zu komplex, als daß es möglich wäre, solche assoziativen Lernleistungen auf der Ebene von Einzelzellen, die die Grundeinheiten darstellen, zu analysieren - zumindest nicht mit den gegenwärtigen Methoden: Das menschliche Gehirn umfaßt etwa eine Billion Zellen.

Daher untersuchen die Neurobiologen seit einigen Jahrzehnten bei wirbellosen Tieren kleine Schaltnetze aus Nervenzellen, die sensorische Information integrieren. Nun werden auch jene neuralen Schaltkreise erforscht, die einfachen reflektorischen Verhaltensweisen zugrundeliegen. Dafür benötigt man einfache Tiere, die sich konditionieren lassen. Aufgrund der um viele Größenordnungen geringeren Zahl von Nervenzellen könnte es möglich sein, so die Annahme, die von den Reizen aktivierten Nervenbahnen zu identifizieren und herauszufinden, wie sie miteinander verbunden sind. Das würde die physische Grundlage für die gelernte Assoziation liefern. Die Untersuchung der elektrischen Aktivität der Zellen in diesen Bahnen ergibt dann, was sich durch die Konditionierung spezifisch darin verändert.

Als ideales Versuchstier erwies sich die gehäuselose, also nackte Meeresschnecke *Hermissenda crassicornis* (**Abb.1**). In ihrer natürlichen Umgebung verhält sich *Hermissenda* tagsüber positiv phototaktisch, das heißt, sie bewegt sich auf das Licht zu. DerWert dieser Anpassung liegt auf der Hand, wenn man weiß, daß sich die Hydropolypen, die von der Schnecke abgeweidet werden, in den lichtdurchfluteten Bereichen nahe der Wasseroberfläche konzentrieren.

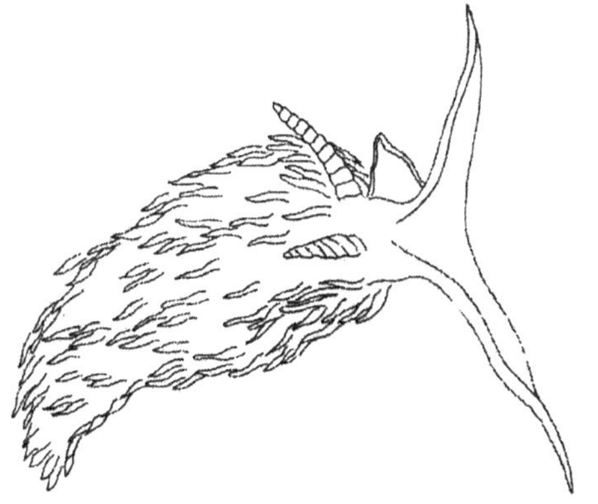

Abb. 1. Die Meeresschnecke Hermissenda crassicornis wird knapp 4 cm lang. Mit zwei großen Mundfühlern nimmt sie chemische und taktile Reize wahr. Die kleineren, wie Hörner aufgerichteten Fühler, die Rhinophoren, registrieren vermutlic Wasserbewegun-gen. Direkt hinter ihnen, über der sogenannten Mundmasse (Buccalmasse) befindet sich das Zentralnervensystem.

Bei Sturm aber, wenn das Meer turbulent wird, könnte sich der Hang zum Licht als verhängnisvoll erweisen. Deshalb reagiert *Hermissenda* auf Turbulenzen, indem sie ihre gesamte Bewegungsgeschwindigkeit herabsetzt und die Haftfläche ihres muskulösen Fußes vergrößert - eine Reaktion, die es ihr ermöglicht, sich tiefer im Wasser an feste Gegenstände zu klammern. Auch hier liegt der Überlebenswert klar auf der Hand. Eine Schnecke, die sich bei Sturm der Wasseroberfläche nähert, wird dort heftig hin und her gezerrt; rauhe See kann ihr Verletzungen beibringen, die sie nicht überleben würde. Dagegen vermag sie viele Wochen lang in tieferen, sicheren Regionen ohne Nahrung auszukommen."

Vielleicht - so lautete die Überlegung - „lernt" die Schnecke aus Erfahrung, Licht mit Turbulenzen zu assoziieren, weil ihr zur Wasseroberfläche hin Turbulenzen in Verbindung mit einer helleren Umgebung begegnen. Die gelernte Assoziation würde dann die auf einen Bereich größter Helligkeit - und damit Turbulenz - gerichtete Bewegung verlangsamen. Die Auswirkungen auf das Nervensystem sollten dann untersucht werden.

Trainiert wurden die Schnecken in sternförmig auf einen Drehtisch montierten Glasröhren, gefüllt mit künstlichem Seewasser. (**Abb.2**) Zuerst wurde die Zeit bestimmt, die untrainierte Tiere durchschnittlich brauchten, um zu einer hell erleuchteten Fläche in der Mitte des Drehtisches zu gelangen. Danach wurde der Tisch mit verschiedenen Geschwindigkeiten rotiert, die Tiere wurden also einer Zentrifugalkraft ausgesetzt, um die Wirkung von Turbulenzen zu simulieren.

Als Ergebnis stellte sich heraus, daß einzig die Tiere, die Licht und Drehung gekoppelt erfahren hatten, ihre Geschwindigkeit auf weniger als ein Drittel der ursprünglichen verringert hatten. Sie hatten gelernt, das Licht (das als bedingter Reiz diente) mit der Drehung (dem unbedingten Reiz) zu assoziieren. Die Konditionierung bewirkte also, daß die Tiere auf Licht eher so wie auf eine Drehung, also eine Turbulenz, reagierten.

Dieses Verhalten zeigt alle Merkmale einer klassischen Konditionierung: Sie prägt sich im Verlauf des Trainings zunehmend stärker aus (das nennt man Erwerb einer bedingten Reaktion), und sie kann viele Wochen, also fast ein Schneckenleben lang, anhalten. Überdies veränderte sich an den Reaktionen nichts sonst, nur die manipulierten Reize. Allerdings kann das Erlernte auch wieder *ver*lernt werden, wenn Licht- und Drehreiz nicht gemeinsam angeboten werden. Ein weiteres Merkmal der klassischen Konditionierung ist die Lernersparnis: Das „Verlernte" wird bei einem weiteren Durchgang schneller wieder gelernt.

Das Fazit, das daraus zu ziehen ist, geht dahin, daß sich die assoziative Lernfähigkeit von *Hermissenda* nicht ohne weiteres von der eines Hundes (oder eines Wales oder sogar eines Menschen) unterscheiden läßt. Daher könnten, so folgern die Autoren, auch die solchen Lernleistungen zugrundeliegen Prozesse artübergreifend sein.

Um diese Prozesse verstehen zu können und die neuralen Leitungsbahnen aufzuspüren, die Licht und Drehung zu einer Assoziation verknüpfen, wurde ein Schaltplan vom Nervensystem der Schnecke erstellt. (**Abb.3**) Mit Mikroelektroden wurde registriert, wie die einzelnen Zellen auf Reize ansprachen, an welche Zellen diese weitergeleitet wurden, und ob die weitergeleiteten Signale erregend oder hemmend wirken. Mittels Färbetechnik können sowohl der Verlauf der Nervenfaser als auch die synaptischen Verbindungen zwischen zwei zusammengeschalteten Zellen sichtbar gemacht werden.

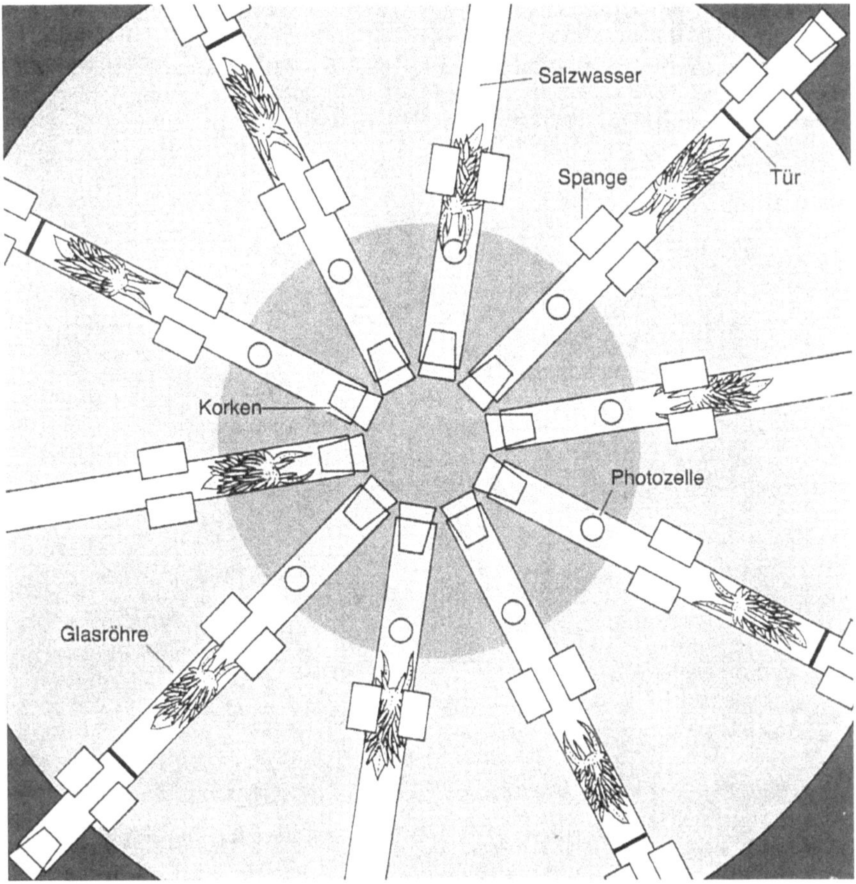

Abb. 2. Versuchsandordnung mit Drehtisch für Konditionierungsversuche mit *Hermissenda crassicornis*

Der Schaltplan, stellte sich heraus, war praktisch bei allen untersuchten erwachsenen Tieren der gleiche. Er ist also bei *Hermissenda* klar genetisch festgelegt und bildet eine unveränderliche Grundlage für jedwede durch einen Lernprozeß hervorgebrachte Veränderung.

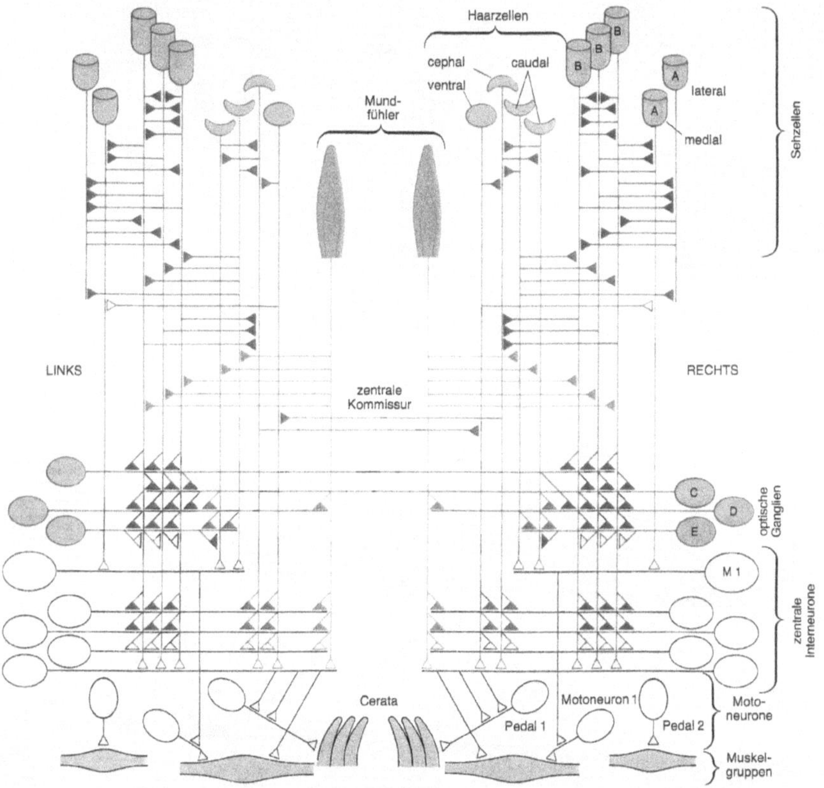

Abb. 3: Dieser schematische Schaltplan des Nervensystems von *Hermissenda crassicorni* umfasst typisache Zellen der visuellen und vestibulären Nervenbahnen, sowie einige Axone der taktil-chemosensorischen Bahnen, die von denMundfühlern ausgehen. Außerdem schließt er Verdrahtungen zwischen Interneuronen, motorischen Neuronen und Muskeln ein. Erregende Synapsen sind durch offene Dreiecke, hemmende durch ausgfüllte Dreiecke gekennzeichnet. Jeder dieser synaptischen Wechslewirkungen wurde verlässlich nachgewiesen, indem man wiederholt die prä- und postsynaptischen Potentiale der Zellen ableitete. Nun ließen sich auch lernbedingte zelluläre Veränderungen aufspüren. Nach Alkon 1983, verändert.

Die Veränderungen ergeben sich sowohl auf der neuroanatomischen, der biophysikali-schen als auch der biochemischen Ebene. Die in einzelnen Zellen entstandenen und weitergeleiteten Signale änderten sich, ebenso die Membranen, und auch die chemischen Reaktionen, die den veränderten Ionenfluß steuern.

Welche Bedeutung haben diese Befunde für das Wirbeltiergehirn? Im Katzengehirn beispielsweise konnte eine ähnliche biochemische Veränderung festgestellt werden. Es scheint also, daß der allgemeine biochemische Mechanismus im Laufe der Evolution beibehalten wurde. Was allerdings noch nicht bedeutet, daß seine Funktion die gleiche geblieben ist.

Die Unterschiede zwischen einer Schnecke und dem Menschen sind und bleiben riesengroß: Niedere Tiere können nur eine kleine Auswahl an Reizen assoziieren lernen; Menschen hingegen können assoziieren, was immer sie wahrnehmen. Das menschliche Bewußtsein ermöglicht es, willentlich zu vergessen oder zu unterdrücken; es stellt Wahrgenommenes in einen breiten emotionalen Kontext, in den weit gespannten Bogen positiver und negativer Gefühle, die Assoziationen Wert und Bedeutung verleihen.

Daher ist auch der Unterschied zwischen dem, was Menschen und was Schnecken lernen können, eher in den so verschiedenen Schaltplänen zu suchen und nicht auf einzigartigen menschlichen Nervenzellen mit irgendwelchen besonderen Membraneigenschaften oder irgendwelchen besonderen biochemischen Steuermechanismen.

Nicht-assoziatives Lernen.

Ergänzend dazu sei auf eine interdisziplinäre Studie von Craig H. Bailey, Dusan Bartsch und Eric Kandel[3] verwiesen, die sich mit den molekularen Mechanismen des nicht-assoziativen Lernens beschäftigt. Nach Ansicht der Autoren bringt das Studium der biologischen Basis mentaler Funktionen einen verbesserten Zugang zur Untersuchung kognitiver Prozesse wie Wahrnehmung, Sprache, Lernen und Gedächtnis. Angestrebtes Ziel ist eine *molekulare Biologie der Kognition*, das durch eine detaillierte Analyse verschiedener elementarer Formen von Lernen und Gedächtnis, sowohl bei Invertebraten als auch bei Säugern, erreicht werden soll.

Moderne biologische Studien und solche des Verhaltens haben gezeigt, daß es sich bei Lernen und Gedächtnis nicht um einen einheitlichen Prozeß handelt, nicht um eine klar abgrenzbare Fähigkeit des Gehirns, sondern um eine Gruppe unterscheidbarer Prozesse, deren jeder seine eigenen Regeln hat. Allgemein gesagt, kann *Lernen* als jener Prozeß betrachtet werden, in dem neue Information über die Welt erworben wird, und *Gedächtnis* als jener Prozeß, mittels dessen das Wissen gespeichert wird.

Jüngste Studien haben überdies gezeigt, daß *Gedächtnis* zumindest in zwei Kategorien eingeteilt werden kann:

1) *Explizites* oder *declarative memory* ist das bewußte Abrufen von Wissen über Personen, Orte und Dinge; besonders gut ausgebildet im Vertrebratenhirn.
2) *Implizites* oder *nondeclarative memory* ist die nicht bewußte Aktualisierung von motorischen oder anderen Fähigkeiten; es umfaßt einfache assoziative Formen wie die klassische Konditionierung und nicht-assoziative Formen wie Sensitivierung oder Gewöhnung (Habituation).

---

[3] Elsner, N., Wehner, R. (Ed.) (1998): New Neuroethology on the Move. - Proceedings of the 26th Göttingen Neurobiology Conference 1998, Volume I, 162-183.

Beide Formen des Gedächtnisses scheinen auf unterschiedlichen neuralen Schaltkreisen im Gehirn zu beruhen. Während explizites Gedächtnis ausschließlich von Strukturen im Temporallappen und im Zwischenhirn abhängig ist, bedarf es für das implizite Gedächtnis nicht der Funktion des Temporallappens. Letzteres beruht vielmehr auf denselben sensorischen, motorischen oder assoziierten Bahnen, die für die Ausführung des Lernprozesses erforderlich sind. Daher kann explizites Gedächtnis am besten bei Säugern, implizite Formen des Gedächtnisses aber sowohl bei Vertebraten, die keine Säuger sind, als auch bei höheren Invertebraten, studiert werden.

Die Frage, die sich stellte, lautete: In welchem Ausmaß beruhen diese beiden unterschiedlichen Formen von Lernen auf gemeinsamen molekularen Mechanismen? Hinweise auf diese gemeinsamen Mechanismen kommen aus den Studien über die Speicherung von Gedächtnisinhalten, d.h. jener Information, die beim Lernen erworben wird. Bei beiden Formen des Gedächtnisses, sowohl dem expliziten als auch dem impliziten, unterliegt die Dauer des Gedächtnisses einem Gradienten, der der Anzahl der Trainingsdurchgänge entspricht. Und hier wieder lassen sich klar zwei unterschiedliche Komponenten unterscheiden: **Kurzzeit-Gedächtnis**, das Minuten bis Stunden anhält und **Langzeit-Gedächtnis**, das Tage, Wochen, und manchmal ein Leben lang erhalten bleibt.

Studien betreffend das Langzeit-Gedächtnis, sowohl bei explizitem als auch implizitem Lernen, weisen darauf hin, daß beide auf einer Abfolge von molekularen Ereignissen beruhen, die während der sog. *Konsolidierungs-Phase* auftreten, der ersten Phase der Gedächtnis-Speicherung, die äußerst labil und anfällig für Störungen ist. Molekular gesehen, beruht die Kurzzeit-Form lediglich auf einer kovalenten Modifikation bereits existierender Proteine, während die Langzeit-Form begleitet ist von der Ausbildung neuer synaptischer Verbindungen. Die Überführung einer Kurzzeit- in eine Langzeitform verlangt in beiden Fällen ein zelluläres Programm der Gen-Expression und eine erhöhte Protein-Synthese.

Sensitivierung bei Aplysia.

Sensitivierung ist eine elementare Form des nicht-assoziativen Lernens, bei dem ein Tier aufgrund der Eigenschaften eines einzelnen schädlichen Stimulus lernt. Das Tier lernt, seine Abwehr-Reflexe zu verstärken und verstärkt auf eine Vielzahl vorgängig neutraler oder indifferenter Reize zu reagieren; dies, nachdem es einem potentiell gefährlichen oder schädigenden Stimulus ausgesetzt wurde.

So kann beispielsweise bei der *Aplysia*, dem Seehasen, der zur Gruppe der *Gastropoden* (Schnecken) gehört, die Sensitivierung des Kiemen- und Siphon-Rückziehreflexes durch einen starken Reiz auf den Schwanz induziert werden. Dadurch werden erregende Interneuronen aktiviert, die an die sensorischen Neuronen synaptieren, wodurch die synaptische Verbindung zwischen den sensorischen Neuronen und deren Ziel-Zellen verstärkt wird. Wie auch bei anderen Abwehrreflexen, verläuft das Verhaltens-Gedächtnis für die Sensitivierung dieses Reflexes entlang eines Gradienten, der proportional zur Anzahl der Trainings-Durchgänge ist. Ein einzelner Reiz auf den Schwanz bringt die Kurzzeit-

Sensitivierung in Gang, die Minuten bis Stunden dauert. Eine Wiederholung des Reizes führt zu einer Langzeit-Sensitivierung des Verhaltens, die Tage bis Wochen andauern kann.

Beide Formen der Sensitivierung finden ihre Entsprechung auf einem elementaren Niveau, und zwar in der monosynaptischen Verbindung zwischen Mechanorezeptoren und deren angeschlossenen Zellen. Obwohl dies nur eine Komponente der Verhaltens-Modifikation darstellt, erlaubt deren genaue Identifizierung eine Reduktion der Analyse, sowohl von Kurzzeit- als auch Langzeit-Gedächtnis auf das zelluläre und molekulare Niveau.

Biophysikalische Untersuchungen der monosynaptischen Verbindung legen nahe, daß sowohl die Ähnlichkeiten als auch die Unterschiede in diesen Gedächtnisarten zumindest zum Teil auf innere zelluläre Mechanismen der Nervenzellen zurückzuführen sind, die an der Gedächtnisspeicherung beteiligt sind. Erstaunlicherweise weisen die Studien darauf hin, daß die Änderungen bei beiden Gedächtnisarten sehr ähnlich sind. Beispielsweise ist die Verstärkung der synaptischen Verbindung in beiden Fällen auf eine erhöhte Ausschüttung von Transmittern von seiten des sensorischen Neurons zurückzuführen, verbunden mit einer gesteigerten Erregbarkeit des sensorischen Neurons.

Ungeachtet vieler Ähnlichkeiten aber unterscheiden sich die Veränderungen auf der zellulären Ebene in zwei wichtigen Punkten: die Veränderungen beim Kurzzeit-Gedächtnis betreffen nur bereits vorhandene Proteine und bestehende Verbindungen; die modifiziert werden. Sie beruhen nicht auf makromolekularen Prozessen, wie Translation und Transkription. Im Gegenteil ist es die Induktion der Langzeitveränderungen, die gehemmt wird. Erstaunlicherweise findet sich bei der monosynaptischen Veränderung in *Aplysia*, die auf einer RNA- und Protein-Synthese beruht, ein kritisches Zeitfenster. Dies ist typisch auch für andere Formen des Lernens, sowohl bei Vertebraten (Wirbeltieren) als auch bei Invertebraten (Wirbellosen).

Als Fazit dieser Studie ergibt sich, daß ausschließlich für die langzeitlichen zellulären und Verhaltensänderungen die Expression von Genen und Proteinen erforderlich ist. Das führt auch zu strukturellen Veränderungen, zur Ausbildung neuer synaptischer Verbindungen vom sensorischen Neuron zu dessen Ziel-Zellen.

Soweit das „materielle Substrat“, dessen Erschließung durch die Methode sowohl definiert als auch begrenzt ist. Wenn wir zu den Bedingungen übergehen wollen, zu den komplexeren Zusammenhängen, müssen wir die Methode wechseln.

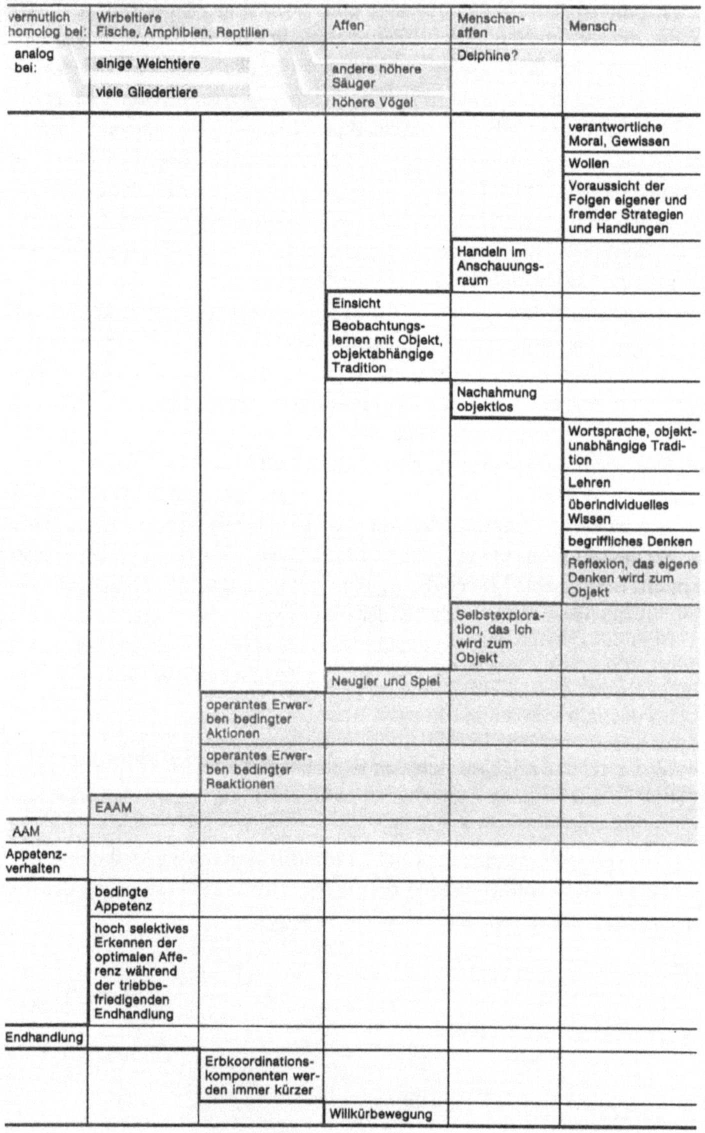

Abb. 4: Idealisiertes und vereinfachtes Schema eines hypothetischen Stammbaumes psychischer Leistungen, basierend auf Lorenz 1973, nach Medicus 1985.

Die Bedingungen.

Die Zusammenhänge in komplexeren Strukturen können nur funktionell ermittelt werden, d.h. mittels Beobachtung. Diese ist die Methode der Ethologie, der Verhaltensforschung. Verhaltensweisen, so die These, lassen sich in selber Weise aufgrund ihrer Homologien, ihrer strukturellen Ähnlichkeiten, ordnen wie die körperlichen Merkmale.

Einen ersten systematischen Versuch, Verhaltensweisen evolutionär, d.h. nach dem Alter ihres phylogenetischen Auftretens, zu ordnen, hat Konrad Lorenz 1973 mit seinem Buch „Die Rückseite des Spiegels" unternommen, dessen Untertitel lautet: „Versuch einer Naturgeschichte menschlichen Erkennens"[4]

Basierend auf der Grundannahme, daß organische und kognitive Strukturen sich gemeinsam, in ein und demselben Prozeß, entwickelt haben, ist es möglich, das Verhalten, ausgehend von einfachsten, angeborenermaßen vorgegebenen Reaktionen, bis zu den spezifisch menschlichen Handlungsweisen in einer Art von „Stammbaum" anzuordnen. Eine übersichtliche, erweiterte Darstellung findet sich bei Gerhard Medicus.[5]

Der hervorgehobene Bereich zeigt eine Stufenfolge von Verhaltensweisen, die aufeinander aufbauen, einander jeweils zur Bedingung haben. Nur deren gemeinsame Betrachtung führt zu einer sinnvollen Redeweise über Entstehen und Funktionen dessen, was als „Bewußtsein" bezeichnet wird.

1) Das unter die sog. **AAM**s (angeborene Auslösemechanismen) zu reihende Appetenzverhalten ist eine Art von Suchverhalten, das die Wahrscheinlichkeit erhöht, auf eine Reizsituation zu treffen. Ist das der Fall, dann löst dieser, als Reizfilter, den Ablauf der Endhandlung aus. Beispiel: Ein Tier, das Appetenz nach Futter hat, also hungrig ist, begibt sich auf Nahrungssuche, erkennt die Nahrung mit seinem Reizfilter, und die Endhandlung läuft ab, d.h. es verspeist die Nahrung. Alles Verhalten von Organismen aus Tiergruppen, die nur der ersten Spalte zuzurechnen sind, ist angeboren, d.h. nicht durch Lernen modifizierbar.
2) Mit der zweiten Stufe tritt eine neue Leistungsqualität auf, die den individuellen Kenntnisgewinn durch Lernen ermöglicht. Dieser individuelle Kenntnisgewinn erfolgt um einige Zehner-Potenzen rascher als der phylogenetische, der durch Mutation, Selektion, Rekombination, Isolation u.a. bestimmt ist. Auch wenn sich die Funktionszusammenhänge individuellen Lernens in der Stammesgeschichte geändert haben, darf man erwarten, daß neurophysiologische „Normbausteine" unseres Lernens mit denen früher Wirbeltiere homolog sind. So schnappt beispielsweise die erfahrungslos aufgezogene Kröte angeborenermaßen (AAM) nach allen kleinen, sich bewegenden Gegenständen. Nach dem ersten Wespenstich aber werden Wespen in Hinkunft gemieden, der angeborene Auslösemechanismus ist durch Erfahrung ergänzt worden (=**EAAM**). Ein Beispiel für einen erworbenen Auslösemechanismus zeigt auch der menschliche

[4] Lorenz, K. (1973): Die Rückseite des Spiegels. - München-Zürich: R. Piper & Co. Verlag.
[5] Medicus, G. (1987) in: Rupert Riedl, Elfriede Maria Bonet (Hrsg.): Entwicklung der Evolutionären Erkenntnistheorie. Edition S, Verlag der Österreichischen Staatsdruckerei, 99-111.

Säugling, der mit seinem „Dreimonatslächeln“ anfangs angeborener-maßen auf einfache Attrappen reagiert, etwa ein großes „T“, das vor ihm gekippt wird. Nachdem das Kind durch Erfahrung eine zulächelnde Person an vielen Details zu erkennen gelernt hat, ist die ursprünglich angeborene Komponente des Auslösemecha-nismus nicht mehr nachweisbar. Aus diesem Grund spricht Wolfgang Schleidt[6] in diesem Fall auch von einem **EAM** und nicht von einem EAAM. In Abhängigkeit von der Species, dem Verhaltensbereich und dem Alter des Individuums kann EAAM- und EAM-Lernen passiv und lange, bevor das gelernte Wissen gebraucht wird, vor sich gehen und kann deshalb von Verstärkungen unabhängig erfolgen. Im Gegensatz dazu kommt bei den Lernleistungen in der dritten Spalte eine Verstärkung durch das angeborenermaßen hochselektive Erkennen der optimalen Rückmeldung während der triebbefriedigenden Endhandlung zustande, z.B. durch das Erkennen des mehr oder minder guten Geschmacks eines Futters. Nun kann es zu einem Vorteil werden, wenn der AAM weniger selektiv wird. Einem Tier der zweiten Stufe stehen bis jetzt Reizfilter, Appetenzverhalten, triebbefriedigende Endhandlungen, hochselektives Erkennen der optimalen Rückmeldungen während der triebbefriedigenden Endhandlungen und individuelles Lernen zur Verfügung.

3) Eine Art kann nun unter der Motivation einer Appetenz ein und dieselbe Bewegungsweise aus diesem Appetenzbereich an verschiedenen Objekten und Situationen in erkundender Weise durchprobieren und mehr über die zu Triebbefriedigungen führenden Situationen lernen. Lorenz und Hassenstein[7] sprechen in diesem Fall von operan-tem Erwerben bedingter Reaktionen. Beim - davon zu unterscheidenden - operanten Erwerben bedingter Aktionen werden Bewegungsweisen, die normalerweise in einem bestimmten Verhaltenszusammenhang nicht verwendet werden, durch Verstärkung zu einem Bestandteil des Appetenzverhaltens dieses Verhaltensbereichs: Die Kapriole der Pferde der Spanischen Hochreitschule in Wien beispielsweise, ursprünglich ein Verteidigungsverhalten, wird durch Belohnung mit Futter zu einem Teil des Appetenzverhaltens nach Futter. In den meisten Lernsituationen kommt es allerdings zu einer Kombination sowohl von bedingten Reaktionen (Reizlernen) als auch bedingten Aktionen (Verhaltenslernen).

4) Beim Neugier- und Spielverhalten werden Verhaltensweisen aus mehreren Instinktbereichen an einem Objekt durchprobiert. Eine Vorbedingung des Spielverhaltens ist das operante Erwerben bedingter Aktionen mit der Fähigkeit zum raschen Wechsel zwischen Bewegungsweisen aus verschiedenen Verhaltensbereichen.[8] Je kürzer die angeborenen motorischen Einzelelemente von Bewegungsabläufen werden, desto größer wird die Variabilität bei der Kombination dieser Bewegungselemente. Dies erreicht mit der Willkürbewegung seinen Höhepunkt. Dieser Leistung am efferenten (wegführenden)

---

[6] Schleidt, W. (1962): Die historische Entwicklung der Begriffe "Angeborenes auslösendes Schema" und „Angeborener Auslösemechanismus". - Z.f. Tierpsychologie 19, 697-722.

[7] Hassenstein, B. (1973): Verhaltensbiologie des Kindes. - München-Zürich: R. Piper & Co.

[8] Ders.

Schenkel des zentralen Nervensystems steht auf der afferenten (hinführenden) Seite ein hochentwickeltes Verarbeiten von Sinnesdaten gegenüber, das sich schließlich als Einsicht charakterisieren läßt. In Analogie zur Willkürbewegung könnte man eine solche Verhaltensweise als „Willkürdenken" bezeichnen. Der individuelle Kenntnisgewinn durch Lernen erfährt eine enorme Aufwertung für eine Art, sobald das im Leben erworbene Wissen nicht mit dem Tod des Individuums verloren geht, sondern an die nächste Generation weitergegeben werden kann. Diese Weitergabe nennt man Tradition. Im Tierreich ist die Tradition an entsprechende Objekte gebunden und an Individuen, die Artgenossen bei belohnten Aktionen mit diesen Objekten beobachten. Ein bekanntes Beispiel sind die japanischen Makaken, die die „Erfindung" eines Affen, Sand von Kartoffeln zu waschen, beobachtet und nachge-macht haben (Beobachtungslernen mit einem Objekt). Auch wenn der Schimpanse zur Nachahmung von Bewegungen, die ohne Objekt durchgeführt werden, wahrscheinlich in Ansätzen fähig ist (z.B. Zeichen-"Sprache" im Experiment), hat er noch keine objektunabhängige Tradition, zu der erst der Mensch dank der Sprache fähig ist.

5) Neugierverhalten als Vorbedingung der Selbstexploration. Gibt man Schimpansen einen Spiegel in den Käfig und beobachtet sie damit, so zeigen sie dem Spiegel gegenüber immer weniger und schließlich gar keine sozialen Signale, also Mimik mehr, sondern untersuchen immer öfter Körperteile, die sie ohne Spiegel nicht zu sehen bekommen. Das läßt vermuten, daß der Schimpanse, anthropomorph gesagt, erkennt: „Das bin ich"; das Ich wird einsichtigerweise zum Objekt. Wie ferner O. Köhler[9] zeigen konnte, sind Schimpansen auch zu Planhandlungen fähig: Kann eine an der Decke aufgehängte Banane durch Springen, auch von einer Kiste aus, nicht erreicht werden, unterbricht der Schimpanse seine Bemühungen. Wie seine Blicke verraten, dürfte die Banane ihn noch beschäftigen: und plötzlich beginnt er, eine Kiste unter die Banane zu schieben und noch eine zweite darauf zu stellen, und erreicht die Banane.

6) Man darf vermuten, daß diese Fähigkeit, im Anschauungsraum handeln zu können, neben der Einsicht und der Selbstexploration, eine Vorbedingung der menschlichen Reflexion war: Damit kann der Mensch schließlich das eigene Denken zum Denkobjekt machen. Wir können die Ergebnisse unserer Planhandlungen mit den oft viel später eintretenden Folgen des Handelns in der Realität bewußterweise vergleichen und damit unsere Erwartungen an den Erfahrungen korrigieren. Das gibt uns die Möglichkeit, wie Karl Popper[10] sagte, ungünstige Vorstellungen an unserer statt sterben lassen.

---

[9] Köhler, O. (1921): Intelligenzprüfungen an Menschenaffen. – Berlin: J. Springer.

[10] Popper, K. (1973): Objektive Erkenntnis. Ein evolutionärer Entwurf. – Hamburg: Hoffmann und Campe.

Das Bewußtsein.

Lernen, wie in den vorhergehenden Abschnitten ausgeführt, ist Kennzeichen fast aller Organismen. Das geht so weit, daß man eine Klassifikation anhand der Art und Weise aufstellen kann, was und wie ein Organismus lernt bzw. lernen kann. Wobei das „Was" sich auf die Inhalte bezieht, die gelernt werden können, das „Wie" auf die Art der Mechanismen, die das ermöglichen. Das Was und das Wie hängen insofern zusammen, als das Wie das Was vorgibt; die erlernbaren Inhalte hängen von den Mechanismen ab, die zur Verfügung stehen. Mit Bezug auf die im vorigen Kapitel angeführte Skala fällt dabei auf, daß die Möglichkeiten, und zwar sowohl auf seiten der Mechanismen als auch - folgerichtig - der Inhalte, zunehmen, und mit dem Spiel, wie zu sehen war, ihren höchsten Stand erreichen; sodaß für mit diesem Vermögen ausgestattete Organismen es möglich wird, fast beliebig Inhalte miteinander zu kombinieren.

Wie aber wäre ein organismisches Leben vorstellbar, das sich in der immer komplexeren Verknüpfung von Inhalten ergeht? Wie könnte ein solcher Organismus überleben? Wäre er nicht im Grunde *lebensunfähig*? Daß Organismen, und insbesondere der Mensch, in der Lage sind, trotzdem einigermaßen sinnvoll „über die Runden" zu kommen, ist darauf zurückzuführen, daß die zur Verfügung stehenden Möglichkeiten immer wieder kanalisiert werden.

Zum einen nennt man solche Kanalisierungen „Verhalten": die je eigenen Möglichkeiten werden im Hinblick auf den natürlichen (Umwelt) und sozialen Kontext (Gruppe, Horde, etc.) eingeschränkt, und nur bestimmte, im jeweiligen Umfeld sinnvolle Verhaltensweisen gelangen zur Ausprägung. Zunächst geschieht dies quasi „automatisch"; Verhaltensweisen, die vorgegeben sind, beginnen eher unspezifisch, wie das Verhalten der Kröte, die zunächst nach *allen* kleinen, sich bewegenden Gegenständen schnappt und erst durch Erfahrung lernt, für welche Gegenstände dieses Verhalten auch sinnvoll anzuwenden ist. So gewinnen sie eine höhere, an das jeweilige Umfeld angepaßte Selektivität. Das gilt auch für den Menschen, beispielsweise beim „Dreimonatslächeln" des Säuglings, der erst nach und nach lernt, wem ein Lächeln zu schenken ist und wem nicht.

Wann, wo und wie aber kommt das ins Spiel, was wir Bewußtsein nennen? Gibt es einen Mechanismus, der diesem Phänomen spezifisch zuzuschreiben wäre? Und wenn ja, welcher wäre das? Und was wären die Inhalte, die auf diese Weise neu hinzukommen (können)?

Die Literatur zu diesem Thema ist unüberschaubar, vor allem, wenn es darum geht, bewußte Prozesse von nicht bewußten abzugrenzen und zu unterscheiden. Daß der Spezies Mensch Bewußtsein zuzuschreiben ist, darüber herrscht Konsens; auch wenn niemand so recht zu sagen weiß, worum es dabei eigentlich geht. Schwieriger ist die Abgrenzung „nach unten", zu Primaten etwa oder anderen Säugetieren. Warum aber ist das so schwierig? Möglicherweise fehlt ein Kriterium, etwas, das sich auf irgendeiner Ebene, sei es der molekularen oder Verhaltensebene, eindeutig als „bewußtseinstauglich" identifizieren läßt.

Lernexperimente - und ihre Folgen.

Um einen solchen Mechanismus eventuell auffinden zu können, zunächst wieder zurück zum Lernen. Auskunft darüber, wie und was gelernt werden kann, geben die sog. „Lernexperimente". Sie spielen bei der Erforschung tierischer und auch menschlicher kognitiver Fähigkeiten und damit für die Erforschung dessen, was wir „Bewußtsein" nennen, eine wesentliche Rolle.

Wie aber sehen diese Untersuchungen aus bzw. was ist die Methode? Zunächst fällt das merkwürdige Faktum auf, daß die diesbezüglichen Untersuchungen vorwiegend in Laboratorien stattfinden. Die Bedingungen, denen die - sowohl tierischen als auch menschlichen - Probanden ausgesetzt und unterworfen werden, entsprechen in den seltensten Fällen der natürlichen Lebenssituation der untersuchten Organismen. Und auch die Lernaufgaben, die gestellt werden, kommen kaum jemals in dieser vor, ganz im Gegenteil, widersprechen ihr oftmals oder ergeben schlichtweg keinen Sinn.

Das ist nicht nur eine Frage der Methode. Der Zusammenhang liegt tiefer. Während „Lernen" im natürlichen Umfeld heißt, Erfahrung zu sammeln, und zwar über die je eigenen Bedingungen, kehrt sich die Situation im Experiment um bzw. wird umgekehrt: Erfahrung sammelt nicht derjenige, der die Lern-Aufgaben gestellt bekommt - speziell in Tierexperimenten bekommt das untersuchte Individuum gar keine Chance, das „Erlernte" in seinem natürlichen Umfeld anzuwenden -, sondern derjenige, der sie stellt.

Eine weitere Auffälligkeit vieler solcher Experimente besteht darin, daß das Versuchstier in irgendeiner Weise fixiert, in seiner Bewegungsfreiheit, eingeschränkt wird. Elektroden werden ins Gehirn eingepflanzt, um Meßdaten ableiten zu können. Aber auch wenn das Tier, beispielsweise eine Ratte, sich bewegen kann, darf und soll - etwa um ein Labyrinth zu durchqueren -, ist es in seiner Bewegungsfreiheit auf eben diese räumliche Anordnung beschränkt. Aus der Sicht des Experimentators ist die Sache klar, denn nur auf diese Weise ist es möglich, bestimmte Handlungsweisen bestimmten Auslösern zuordnen zu können. Ist dies erfolgt, können auf der einen oder anderen Seite der Versuchsanordnung Veränderungen vorgenommen werden, und die solcherart entstehende Differenz in den Meßdaten gibt dann Aufschluß über eine Veränderung der „Lernleistung".

Eine Gemeinsamkeit *aller* Lern-Experimente aber besteht darin, daß der „Proband" von anderen, eigenen Aktionen abgehalten wird. *Warum, so ist zu fragen, ist das so wichtig?* Und was mag der (tiefere) Sinn und Zweck solchen Vorgehens sein? Die Methode, so ist anzumerken, hat Methode. Alles in allem genommen, spiegelt sich in diesem Mikrokosmos ein Makrokosmos wieder: An dieser Stelle kommt das ins Spiel, was wir „**Kultur**" nennen. Denn kraß, kritisch und provokant ausgedrückt läßt sich sagen, daß die Laborsituation ein Analogon zu jener Situation darstellt, in der wir uns tagtäglich befinden: wir *sind* Probanden in einem riesigen Labor und haben uns - keineswegs immer freiwillig - Aufgaben zu unterziehen, deren Sinn uns keineswegs immer einsichtig ist. Dieses - fast alle Lebensbereiche umfassende - Labor heißt Kultur bzw. Zivilisation und wurde, hierin sind sich alle Beteiligten einig, von dem geschaffen, was wir unser „Bewußtsein" nennen. Und dieses Bewußtsein, so die Hypothese, dient vor allem dazu, dieses System Kultur aufrechtzuerhalten.

Weniger provokant gesagt, dienen die sog. „Lernexperimente“ dazu, das dadurch „festgestellte“ Lernvermögen beeinflussen und verändern, d.h. mit bestimmten, vom jeweiligen Experimentator gewünschten, Inhalten (aus)füllen zu können. Am Wozu allerdings ändert sich nichts: Es bleibt dabei und geht einzig darum, die solcherart festgestellten Lernleistungen an - immer und ausschließlich vom Menschen - vorgegebene Erfordernisse anzupassen.

Ein weiteres Analogon: hier wie dort, sowohl im kulturellen Alltag als auch im Labor, herrscht immer ein Gefälle. Für beide Situationen ist dieses ein grundlegendes Erfordernis: auf beiden Seiten gibt es immer die, die wissen, und es gibt die, die nicht wissen. Vor allem wissen die einen, was sie wollen. Probanden aber werden oft im unklaren gelassen über Sinn und Zweck der Untersuchung, der sie unterzogen werden - und die Tiere wissen ohnehin nicht, wie ihnen geschieht.

Als „Kultur“ aber bezeichnen wir jene Anteile des Menschen, durch die er sich von der - sowohl ihm eigenen als auch ihn umgebenden - „Natur“ absetzt, unterscheidet. Und zwar nicht nur im Bereich der sog. Artefakte, jener Gebilde, die von Menschen, in Abwendung von der Natur und oft auch zu ihrer „Überwindung“, hergestellt werden, sondern diese Vorgabe gilt ebenso für den Bereich des Verhaltens. Gelernt wird kaum noch das, was für ein Leben im natürlichen Umfeld erforderlich ist, sondern vor allem das, was der jeweilige kulturelle Kontext vorgibt. Die solcherart vorhandene Differenz erfordert es dann natürlich auch, die dem Menschen innewohnende „Natur“ - womit die „Instinkte“ gemeint sind und alles, was nicht „reflektiert“ ist - zu „überwinden“. Ersetzt oder zumindest überbaut werden sie durch aus diesem (Labor-)Kontext stammende Mechanismen - bekannt unter dem Begriff Kulturtechniken. Dazu zählen Sprechen, Schreiben, Lesen und Rechnen, Kunst und Wissenschaft. Aufgabe jedweder Art von „Erziehung“ ist es nicht nur, die Inhalte zu vermitteln, sondern vor allem die zugehörigen Mechanismen.

Stellt man die Frage, wie das geschieht, wie das bewerkstelligt wird, erhält man genau die Antwort: durch Fixierung, durch „Feststellen“. Das beginnt, auch wenn das zunächst paradox erscheinen mag, bereits mit dem ersten **Spielzeug**. Alles, was diesen Namen führt, verlangt, wenn man sich mit ihm beschäftigt, daß man seine Bewegungs- bzw. Handlungsweise an es anpaßt. Und nicht umgekehrt.

Die Fortsetzung folgt - um nur ein weiteres Beispiel zu nennen - beim Spracherwerb: das Kind wird beim Produzieren eigener Lautfolgen so lange korrigiert, bis der Sprachduktus mit dem erwünschten, vorgegebenen, übereinstimmt.Darüber, was in den diversen Schulen bis hin zur universitären Ausbildung passiert, braucht man dann kein Wort mehr zu verlieren.

Die Fähigkeit, etwas bzw. sich (selbst) „festzustellen“, scheint also in Bezug auf Bewußtsein große Bedeutung zu haben: Wann immer man jemandem etwas beibringen will, ist dieser Jemand - er mag Kind sein oder Erwachsener - dazu gehalten, seinen Aktionsradius einzuschränken. Das klingt so selbstverständlich, daß es kaum einer Überlegung wert scheint, warum das so ist bzw. welcher Mechanismus hier im Spiel ist.

Was aber ist das Ziel, das damit erreicht werden soll? (Jede) Kultur kann nur aufrechterhalten werden, wenn möglichst viele ihrer Mitglieder in der Lage sind bzw. in die

Lage gebracht werden, jene Mechanismen zu entwickeln, die es ermöglichen, jene abstrakten, von der natürlichen Grundlage abgehobenen und entfernten Inhalte zu erwerben. Und wer dazu besonders gut in der Lage ist, dem wird ein „hohes" Bewußtsein zugeschrieben. Bewußtsein hat also etwas mit Lernen zu tun, mehr noch, man könnte es als eine spezielle Form des Lernens bezeichnen.

Von der Konditionierung zur Selbstkonditionierung

Wie im ersten Kapitel dieser Arbeit zu lesen war, ist der erste Schritt jener der sog. Konditionierung, d.h. ein bestimmtes Verhalten (des „Versuchstieres") wird an ein anderes bestimmtes Verhalten (die jeweilige „Lern"- bzw. Experimentalsituation) angepaßt. Das bedeutet, daß dieses bestimmte Verhalten in der bestimmten Situation verläßlich abrufbar ist bzw. gemacht wird. In den allermeisten Fällen handelt es sich dabei um Situationen, die sich - auch beim Menschen - von der Alltagssituation und den dafür erforderlichen Verhaltensweisen unterscheiden und auf diese auch gar nicht anwendbar sind. Einen Vorteil haben menschliche Probanden allerdings gegenüber den tierischen: Sie können das Labor verlassen und sind, zumindest meistens, auch in „freier Wildbahn" dann noch überlebensfähig. Versuchstiere allerdings haben, neben dem Experimentator, sehr oft nur mehr den Tod vor Augen.

Techniken, den Lernvorgang selbst zu beeinflussen und zu verändern, ihn zum *Inhalt* von Bemühungen zu machen, sind nur dem Menschen zugänglich bzw. nur er ist in der Lage, diese zu erlernen. Auf diese Weise kann er sich letztendlich selbst konditionieren. Der Vorgang der Konditionierung kehrt sich dabei um bzw. wird umgekehrt: es geht nicht mehr darum, Wahrnehmungen in Aktionen und Handlungen umzusetzen, sondern der Mensch ist nicht nur in der Lage, sondern später auch dazu gehalten, bestimmte Wahrnehmungen „bewußt" aufzusuchen, um dadurch ein bestimmtes Verhalten zu erreichen. Die Summe solcher Verhaltensweisen nennt ergibt das, was man „Kultur" nennt, und der Zustand, in den sich ein Individuum dabei begibt - und den es in einem möglichst hohen Grad auch aufrechterhalten soll -, ist als „Bewußtsein" zu bezeichnen.

Wenn ein Individuum die so erworbenen Aktionsweisen „internalisiert" hat, d.h. wenn die Konditionierung so weit fortgeschritten ist, daß es zur **Selbst-Konditionierung** kommt bzw. kommen kann, ist das angestrebte Ziel erreicht. Durch die Übereinstimmung des Produzierten mit dem Erwünschten entsteht gegenüber dem Erworbenen eine positive Haltung - die nach Verstärkung drängt. So werden Individuen an den kulturellen Kontext angepaßt -: die Kultur funktioniert.

Das Innehalten.

In der evolutionären Betrachtungsweise des vorigen Kapitels waren wir bis zur sog. Willkürbewegung gekommen, die es einem Lebewesen ermöglicht, vorgegebene motorische Elemente zu neuen (Bewegungs-)Einheiten zu kombinieren. Um nicht der Beliebigkeit und damit Lebensunfähigkeit anheim zu fallen, muß, wie bereits besprochen, dieses sich daraus ergebende, sehr umfangreiche Spektrum durch Kanalisierung auch wieder eingeschränkt werden. Das kann auf zweierlei Weise geschehen: entweder von „innen", aus dem System selbst, indem Verhaltensweisen spezifischer werden, oder von „außen", aus dem - natürlichen oder sozialen - Umfeld, das bestimmte Verhaltenskomponenten fördert und andere zur Unterdrückung bringt.

Ein weiteres, sehr wichtiges Element im Verhaltenskanon besteht in der Fähigkeit, nach Maßgabe der jeweiligen Situation von einer Verhaltensweise auf eine andere „umschalten" zu können. Bedingung dafür ist, daß beim Ausführen einer sog. „Endhandlung" die Wahrnehmung diese nicht nur begleitet, sondern die dadurch gelieferten Daten bewertet, dem aktuellen Ablauf übergeordnet und ein anderes Verhaltensschema abgerufen und ausgeführt werden kann.

Die Vorbedingung dafür allerdings liegt in dem Vermögen, einen Handlungsablauf unterbrechen zu können; was so einfach nicht ist, wie es sich anhört. Und jeder hat im Sinn, daß es - auch beim Menschen - Bewegungsabläufe gibt, die sich nicht oder nur schwer unterbrechen lassen. Im allgemeinen ist eine Unterbrechung desto schwieriger, je basaler die Verhaltensweise ist (Wer kennt beispielsweise nicht die Situation, daß das Telefon läutet und man gerade „unabkömmlich" ist?).

Damit nicht genug, kommt ab einem bestimmten Zeitpunkt - den man als Beginn dessen setzen kann, was wir „Bewußtsein" nennen - noch etwas hinzu: die Fähigkeit, einen Ablauf nicht nur unterbrechen zu können, was dazu dient, auf eine andere Aktion umzuschalten (wozu auch *Bewegungsweisen* wie das Erstarren oder Totstellen gehören), sondern *innehalten* zu können. Vielleicht ist diese Fähigkeit schon in der Beobachtung: „.. unterbricht der Schimpanse seine Bemühungen" anzutreffen. Was soll darunter verstanden werden?

Zunächst läßt sich dieses Phänomen nur negativ, als Abgrenzung, formulieren, und zwar als eine Aktion, eine Verhaltensweise, die *nicht* durch einen äußeren Reiz, also eine Wahrnehmung, bedingt ist, und auch nicht durch einen inneren Reiz, der etwa ein physiologisches Bedürfnis anzeigt. Grundlage dafür ist einzig eine *kognitive Konfiguration*, üblicherweise als Gedanke, Vorstellung, Idee etc. bezeichnet. Und so banal das vielleicht klingen mag, scheint dieses Innehalten(-Können) der basale Mechanismus zu sein, auf dem alle Bewußtseins-Inhalte aufbauen (können). Denn wie beim Unterbrechen ist das Ergebnis zwar eine Veränderung des Verhaltens, allerdings anderer Art, und das Innehalten ist offenbar notwendig, um dieses neue Verhalten generieren zu können.

Warum aber ist dieses Innehalten(-Können) so wichtig? Um uns klar zu machen, worin das Essentielle dieses Faktums besteht, müssen wir noch einmal einen Blick in die besprochenen (oder auch beliebig andere) Studien werfen. Da „Lernen" in dieser Kultur einen so hohen Stellenwert hat - wobei die Betonung auf „Wert" liegt -, ist das Hauptaugenmerk der Bemühungen darauf gerichtet, wie Organismen etwas erlernen. Eher beiläufig wird z.B. in der *Hermissenda*-Studie dann auch erwähnt, daß das Erlernte auch wieder *ver*lernt werden kann: es unterliegt der sogenannten Extinktion, der Auslöschung oder Abschwächung. Zum Glück, wird sofort angemerkt, „vergaßen" die Tiere nicht wirklich. Denn - und damit ist das Vaterland wieder gerettet - die Schnecken lernten nach der

Abschwächung die ursprüngliche Assoziation in weniger Durchgängen als beim ersten Mal; ein Effekt, der (sic!) „Lernersparnis“ heißt.

Übersetzt auf die molekulare bzw. zelluläre Ebene finden wir denn entsprechend: „.. daß sich der intrazelluläre Calciumspiegel während der Lernphase zunehmend erhöht. .. Nach dem Training sinkt der Calciumspiegel auf sein normales Niveau ..“ Erhalten bleibt die Phosphorylierung der Proteine, und zwar solange das Erlernte behalten wird.

Aber das ist immer noch nicht das, was in diesem Zusammenhang wirklich interessant ist. Aus den erwähnten Befunden läßt sich noch ein ganz anderes Ergebnis ablesen, das schon ein gewisses Faszinosum darstellt; daß nämlich - und das ist der springende Punkt in Bezug auf Bewußtsein - *im* System, d.h. ohne Einkommen äußerer Reize nur *ver*lernt werden kann. Gelingt es aber einem Organismus, die Fähigkeit, innezuhalten, zu erwerben, was bedeutet, sich nicht nur aus dem aktuellen Handlungs- bzw. Bewegungsablauf, sondern auch aus der begleitenden Wahrnehmung ausklinken zu können, ergibt sich - und zwar erstmals im evolutionären Spektrum - eine qualitativ neue Möglichkeit, die Möglichkeit nämlich, daß *im* System auch *ge*lernt werden kann; indem Inhalte, auch ohne Auslöser von außen bzw. aus der Physiologie, miteinander verknüpft werden können. Es entsteht als neue Qualität etwas, das man, analog zur Willkürbewegung, „Willkürdenken“ nennen könnte. Und dieses „Willkürdenken“ ist es, das die neue Qualität „Bewußtsein“ ausmacht.

SENSOMOTORISCHES KONTINUUM UND DIE EIGENART DES MENSCHEN

Anton Fürlinger

Evolutionstheoretiker erheben den Anspruch, Phänomene des Lebenden inklusive dessen, was man subjektives Erleben nennt, sowohl in ihrer Entstehung als auch in ihrer Funktion beschreiben zu können. Die konkreten Mechanismen subjektiven Erlebens anzugeben, sind die kognitiven Neurowissenschafter sowie Evolutionäre Psychologen und Erkenntnistheoretiker berufen.

Als vermittelnde Ebene zwischen Verhaltens- Neuro- und Kognitionswissenschaften bietet sich die Sensomotorik (SM) an, da Wahrnehmen und (Selbst-) Bewegung bei Tieren und Menschen über gleichartige Strukturen und Prozesse laufen.

Sensorik und Motorik können funktionell nicht getrennt werden. Ein Beispiel dafür: Wenn wir etwas ansehen, sind immer mindestens 10 Muskeln tätig: Augenmuskeln rütteln ständig die Augäpfel, ohne diese kleinen Zitterbewegungen könnten wir ruhende Objekte vor uns gar nicht "fixieren". (Nur Menschen und andere hoch entwickelte Primaten können auf Objekte reagieren, die sich nicht bewegen.)

Die funktionelle Geschlossenheit der SM umfasst nicht nur das eigene neuro-mechanische Nerv-Muskel-Körper-System mit Binnenrückmeldungen (Propriozeption), sondern in erweiterter Form auch alle Inter-Aktionen mit Objekten, Medien und anderen Individuen.

Die Erweiterung, die neuro-soziale Dimension ist dabei noch wichtiger als die neuromechanische, da in der Wirbeltierevolution die ersten lebenswichtigen Gegenstände für Tiere andere Tiere waren (hinfort: Andere).

Seit den ersten (Raub-) Fischen sind Partnerwahl, Konkurrenz, Flucht oder Jagd nur dann erfolgreich, wenn die Merkmale des/der jeweiligen Anderen blitzschnell erkannt und kategorisiert (emotional bewertet) werden, um in adäquate (motorische) Re-Aktionen zu münden.

Die in den Verhaltenswissenschaften übliche Scheidung sozialer (innerartlicher) von zwischenartlicher Interaktion macht für die genannten Funktionskreise wenig Sinn, denn Aktion, Reaktion und Re-Reaktion können sich in beiden Bereichen überschneiden oder gleichzeitig ablaufen (Streit um Beute, zwischenartliches Spiel).

Weiters müsste anerkannt werden, dass die Bewegungswahrnehmung die Verbindung zwischen den Individuen herstellt: Im sensomotorischen Kontinuum (SMK) reizt die Motorik (das Verhalten) des Einen die Sensorik des Anderen.

Oft werden sogar Bewegungsqualitäten Anderer zur Steuerung der Eigenbewegungen übernommen. Bei Greifbewegungen z.B. wurden Spiegel-Neurone nachgewiesen, die bei der Erzeugung von (Eigen-) Bewegungen feuern, aber auch bei Wahrnehmung der gleichen Bewegung von Anderen. Sie zeigen dass Verhalten und Wahrnehmen auch anatomisch untrennbar sind. Ihr Ursprung ist noch nicht geklärt, stammesgeschichtlich bietet sich das

Interaktionsfeld zwischen Räuber und Beute an, im heranwachsenden Einzelindividuum die unverzichtbaren Spielphasen (Rollenwechsel).

Kompetenz für alle sozialen Interaktionen ist also ältestes Tiererbe, nicht späte Errungenschaft der Menschwerdung. Nonverbale Kommunikation (NVK) heisst die Ebene, auf der wir uns wie die Tiere interaktiv verhalten. Auch unsere Sprache kann nur über ihre Tiefenstruktur wirken, und die liegt in der Ebene nonverbaler Zeichen: "meaning is an event, language does not mean by itself". (H. Ruthrof, 2000)

Hat nun der Mensch eine eigene Qualität? Was ist seine Eigen-Art? Wie zu zeigen sein wird, eine zusätzliche Domäne der Selbstwahrnehmung, die den Bezug zum eigenen Körper gegenüber allen anderen Körpern unterscheiden kann - in mindestens drei Sinnesmodalitäten.

Das "Herausschneiden" des eigenen Körpers aus dem SMK, in dem Tiere leben, ist übrigens schon ein Artefakt, ein Produkt der menschlichen Eigen-Qualität. Wir Menschen unterhalten nach jeweiliger kultureller Prägung ein raumzeitlich strukturiertes, konzeptionelles Weltbild, in dem wir durch "willkürliche" Unterscheidungen Subjekte, Objekte, Hintergrund, Medien etc. abgrenzen und mit Eigenschaften und Begriffen wie Anfang und Ende belegen. Die Erlebens-Welt der Tiere könnte dagegen perzeptuell organisiert sein (s. Anhang I).

Neben (über?) dem sensomotorischen Kontinuum haben wir eine Ebene menschlicher Eigen-Art, die in der doppelten Wahrnehmung von Eigenbewegung liegt: Eine Re-Afferenz (Bewegungs-Rückmeldung) hilft die Bewegung steuern, die andere sieht gleichsam von aussen zu, oder das Auge steuert und die Propriozeption hat frei - schon kann ein Funktionswechsel aus der Tätigkeitsbegleitung eine neue Erlebnisqualität machen.

Die erste Quelle dafür findet sich - für Neurowissenschafter wenig überraschend - in den freien Handbewegungen im eigenen Blickfeld. Dieser sensomotorische Kreisschluss hat den sogenannten Auge-Hand-Komplex gebildet. Seit der Aufrichtung der Affen zu Hominiden hat sich diese spezielle Interaktion ausreichend lange und häufig abgespielt, um anatomisch und funktionell mehrschichtig, vielleicht auch relativ autonom zu werden.

Greifbewegungen werden als "prehensile skills" weltweit in vielen Labors untersucht, sowohl an Rhesus-Makaken als auch an Menschen. Dabei wurden diese "an sich" "evidenten", aber evolutionär und neurobiologisch einzigartigen Bedingungen bisher nicht auf die doppelten Afferenzen hin untersucht, die sie erzeugen. Die erwähnte Begleit-Erlebnis-Funktion muss auch nicht dauernd am Entstehungsort nachweisbar sein, wenn sie sich auf andere Tätigkeiten ausgedehnt hat - oder übertragen wurde.

Der elementare Akt der menschlichen Kognition, die Spaltung in einen Handelnden und (s)einen Beobachter, hat mit der Hand begonnen. Hände sind Subjekt und Objekt zugleich: Als eigenartig-lebhafte und treu-begleitende Gegenstände tauchen sie immer wieder in der Umwelt auf und verhalten sich so vertraut wie noch kein Ding (oder Anderer) in der Stammesgeschichte zuvor.

"Das m.E. Entscheidende an dieser Hypothese ist der dynamische Aspekt. Die Zugehörigkeit des Teils zum Ganzen wird nicht durch Analyse, Zerlegung erkannt, sondern aus der übereinstimmenden Bewegungsweise. Könnte das Gehirn nicht seine Erregungsmuster wiedererkennen, wäre Repräsentation des Einen im Anderen, wäre Identifizierung und Vergleich nicht möglich." (Fürlinger 1989).

Der Schluss auf Eigen-Zugehörigkeit kann aber kaum rein visuell erfolgt sein, da die Augen nicht allein eine eigene von einer fremden Hand unterscheiden können. Ein am Greifvorgang beteiligter, unmissverständlich Modus hat sich dazu angeboten, obwohl unsichtbar, stellt er die zweite Quelle der Eigenqualität dar.

Diese kommt aus dem doppelten Berührungs-"Echo" bei Selbstberührungen. Taktil reizt sich die berührende Hand notwendigerweise selbst, die berührte Hautstelle meldet sich aber nur innerhalb desselben Nervensystems als zweite, zeitlich/räumlich mit der Hand kontingente Reafferenz. Der dadurch qualitativ eindeutig gewordene Unterschied zwischen dem eigenen und einem anderen Körper wird innerhalb der Primatenevolution be-griffen worden sein, wahrscheinlich angeleitet von Parasiten, die im eigenen Fell sowie im Fell von Anderen zu suchen waren (Fürlinger 1998a).

Gründe für die geringe Akzeptanz des skizzierten (1986,1989,1998a,b) Ansatzes sind: Erstens zeigen viele Wirbeltiere (Insekten sollen hier nicht betrachtet werden) "prehensile skills", laut Iwaniuk & Whishaw (2000) sogar Amphibien. Hier müßte akzeptiert werden, daß die "Objekte" in den "Händen" von Tieren entweder Nahrung oder Mittel zum Nahrungserwerb sind; und daß dabei die "Hände" als solche, d.h. ohne Nahrungs- oder Putzkontext, nur kurzzeitig ins Zentrum der Aufmerksamkeit oder des Blickfeldes gehalten werden. Sie sind dabei sicher kein "Gegenstand der Betrachtung". Zweitens könnte es sein, dass Bewegungsphänomene Qualitäten haben, die einfach nicht beschreibbar sind und/oder dass der Erkenntnis-Prozess mit Nichtprozessen prinzipiell unerfassbar bleibt. (Fürlinger 2001).

Eine dritte Quelle doppelter Reafferenz bieten die Resonanzphänomene bei der Phonation, über die Kehlkopfmuskeln selbst und die Knochenleitung zum Innenohr laufen schon zwei Rückmeldungen. Analog der visuellen Handwahrnehmung hat auch die vokal/akustische Domäne eine Exafferenz (Aussenrückmeldung), denn bis auf Gehörlose hören sich ja alle Stimmproduzenten selbst.

Ob und wie sich die drei genannten Quellen zu einem einheitlichen "Selbster-kennen" gebündelt haben, lässt sich ohne gezielte empirische Untersuchungen nicht sagen.

Literatur:

Fürlinger A, 1986: "On Concepts of Cognition in Biology", Cognitive Systems 1-4 (abstract s. Anhang II)

Fürlinger A, 1989: "Eins; Zwei; Drei" In: Das Ganze und seine Teile, Internationales und interdisziplinäres Symposium, Hg.: Walter A. Koch, Studienverlag Dr. Norbert Brockmeyer, Bochum

Fürlinger A, 1998a: "Andere sind das Ziel" In: Identität/Identity/Identité, Hg. Bernard J.& Withalm G. Wien, ÖGS (Österreichische Gesellschaft für Semiotik)

Fürlinger A, 1998b: "Locomotion and Cognition", Proceedings of the 26.th Göttingen Neurobiology Conference, Hg. Elsner N & Wehner R. Georg Thieme Verlag, Stuttgart, Vol. 2, 85 (poster s. Anhang III)

Fürlinger A, 2001: "Is Movement the highest code?" Proceedings of the 1st Gathering in Biosemiotics, Copenhagen 2001(in Vorbereitung)

Iwaniuk AN & Whishaw IQ, 2000: "On the origin of skilled forelimb Movements", Trends in Neuroscience, Aug; 23(8):372-6.

Ruthrof H, 2000: "The body in language", Cassell, London, New York (Zitat aus Vortrag/Weltkongress für Semiotik, Dresden 1999)

Anhang

I Die Situation im SMK:
Verhalten ist im Wesentlichen sozial, interaktiv. Für Tiere werden Situationen von Anderen eröffnet und spezifiziert. Nervensysteme perzipieren wahrscheinlich nur Anfänge von Situationen, von der (über Fernsinne gesteuerten) ersten Bezugnahme über arttypische Interaktionen (Jagd, Partnerwahl, Ritual, Kampf) bis zur Trennung oder taktil/mechanischer Kontaktnahme (Fressen, gelungene Flucht, Kopulieren, Unterwerfung). Die letzte Stufe interaktiven Verhaltens, "das Ziel" ist chemische Verschmelzung (von Gameten oder verdauten Molekülen). Es findet sich ebenso ausserhalb, unter der Perzeptionsschwelle des NS wie sein Beginn zwischen Aktin- und Myosinfilamenten.

II. Abstract (Auszug) aus: "On Concepts of Cognition in Biology". Cognitive Systems 1-4, November 1986, 305-320:

...this essay presents some reflections on verebrate behaviour from a neurocybernetic point of view. First, some comments are given on the problem of modeling organism-environment interactions. It is shown how environmental features enter the nervous system by altering a behaviour-immanent sensorimotor circuit. In following a coarse phylogentic line - with only consideration of three major stages (fish, tetrapodes, and primates) - it is argued that extensions of the sensorimotor circuits are parallelled by increasing complexity of locomotor behaviour. The last part deals with permanent bipedality of hominids and points to two consequences of the fact that arms and hands lost their locomotor function: (i) a compensatory drive towards object manipulations, and (ii) an additional quality ("Eigenquality") in experiencing own manipulations under visual selfcontrol. The paper is intended to support a provoking hypothesis: Could the origin of aspects of selfconsciousness have been just (due to) an extra control loop of arm and hand movements?

3. Poster Locomotion and Cognition: From fish to hominids. - Proceedings of the 26.th Goettingen Neurobiology Conference. 1998:
Vertebrate behavior and cognition seem to have originated in fish. Every movement of the tail of a fish or of its fins will change the position of the fish in (relation to) its environment. These changes are received by the sense organs: locomotion produces locosensation. Or in the words of Ragnar Granit: "Muscle moves the world".
Not only our first ancestors were mobile, so, too, were their first life-essential objects: prey, partners, competitors and, perhaps, predators. The cognition of fish has to take note of three moving bodies:

itself, its shifting environment and the other animal. The nervous system produces (rhythmic) motor patterns and perceives environmental changes according to these patterns (figure A).
The next step towards mankind were the_**tetrapodes**. As with fish, their eyes continue to scan the horizon, but the direction of their (loco)motor activity has bent by 90° (figure B). Reafferent informations are coming from the limbs, additionally. The importance of this internal feedback is that body parts can now move without influencing the environment. Locomotor patterns are thus "fed back" via exafferent patterns (environment shift) and via reafferent sensory patterns.
Primates have four hands to make contact with the arboricole environment. They prefer to sit, moving their arms freely to reach and grasp. Their locomotor apparatus has begun to split: While seated, the hind limbs and the pelvis are engaged in "nonlocomotion", but the arms and hands bend again by 90° and appear in the frontal visual field (actually this bend developed between head and neck, figure C).
For the first time in the evolutionary process, animals can watch directly and for extended periods of time what parts of their body are doing. Arm and hand motor patterns are also sensed twice: By reafference and by the newly possible visual control. When the nervous system takes notice of the synchronicity in this closed motor-visual loop, the eye-hand complex can develop. Does this indicate that hands, objects which hitherto were known only as parts of the environment, have been "recognized" as parts of the subject, ? Can we assume that "self - recognition" has taken place ?
In_**hominids** the eye-hand-complex permanently functions in an autonomous manner. Even during locomotion, arm and hand movements are "movements of their own", independent of the actions of the hind limbs. Tools are now endowed with self -moved quality, throwing extends the distance reachable, the individual can recognize his own shadow and perhaps also his own face moving in a smooth surface of water.

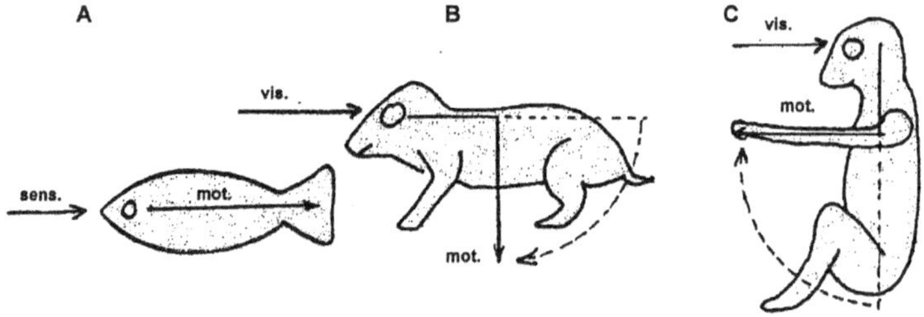

WENN AFFEN SPRECHEN KÖNNTEN... ODER ZUR WENDE VON DER BEWUSSTSEINS- ZUR KOMMUNIKATIONSREFLEXION

Andrea Gaugusch

Einleitende Bemerkungen

Das Problem des Bewusstseins bildet heute – vielleicht zusammen mit der Frage nach der Entstehung des Universums – die äußerste Grenze des menschlichen Strebens nach Erkenntnis. Es erscheint deshalb vielen als das letzte große Rätsel überhaupt und als die grösste theoretische Herausforderung der Gegenwart. Zumindest kann man sagen, dass eine Lösung dieses Rätsels durch die empirische Forschung einer wissenschaftlichen Revolution erster Ordnung gleichkäme. (Metzinger, 1996, S. 15).

Es verdichten sich die Hinweise, dass ein reflexives Bewusstsein an das Vorhandensein einer Sprache gebunden ist. Das würde bedeuten, dass wir, um überhaupt etwas über die Welt wissen zu können, die Sprache in ihren Grundzügen beherrschen müssen. Wenn wir über etwas überhaupt nichts aussagen können, dann haben wir auch keinerlei Wissen darüber – es wäre nicht einmal als „etwas" identifizierbar. (Vaassen, 1996, S. 6).

Es ist die sprachliche Logizität, die es uns ermöglicht, korrekte Aussagen über Gegenstände oder Ereignisse, d.h. über die Welt zu machen. In diesem Satz ist die Wende von der Bewusstseinsphilosophie zur Sprachphilosophie auf einen Nenner gebracht. (Israel, 1990, S. 121).

Im Zuge der folgenden Betrachtung des „Bewusstseins" wird um ein Thema gekreist, das nur allzu gerne als „trivial gegeben" vorausgesetzt wird. Wir wollen uns fragen, wie der Begriff „Bewusstsein" in unser Denken gedrungen ist, indem wir über unser Denken reflektieren. Auf diesem *rekonstruktiven* Weg wollen wir die *voraus-gesetzte Setzung* unserer Gedanken über „Bewusstsein", ie. unseren Sprachgebrauch, offenlegen und die sich aus dieser Offenlegung ergebenden Folgen zu erläutern versuchen. Auf zur Kommunikations- und weg von der Bewusstseinsphilosophie wird schließlich unser Credo lauten.

Über die dualisierende Redeweise zur Sprachabtrennung

Wir kommen nicht umhin, Sprache zu gebrauchen, wollen wir unsere Sicht des Bewusstseins verständlich machen. In Ansätzen wurde darüber im Rahmen dieses Symposiums schon reflektiert, etwa indem gesagt wurde: „Ja – was ist denn das Bewusstsein überhaupt? Wir sprechen ja dauernd darüber?". Jetzt könnten wir aber weiterfragen: Wie bekommt der Begriff „Bewusstsein" seine Bedeutung, d.h. unter welchen Bedingungen meinen wir, dass jemand oder etwas „offensichtlich" bewusst handelnd vorgegangen ist?

Welches *Sprachspiel* liegt hier vor und wo liegt das Problem, wenn wir uns scheinbar endlos fragen: „Hat" ein Tier, etwa ein Affe, der Kisten schlichtet, um eine Frucht zu bekommen oder Bären, die eine Räuberleiter bilden, um aus ihrem Käfig zu entkommen „Bewusstsein"? Und wie steht es um Amöben oder Bakterien – diese Lebensformen sind doch „offensichtlich" nicht-bewusst agierende Geschöpfe? Fragt sich eben nur, wie wir Menschen zu dieser *Aussage* kommen!

Wenn von „Sprachspielen" die Rede ist, so ist Ludwig Wittgenstein (1968) präsent und tatsächlich wird zu zeigen versucht, dass unser Sprachgebrauch zwingend Vorrang gegenüber Spekulationen *über* das „Bewusstsein" hat.

Josef Mitterer (1993) arbeitet in seinem Werk *Das Jenseits der Philosophie* die Gemeinsamkeit der auf den ersten Blick so verschiedenen sog. „philosophischen Schulen" heraus und nennt diese Gemeinsamkeit „dualisierende Redeweise". Damit ist gemeint, dass Objekten ein Prioritätsanspruch gegenüber den „Beschreibungen" eingeräumt wird. Diese „realistischen Setzung" d.h., das Objekt existiert getrennt von dem zur „Bezeichnung" dienenden Wort, könnte genau jener Punkt zu sein, auf den es Wittgenstein abgesehen hat, wenn er seine *Philosophischen Untersuchungen* mit einem Zitat aus Augustinus Bekenntnissen einleitet, wo es auf den ersten Blick um nichts anderes als um die Sprachentwicklung von Kindern zu gehen scheint. Auf den zweiten Blick erkennt man jedoch, dass die Sache so trivial nicht ist sondern es um die *Reflexion der Beziehung zwischen Sprache und Welt* geht! „Benennen" wir Gegenstände, in dem wir eine Sprache zu gebrauchen lernen? Hängen wir diesen Namenstäfelchen um? Halten wir, in dem wir Sprache gebrauchen, Gegenstände an einer Schnur, fangen also gleichsam „Bilder" der Wirklichkeit ein? Ist ein Draht zwischen uns Menschen und dem „Objekt" gespannt? Diese Bemerkung klingt reichlich absurd und ist doch im Denken von Philosophen divergierender Schulen als *common sense* verankert. Es lässt sich jedoch noch eine zweite Gemeinsamkeit ausfindig machen, die mit der bereits erläuterten eng verbunden ist i.e.: Mangelnde reflexive Sprachbetrachtung resp. das „(Ich)-Bewusstsein" und nicht die „Kommunikationsreflexion" als Ausgangspunkt philosophischer Diskurse.

So wollen *wir* nun einen Revolutionsversuch starten indem wir unsere Aufmerksamkeit auf unseren menschlichen Sprachgebrauch richten (wenngleich wir uns durchaus dessen bewusst sind, dass sich wissenschaftliche Revolutionen schleichend mit dem Tod der „Bewusstseinsphilosophen" vollziehen, wir bis dahin jedoch bestenfalls Häme und Ignoranz zu erwarten haben). Wir werden zu zeigen versuchen, dass die *Suche* nach dem „Bewusstsein" aus dem *dualistischen Erkenntnisprinzip* und der *Sprachabtrennung* (i.e. dem Spannen von Drähten zwischen Sprache und Welt) resultiert. Wir werden zu zeigen versuchen, dass diese Suche nur unter der Voraussetzung resp. Unlogik Sinn macht, dass ein „Objekt" bereits vor unserem Sprachgebrauch als „Objekt" existiert, dass das „Bewusstsein" bereits vor unserem Sprachgebrauch, vor unserem Einstieg in dieses Sprachspiel, als „Bewusstsein" existiert. Sollten sich Philosophen gegen diese Unlogik entscheiden, möge offensichtlich werden, dass wir Menschen überhaupt erst zu der Erkenntnis gelangen, dass wir Menschen sind, die in einer „Welt" leben und bei „Bewusstsein" sind, indem wir Sprache gebrauchen. Wir werden versuchen der Nicht-Dualität von Subjekt und Objekt entsprechend dem östlichen Denken zu folgen. Wie können wir dieses Weltbild mit dem abendländischen Weltbild in Einklang bringen? Das ist ungefähr so eine Frage wie das Rätsel des Hutmachers in Lewis Carrolls *Alice im Wunderland* – denn: „Warum gleicht ein Rabe einem Schreibpult?"

Nehmen wir etwas, beispielsweise einen Raben, „wahr" so berührt zweifelsohne nicht der „Rabe" unsere Netzhaut, denn wir gebrauchen ja hier schon den *Begriff* „Rabe", wir sagen, dass wir ihn mit freiem Auge betrachten können und wenn Sie mich verstehen, so liegt das daran, dass Sie wissen, was ein Rabe ist! Doch dieses Wissen ist Ihnen nicht in die Wiege gelegt worden! Vielmehr: Sie wurden in eine Gemeinschaft und Kultur geboren und haben im intersubjektiven Umgang mit anderen Menschen eine Sprache erworben!! Hier *scheint* des Rätsels Lösung zu liegen, welche Wittgenstein auch an den Beginn seiner *Philosophischen Untersuchungen* stellt: Wir bezetteln nicht die „Welt da draußen", wir „benennen" nicht ein Objekt als Objekt sondern indem wir Sprache zu gebrauchen lernen, Sprachspiele zu spielen lernen, werden wir überhaupt erst zu denkenden Menschen, die etwa über das Bewusstsein sinnieren, wird ein Objekt zu einem Objekt und ein Subjekt zu einem Subjekt – wird ein „Rabe" zu einem „Raben". Zu beachten ist an dieser Stelle, dass es um nichts anderes als um unsere *menschliche Erkenntnis* geht! Es kann um gar nichts anderes gehen, denn wir gebrauchen ja hier Sprache – und schweigen nicht! So müssen wir zwingend bei der Epistemologie ansetzen. Doch der entscheidende Punkt hierbei ist jener, dass es nichts hinter dem Raben gibt, kein „Jenseits" von ihm – denn wir haben den „Raben" in der Sprache agierend als diesen existent werden lassen. Die Welt kann nicht jedoch sprechen, der „Rabe" sagt nicht „Rabe" zu uns – und es ist um so verwunderlicher, dass Philosophen diese dualistische Setzung bis in jüngste Zeit unhinterfragt angenommen haben (vgl. Mitterer, 1993).

Wir werden sehen, dass jene „Bodenlosigkeit", die sich in postmoderner Zeit breitgemacht hat, die sich auch durch die moderne Wissenschaftstheorie etwa im Sinne des „Konstruktivismus" (ob radikal, konstruktiv realistisch oder welcher Ausformung immer) zieht, gerade darin wurzelt, dass unser Sprachgebrauch von der Welt getrennt wird – dass wir so tun, als hätten wir die Dualität Subjekt versus Objekt *nicht* erst in der Sprache agierend erworben.

Jean Piaget (1997) zeigt anschaulich, wie das Kind aus seinem Adualismus nach und nach in jenen, für die meisten Wissenschafter und Philosophen schließlich selbstverständlichen, Dualismus übergeleitet wird. Piaget beschreibt, dass ein Kind ungefähr bis zum elften Lebensjahr den „Bedeutungsträger" mit dem bezeichneten Gegenstand verwechselt („Realismus der Namen"). Wörtlich heißt es hier:

„Der Name scheint somit zum Wesen der Dinge zu gehören, ja er ist sogar die Voraussetzung dafür, dass sie überhaupt hergestellt werden können." (Piaget, 1997, S. 68).

Es ist bemerkenswert, dass Psychologen gleichsam wie Philosophen dennoch bis heute im Glauben leben, ein Kind „bezeichnet" Gegenstände beim Erlernen seiner Muttersprache. Auch für Piaget ist dieser Dualismus Subjekt versus Objekt sowie „Name" versus „bezeichnetes Objekt", die „richtige" Anschauung und nicht eine Konstruktion in sich (wie für uns). Dies zeigt sich beispielsweise bei folgender Interpretation seiner Ergebnisse.

„Bei Tié ist die Verwechslung zwischen dem Wort und dem Ding von einer expliziten und bisweilen spontanen Vermengung des Denkens mit den Gegenständen, an die man denkt, begleitet. Dass Tié noch während des Gesprächs seine Trugschlüsse überwunden hat...zeigt wie schwierig es selbst für einen überlegten und suchenden Geist ist, richtig zu antworten.“ (ebd., S. 65).

Reflektieren wir schließlich über unseren Sprachgebrauch, so erkennen wir, was uns Menschen von anderen Lebewesen unterscheidet. Es ist unser Sprachgebrauch, der uns *Erkenntnis* ermöglicht und uns zugleich der Adualität Selbst/Welt beraubt. Doch – es ist diese unsere „Sprache“ nicht eine Welt abseits von anderen Welten sondern vielmehr jenes Werkzeug, das wir Menschen benützen, um uns selber als Menschen, die in einer Welt leben, zu erkennen. Jenes Werkzeug um eine Dualität zwischen Selbst und Welt zu konstruieren. Im Rahmen buddhistischen Denkens bilden Selbst und Welt eine Einheit, steht es außerhalb der Diskussion, dass ein Rabe nicht als „Rabe“ existiert – denn wir haben ihn ja schon untersucht. Hierzu der Dalai Lama:

„Wenn wir ein Phänomen betrachten, diesen Stift zum Beispiel, dann fragen wir zunächst, ob es von sich aus existiert, das heisst unabhängig davon, ob es erkannt wird oder nicht. Einerseits können Sie nicht sagen, der Stift existiere nicht, andererseits haben Sie ihn untersucht und keinen Stift an sich gefunden. WIE also existiert er? Er existiert vermöge der Kraft der begrifflichen Zuschreibung. Nicht dass Ihnen diese Idee so besonders zusagte, aber was bleibt Ihnen sonst?“ (Hayward & Varela, 1998, S. 69f.).

Eine Einheit in welcher sich wohl jedes Tier – von uns Menschen abgesehen – befindet. Dies ist freilich eine verwegene Behauptung v.a. in Anbetracht der Versuche beispielsweise Schimpansen Sprache beizubringen.

Wenn Affen sprechen könnten...

...wir könnten sie nicht verstehen – oder anders formuliert: Der Affe spricht und wir können ihn nicht verstehen. Ersetzen wir den Affen durch einen Löwen und wir stehen vor einer (häufig zitierten und alles andere als unumstrittenen) Bemerkung Wittgensteins. Was genau ihm dabei vorschwebte, werden wir wohl nie wissen, aber wir können den Versuch unternehmen, auf unserer Weise zu deuten. Ein jüngst erschienenes Werk von Sue Savage-Rumbaugh et al (1998), deren aus der Beschäftigung mit den Bonobos Kanzi (und Panbanisha) gewonnenen Daten zum Status quo die wohl bemerkenswertesten in diesem Bereich darstellen, mag den für unser Anliegen besten Einblick über die Kontroversen rund um den Spracherwerb beim Menschenaffen geben. Savage-Rumbaugh et al. (1998) behaupten Kanzis kommunikative Fähigkeiten unterscheiden sich nicht von jenen des 2 ½-jährigen Kindes Alia (ebd., p. 77), ja, entsprechen mitunter jenen eines sieben- oder achtjährigen Kindes (ebd., p. 115). Ein Schimpanse wird hier also explizit mit einem Menschenkind verglichen. Ganz so, als wäre der Schimpanse, einmal abgesehen von seinen sprachlichen oder nicht sprachlichen Fähigkeiten, nicht noch immer ein Schimpanse und eben kein Mensch! Wir haben keine Zweifel, dass wir andere Menschen verstehen – selbst wenn sie aus einem anderen Kulturkreis stammen, jünger oder älter sind als wir. Wir haben *dann* keine Zweifel, wenn wir uns bemühen, uns auf den anderen Menschen *einzulassen*. So fragt Savage-Rumbaugh:

> „...why is there no parallel need to prove that it is justified to speak of two-and-a-half-old children as referring, as meaning, as intending, as understanding each other, and so forth?" (ebd., p. 78).

Natürlich ist auch im Fall der Interaktion zwischen Menschen kein *Beweis* für das gegenseitige Verstehen zu erbringen, nur im Falle der Interaktion zwischen Menschen erscheint die Voraussetzung des Verstehens nicht nur legitim sondern schlicht alltäglich – im Falle der Interaktion zwischen Mensch und Affe hingegen aufgrund der verschiedenen Spezies nicht? Ganz so gestaltet es sich und der Grund dafür könnte darin liegen, dass wir einerseits die Tatsache, dass ein Affe eben ein Affe ist, wie raffiniert – logisch oder empirisch – wir auch argumentieren, nicht weg diskutieren können und es uns andererseits (und damit zusammenhängend) als Menschen immer schwer fallen wird, uns auf einen Affen einzulassen (während es jedoch einfach und alltäglich ist, sich auf ein Kind einzulassen, um es zu verstehen – war man schließlich selber einmal eines!). Wenn also Savage-Rumbaugh auch auf bemerkenswerte Weise zeigt, wie der Bonobo Kanzi mit seinem Lexigrammboard umzugehen versteht und auf Anforderungen korrekt reagiert resp. eigenständig Handlungen vollzieht, müssen wir doch eingedenk sein, dass Kanzi ein Schimpanse ist und bleibt und er eben keine „Person" ist. Wir werden nie verstehen können, was es bedeutet, sollte Kanzi auf sein Fell deuten und in sein Lexigrammboard tippen: „Bürsten". Wohl heißt das, dass wir sein Fell bürsten sollen – nur, was mag er dabei wohl empfinden? Wie fühlt sich ein Fell an? Werden wir je jene Bedeutung des Wortes „Fell" verstehen, die Kanzi im Sinn hat? Und wie können wir sagen, dass Kanzi beispielsweise unter dem Begriff „Schmerz" das versteht, was wir Menschen darunter verstehen? Daniel C. Dennett (1999) berichtet in bezug auf das Schmerzerleben von Rhesusaffen das folgende:

> „Wie mir der Primatenforscher Marc Hauser einmal in einer Unterhaltung mitteilte, kämpfen die Affenmännchen während der Paarungssaison sehr grausam miteinander, und nicht selten kann man beobachten, wie ein Männchen ein anderes zu Boden zwingt, um ihm dann die Hoden abzubeißen oder abzureißen. Das verstümmelte Männchen schreit dabei nicht und verzieht noch nicht einmal das Gesicht, sondern leckt einfach seine Wunde und entfernt sich. Und ein bis zwei Tage später kann man beobachten, wie das verletzte Männchen sich paart." (Dennett, 1999, S. 117).

Wir sollten also Achtung zeigen, vor anderen Lebensformen, uns nicht einbilden, wir wüssten, was in anderen Lebewesen vor geht. Das Schmerzempfinden kann unserem beispielsweise völlig entgegengesetzt sein oder sich in Bereiche bewegen, die unserem Verstand nicht zugänglich sind. Weiters – wäre es nicht möglich, dass Kanzi, vergleichbar dem von Piaget (s.o.) beschriebenen kindlichen „Realismus der Namen", nicht zwischen dem „Objekt" und dem „Namen" trennt, ja vielmehr die beiden eine untrennbare Einheit bilden? Und wäre dem so: Ist uns Kanzi nicht philosophisch um Häuser überlegen? Nun könnten wir einwenden, dass Kanzi gar nicht zu philosophieren imstande ist. Genau so wenig fragt sich

Kanzi ob er nun *wirklich* Sprache gebraucht oder nicht. Hier gleiten wir nun zur Foersterschen Unterscheidung von Sprache und Kommunikation über:

„Sprache beginnt für mich dort, wo die Kommunikation einen Begriff von Kommunikation entwickelt und reflexiv wird." (Von Foerster, 1999, S. 175).

Ebensowenig mag er sich fragen, ob nicht beispielsweise auch Hunde, die gelernt haben die Vorderpfote zu heben, um Futter zu bekommen, Sprache gebrauchen. Wir haben hier schließlich Zeichen, die offensichtlich etwas, also Futter, repräsentieren. Könnte nicht der Unterschied zwischen diesen Verhaltensweisen oder Lauten von Tieren und unserer menschlichen Sprache gerade darin liegen, dass wir Menschen in der Lage sind, über unseren Sprachgebrauch zu reflektieren? Sich Sprache also dadurch von bloßer Kommunikation unterscheidet, dass sie reflexiv gebraucht werden kann? Und könnte die Tatsache, dass Kanzi dies nicht vermag, er nie ein Philosoph werden wird, uns zu der Schlussfolgerung bringen, dass er wohl über die bemerkenswerte Fähigkeit der symbolischen Verständigung verfügt ohne dabei jedoch seinen Adualismus abzulegen, wie wir Menschen das (eine Sprache erwerbend) zu Wege bringen? Er ist uns also tatsächlich um Häuser überlegen, denn wir Menschen sind uns unserer einmal erworbenen dualisierenden Redeweise meist nicht bewusst (d.h. wir haben vergessen, dass wir erst lernen mussten zwischen dem „Objekt der Beschreibung" und der „Beschreibung des Objekts" zu trennen, wir haben unseren ursprünglichen adualistischen Zustand „vergessen") und müssen erst mühsam lernen, wieder nicht-dualisierend zu argumentieren.

Wir sollten schließlich erkennen, dass jene philosophischen Probleme, die uns unlösbar erscheinen (etwa das „Referenzproblem" oder das „Realismusproblem") gerade darin wurzeln, dass wir „die Welt da draußen" verselbständigt haben (im Falle der „Idealisten" – Konstruktivisten – geht es so gar so weit, dass sie in dem Glauben leben, es gäbe „etwas" in der Welt, an das sie nicht herankommen können – schließlich müssen wir immer an unsere Neuronen denken!). Überwinden wir dieses uns so eingefleischte Denken, kommen wir zur Position des sprachlichen Gestaltens unserer Wirklichkeit, erkennen, dass wir in der Sprache agierend *Erkenntnis generieren.* Dies jedoch nie willkürlich, so lange wir auf Beschreibungen das Augenmerk legen. Je nach Wissenschaftsdisziplin konstruieren wir verschiedene Mikrowelten, doch bedienen wir uns stets einer gemeinsamen Grundlage und zwar unserer (Alltags)Sprache.

Liegt also das Bewusstsein in unserem alltäglichen Sprachgebrauch nicht schon wunderschön vor uns? Und wenn wir dies bejahen – erscheint die Frage, ob auch andere Tiere über ein Bewusstsein *verfügen* nicht als müßig? Wir wissen ja alle implizit unter welchen Bedingungen man von Bewusstsein spricht, sonst könnten wir ja gar nicht darüber philosophieren.

Ein Sprachspiel für zwei oder mehr Mitspieler

Es scheint Einigkeit zu bestehen, dass Wittgenstein die Möglichkeit einer „Privatsprache" ausschließt. Alleine die Annahme, dass jemand eine „private Sprache" spricht, erfordert eine Übersetzung in meine eigene Sprache. Jede Sprache erfordert Interaktion – das Einsteigen in ein Sprachspiel, das stets Mitspieler erfordert. Es gibt also keinen „Schmerz für mich alleine", kein „Bewusstsein für mich alleine", weil ich den Begriff „Schmerz", das Sprachspiel „Schmerz", den Begriff „Bewusstsein", das Sprachspiel „Bewusstsein", dazu schon kennen muss. Hier bringen wir freilich verschiedene Paar Schuh durcheinander, denn im einen Fall reden wir von der Möglichkeit privater Empfindungen und im anderen Fall von der Möglichkeit einer privaten Sprache. Skjervheim (1974) argumentiert, dass Wittgenstein nicht die Möglichkeit/Existent privater Empfindungen leugnet – das Problem ist vielmehr, dass ich nicht sagen kann, meine Empfindung wäre privat gewesen (woher nehme ich hier schließlich meinen „Vergleichswert"?). Worum es also hier – in der Sprache agierend – immer nur gehen kann, ist um Erkenntnis – um die Erkenntnis, dass ich Schmerzen empfinde, offensichtlich hier schreibend bei Bewusstsein bin.

Dem liegt aber zugrunde, dass wir „die Welt da draußen" nicht bezetteln, dass wir den Dingen in der Welt da draußen kein Namenstäfelchen umhängen, dass also das Bewusstsein nicht „da draußen" herumfliegt, sondern vielmehr „etwas" als „etwas" existent wird, indem wir Sprache gebrauchen. Kaum sprechen wir etwa über die „subjektunabhängige Wirklichkeit" – die „Welt an sich" – gebrauchen wir schon wieder Sprache. Auf den ersten Blick erscheint das vielleicht trivial, aber tatsächlich kommen wir in unserem Streben nach Erkenntnis, unseren Sprachspielen nie aus. Was auch immer wir versuchen – kaum kleiden wir es in Worte stecken wir in unseren Sprachspielen. Doch verlieren wir nichts, wenn wir bei der Epistemologie ansetzen – nein, vielmehr sind wir in der Lage *unsere Welt um so reichhaltiger zu gestalten, je reichhaltiger wir unsere Beschreibungen anlegen.*

Wir bezetteln nicht die Welt da draußen, sondern wir konstruieren „etwas" im Zuge unserer Sprachspiele als „etwas". Wir achten auf bestimmte Aspekte und indem wir so vorgehen, indem wir also Sprachspiele spielen, konstruieren wir unsere Welt (diese Aspekte). Hier merken wir auch schon, dass dies keineswegs solipsistisch ist. Vielmehr interagieren wir mit anderen Menschen und diese Interaktion ist die Grundlage jeder Sprachanwendung. Wir versuchen andere Menschen zu verstehen – wir agieren stets in einem bestimmte Kontext, interagieren.

Wenn wir nun über das „Bewusstsein" sprechen, sind wir dem Sprachspiel „Bewusstsein" verpflichtet. Wir haben uns also das „Bewusstsein", diesen Aspekt unseres Daseins, auf ganz bestimmte Weise konstruiert. Mit anderen Worten: Wir können überhaupt erst Probleme zum „Bewusstsein" konstruieren, also etwa einen Computer, der so beschaffen sein soll, dass er uns Menschen „Bewusstsein" vorgaukelt, indem wir gelernt haben, den Begriff „Bewusstsein" sinnvoll und widerspruchsfrei zu gebrauchen. Sollten Sie an dieser Stelle an den Turing-Test denken, so begegnen wir: Wissen Sie, dass Sie einen Computer vor sich haben oder wissen Sie es nicht? Bewusstsein setzt das Wissen voraus, dass „Leben" existiert aber wir sind uns hoffentlich einig, dass ein Computer nicht „lebt"! Und wenn Sie dies verneinen, also meinen, dass ein Computer sehr wohl lebt, so bedarf es der Begründung – welche jedoch schwer möglich sein wird. Schließlich hat der Begriff „Leben" in einem bestimmten Kontext seine Bedeutung bekommen – wir haben auf bestimmte Art und Weise beschrieben, was „Leben" und was „Tod" (ist dies sein Gegensatz?) bedeutet. Ein Computer war hier jedoch mit Sicherheit nicht im Spiel!

Wenn nun jemand das Sprachspiel „Bewusstsein“ nicht kennt, hier bedeutungsblind ist, kann er notgedrungen auch nicht an das Bewusstsein denken und sich viel Kopfzerbrechen über das sog. Phänomen „Bewusstsein“ ersparen. Wir erkennen spätestens an dieser Stelle, dass wir unsere Welt in der Sprache agierend gestalten können, dass wir selber wie auch unsere Mitmenschen in der Sprache agierend als diese existent werden– dass ein Affe in der Sprache agierend zu einem „Affen“ wird. Wir müssen jedoch diesen Dualismus nicht leben – wir können uns auch jenseits der Erkenntnis bewegen, versuchen schweigend (meditierend) in den ursprünglichen Adualismus zurückzukehren. Tun wir dies nicht, so erweist sich unser Sprachgebrauch als Werkzeug zur Gestaltung der Welt im intersubjektiven handelnden Umgang mit anderen Menschen. Dies jedoch – und das sei nachhaltig betont – nie willkürlich solange wir auf die Beschreibung das Augenmerk legen. Wir können also beschreiben: Kanzi ist bei Bewusstsein (oder jenseits des Grenzbereichs – also tot) – *und das Rätsel steckt zweifelsohne darin, daß wir das Rätsel „Leben“ nicht* ***erklären*** *können*, selbst wenn wir Lebewesen bis ins Kleindetail (etwas bis hin zur DNA) untersuchen. Das Lebewesen selber – etwa Kanzi oder eine Amöbe – verfügt jedoch, nach allem was wir über den Spracherwerb in Erwägung gezogen haben, nicht über diese *Erkenntnis*. Das „Bewusstsein haben“ erfordert zwingend unseren Sprachgebrauch – vorausgesetzt wird verstehen unter „haben“ das „Haben von Erkenntnis“.

Kaum sind wir einmal in unserer dualisierenden Redeweise gefangen, stellen uns philosophische Fragen, könnte es unsere Aufgabe werden, über unsere dualisierende Redeweise zu reflektieren. Die Fragen von Philosophen, die das Bewusstsein als sprachliches Konstrukt erkennen, bekommen also eine ganz neue Gestalt. Welche Auswirkungen hat die einmal erworbene Setzung Subjekt versus Objekt im alltäglichen oder wissenschaftlichen Kontext? Alleine über diese Frage könnte man ein Leben lang nachdenken und eine Abhandlung nach der anderen schreiben – schließlich reflektiert kaum jemand (augenblicklich) über das dualisierende Erkenntnisprinzip. Wir sind noch im Bewusstsein gefangen!

Conclusion und Ausblick

Ob ein Tier „Bewusstsein“ *hat* oder nicht ist eine Frage, die aus der Sprachabtrennung resultiert. Wir sollten, haben wir die Unhintergehbarkeit unseres Sprachgebrauchs erkannt (d.h. die Unmöglichkeit, unwidersprüchlich zu behaupten, keine Sprache zu gebrauchen) mit dieser Ontologisierung aufhören und bei der Epistemologie anfangen. Daher: Das „Bewusstsein“ *zeigt sich* in unseren menschlichen Sprachspielen.

„Bewusstsein“ ist ein Aspekt von Lebendem, über den wir nur nachdenken können, indem wir Sprache gebrauchen. Wenn wir nun überlegen, ob Tiere über ein „Bewusstsein“ verfügen, so müssen wir immer eingedenk sein, dass einzig wir Menschen diesen Begriff gebrauchen. Wir Menschen unterscheiden uns dadurch etwa von Schimpansen, dass wir Sprache auf dualisierende und reflexive Weise gebrauchen. In diesem unserem Sprachgebrauch werden wir zu „Menschen“, die sich – wiederum in diesem ihren Sprachgebrauch – über andere Lebewesen *denken*. Dass uns ein Schimpanse und all die anderen Lebewesen in ihrer *Einheit mit der Welt* um Welten voraus sind, ja – wir Menschen erst mühsam die einmal vorhanden gewesene Einheit rekonstruieren müssen – entgeht so manchem!

Ein Schimpanse geht schließlich genau dann „bewusst handelnd" vor, wenn wir Menschen es so auffassen d.h., wenn er unserem Sprachspiel „Bewusstsein" entsprechend handelt. Nachdem er das jedoch nie in der gleichen Weise tun kann, wie wir Menschen, weil es eben ein Schimpanse ist, kommen wir in den Strudel unserer so abgehobenen Analysen! Wir wissen nicht, wie der Affe die Welt sieht, denn all unsere Vorstellungen darüber erfordern unsere menschliche Sprache und sind menschlicher Natur. Es erscheint überheblich, wenn wir Menschen meinen, den Affen zu verstehen! Amüsant an diesen Versuchen ist lediglich, dass wir Menschen, kaum gebraucht der Affe so etwas, das wir Sprache nennen, den Eindruck bekommen, dass der Affe denkt. Freilich denkt auch ein Hund, und freilich ist auch ein Hund bei Bewusstsein, aber nur wenn wir eben *sagen*: Der Hund denkt, der Hund ist bei Bewusstsein oder nimmt mich bewusst wahr.

Es bleibt zu hoffen, dass Sie erkannt haben, worauf wir hinaus wollen. Es ist und bleibt ein Geheimnis, was das Leben ausmacht, wie etwas zu Leben erwacht – wir können dieses Leben beschreiben. Das „Bewusstsein" ist eine mögliche Form der Beschreibung, ein sprachlich konstruierter Aspekt von Lebendem, ein Aspekt, den wir Menschen konstruiert haben und über den es viel zu sagen gibt. Die Sprachspiele zum Bewusstsein sind äußerst mannigfaltig und wenn wir etwa fragen: Ist mein Hund bei Bewusstsein, nimmt er mich bewusst wahr, so müssen wir nach all den Gesagten fragen: Welche Verhaltensweisen des Hundes führen dazu, dass ich darüber nachdenke? Welches Sprachspiel liegt hier vor? Wir können also das Bewusstsein beschreiben und etwa sagen: Wenn dieses oder jenes Verhalten vorliegt, dann liegt auch Bewusstsein in unserem alltäglichen Sprachgebrauch vor!

Es bleibt mit Freude und Staunen Menschen und andere Tiere zu beobachten, ihr Verhalten und Agieren zu beschreiben. Erst wenn wir realisieren, dass wir Menschen uns in einer sprachlichen konstruierten Dualität Selbst versus Welt befinden, während sich andere Lebewesen – die diese Setzung „Sprache" nicht mit sich herumtragen – in einer Einheit, einem Adualismus, mit der Welt befinden, werden wir Achtung gegenüber anderen Lebewesen entwickeln (sollte diese Achtung überhaupt einer Begründung bedürfen!). Erst wenn wir uns selber einen Spiegel anhalten und merken, dass wir unsere Überheblichkeit anderen Lebewesen gegenüber in der Sprache agierend vollziehen, wird sich die Fruchtbarkeit des Übergangs von der Bewusstseins- zur Kommunikationsreflexion zeigen.

Die Fruchtbarkeit dieses Denkens zeigt sich letztlich auch angewandt auf idealistisch-konstruktivistische Positionen. Wenn wir von „Neuronen" sprechen, so ist diesem Sprechen ein intersubjektiver Akt vorausgegangen, über den wir nicht hinwegsehen können. Kaum jemand hat schließlich schon jemals seine eigenen Neuronen gesehen. Die Welt entsteht also nicht „im Auge des Betrachters" (vergl. etwa Maturana, 1996) sondern vielmehr im intersubjektiven handelnden Umgang mit anderen Menschen. Ein Konstruktivist (ob radikal oder konstruktiv realistisch) der seine dualisierende Redeweise nicht hinterfragt, kann nie wissen kann, *worauf sich seine Konstrukte beziehen*. Legt er einen Spiegel an und hört er auf, die

Sprache abzutrennen, zeigt sich jedoch, worauf seine Konstrukte gründen (auf Beschreibungen – der Draht zur „Welt" löst sich in diesen auf) und wie unglaublich fruchtbar das Treiben von Wissenschafter sein kann. Weit jenseits von „Elegantem Unsinn" (Sokal & Bricmont, 2001). Unsere Konstrukte gewinnen einen Boden und zwar unseren Sprachgebrauch, der sich intersubjektiv im handelnden Umgang mit anderen Menschen und der „Welt" entwickelt. Nun können wir beschreiben ohne Ende und damit unser Wissen, unsere Erkenntnis erweitern. Doch – es gibt keinen Schleier vor unseren Augen, nichts, das uns die „wirkliche Welt" verdeckt, haben wir einmal erkannt, dass „etwas" überhaupt erst als „etwas" existent wird, indem wir eine Sprache zu gebrauchen lernen. So – *ist alles, so lange wir es sein lassen.*

Wir können jedoch auch das Schweigen üben, jegliche Erkenntnis hinter uns lassen – den ursprünglichen Adualismus wieder anstreben. Gehen wir so vor, *wissen* wir jedoch (für die Dauer unseres Schweigens) nichts von Affen, nichts von uns Menschen und unserem *bewussten (oder unbewussten) agieren in unserer Welt.*

Literatur

Dennett, D. C. (1996). Spielarten des Geistes. Wie erkennen wir die Welt? Ein neues Verständnis des Bewusstseins. - München: Bertelsmann.

Hayward, J. W. & Varela, F. J. (1998): Gewagte Denkwege. Wissenschafter im Gespräch mit dem Dalai Lama. - München: Piper Verlag.

Israel, J. (1990): Sprache und Erkenntnis. Zur logischen Tiefenstruktur der Alltagssprache. - Frankfurt: Campus

Maturana, H. (1996): Was ist erkennen? Die Welt entsteht im Auge des Betrachters. - München: Piper.

Metzinger, T. (Hrsg.) (1996): Bewußtsein. Beiträge aus der Gegenwartsphilosophie. - Paderborn: Ferdinand Schöningh.

Mitterer, J. (1993): Das Jenseits der Philosophie. Wider das dualistische Erkenntnisprinzip. - Wien: Passagen Verlag.

Piaget, J. (1997): Das Weltbild des Kindes. - München: Deutscher Taschenbuch Verlag.

Savage-Rumbaugh, S. E., Shanker, S. & Taylor, T. J. (1998): Apes, language and the human mind. - Oxford: Oxford University Press.

Sokal, A. & Bricmont, J. (2001): Eleganter Unsinn. Wie die Denker der Postmoderne die Wissenschaften mißbrauchen. - München: Deutscher Taschenbuch Verlag.

Skjervheim, H. (1974): Objektivism and the Study of Man. - Inquiry 17, 213 – 239; 265 – 302.

Vaassen, B. (1996): Die narrative Gestalt(ung) der Wirklichkeit. - Braunschweig: Vieweg.

Von Foerster, H. (1999a): Der Anfang von Himmel und Erde hat keinen Namen. Eine Selbsterschaffung in 7 Tagen. - Wien: Döcker Verlag.

Wittgenstein, L. (1968): Philosophical Investigations. -Oxford

DER MENSCH ALS TEIL DER LEBEWELT - DIE ORGANISMISCHE BASIS MENSCHLICHER SYMBOLWELTEN

Karl Edlinger

Einleitung

Die menschliche Welterfahrung und -erfassung ist im wissenschaftstheoretischen Diskurs durch die Beteiligung zahlreicher Disziplinen geprägt, die den Gegenstand aus unterschiedlichen, von der jeweiligen Methodik und dem jeweils spezifischen theoretischen Vorlauf geprägt ist. Historiker, Philosophen, Soziologen, Psychologen und Vertreter anderer Disziplinen stehen für jeweils wichtige Teilsektoren des Menschlichen Selbstverständnisses. Sie verabsolutieren ihre Ansätze manchmal selber, manche machen aber den Fragmentcharakter ihrer Sicht vom Menschen bewusst.

Bei aller Vielfalt aber scheint es eine Art gemeinsamen Nenners zu geben, der nicht weiter bezweifelt, a meist nicht einmal erörtert wird, nämlich die Übereinstimmung in bezug auf die Realität dieser Welt und ihre grundsätzliche Erkennbarkeit. Die letzte mögliche Frage nach einer etwaigen fundamentalen Täuschung, den Philosophen vergangener Zeitalter durchaus geläufig und von ihnen gar nicht als abwegig empfunden, wird umgangen und durch eine scheinbar unmittelbare Evidenz verdeckt. Die unmittelbare Erfahrung als eine Art direkter Zugang zu bestimmten Materiellen Faktoren der Welt wird nicht oder nur marginal durch Querverweis auf andere Disziplinen berührt und angezweifelt.

Dieser Zustand entspricht einerseits einer durchgehenden Hochschätzung der Empirie, die oft durch Theorienlosigkeit begleitet ist und andererseits, damit im Zusammenhang, einer bemerkenswerten Lücke in der Reihe der mit dem menschlichen Weltverständnis befassten wissenschaftlichen Disziplinen. Die Biologie, die Lehre von den Organismen, zu denen ja auch der Mensch zählt, fehlt entweder im Diskurs oder aber sie wird in Form darwinistisch ausgerichteter „evolutionärer Erkenntnistheorien", die man wohl treffend auch als evolutionäre Adaptationismen bezeichnen könnte, als Kronzeugin eines überzogenen Realismus vorgestellt.

Dies wäre durchaus verständlich und gerechtfertigt, wenn die cartesische Zweiteilung der Welt noch gelten und der Mensch damit aus dem Reich des organischen herausgehoben wäre, es wirft aber angesichts der Akzeptanz, die die Eingliederung unserer Spezies in das biologische System findet, die Frage nach dem Zustand der Biologie und der Überzeugungskraft biologischer Argumentation auf. Vor allem die Fähigkeit der modernen Lebenswissenschaften, Organismen, zumal menschliche, in allen ihren Möglichkeiten und Facetten ihres Verhaltens zu erfassen und zu erklären, steht damit zur Disposition.

Die Literatur der letzten Jahre zeigt eine zunehmend kritische Einstellung zu einigen zentralen Dogmen und Paradigmen der modernen Biologie, die bei näherem Hinsehen Gründe für ein gewisses Versagen in Hinsicht auf die oben erwähnten Anforderungen liefern können.

Seit Wallace und Darwin mit ihren bahnbrechenden Arbeiten dem schon lange vor ihnen an die Oberfläche drängenden Evolutionismus zum Durchbruch verhalfen, können einige Trends beobachtet werden, die allmählich zu einer Fokussierung der Biologie auf Teilaspekte führten und dabei den Blick auf die Ganzheit Organismus verstellten.

Die Begründer des Darwinismus konzentrierten sich auf Merkmale der Organismen statt auf diese selber. Lebewesen präsentieren sich in dieser Sicht als in Einzelaspekte zerhackt, wobei Merkmale als Entitäten per se betrachtet werden, ohne dass bedacht würde, dass Merkmale auf zweierlei Grundlagen aufgebaut sind.

Erstens kann nicht geleugnet werden, dass Merkmale vom Bearbeiter oder Betrachter konstituiert und in ihrer Bedeutung bewertet werden. Wir stoßen also auf die Frage der subjektiven Komponenten bei der Erfassung der Welt.

Zweitens stellen sich die in der Biologie behandelten Merkmale durch die Bank als Epiphänomene von ihnen zugrundeliegenden Strukturen und Prozessen dar, bestimmte Farben etwa als Resultate von biochemischen Abläufen und Einlagerungsprozessen, morphologische Strukturen wiederum als Resultate oft zahlreicher komplexer und vielfach inenandergreifender physikalischer Prozesse, die wiederum durch bestimmte mechanische Elemente und ihre Arrangements ermöglicht werden. man bedenke etwa die komplexen Prozesse bei der ontogenetischen Formierung einer Ohrmuschel.

Durch das für die darwinistisch bzw. neodarwinistisch verfasste Biologie charakteristische Fehlen einer all diese Teilaspekte integrierenden Organismustheorie präsentieren sich Lebewesen dann als Agglomerationen von Merkmalen, denen die sie zusammenhaltende theoretische Klammer abgeht.

Nur dadurch konnte sich letztlich eine Methodik, den Organismus zu behandeln, etablieren, die diesen lediglich als Ausdruck bestimmter Merkmalskombinationen auffasst und das Zustandekommen dieser speziellen Kombinationen auf ein Wechselspiel von zufällig zustandegekommenen Varianten und einer unter ihnen nach Art eines Züchters selektierenden Außenwelt auffasst.

Organismen werden dadurch nicht nur zu letzlich zusammenhanglosen Arrangements sondern auch zu Spielbällen und Abbildern einer sie ausschließlich bestimmenden Umwelt.

Nicht ohne Berechtigung bezeichnete der prominente Darwinismuskritiker Behe (1998) diese Sicht als das „Black-box-Modell" der Organismen, denn ebenso wie in bestimmten Strömungen der Verhaltensforschung wird auch hier auf eine Darstellung eines etwaigen, bislang vernachlässigten strukturellen und Internaspekts verzichtet.

Dieser Verzicht enthebt natürlich auch vieler ansonsten lästiger Erklärungsverpflichtungen. Merkmale und Lebenserscheinungen der Organismen müssen nämlich nicht mehr begründet werdet werden. Sie sind ja nach dieser Sicht die Konsequenzen von zahllosen Versuch-Irrtums-Auslesen und damit notwendige Konsequenzen bestimmter Umweltbedingungen. Bei Richard Dawkins (1996a, b) wird dies ganz deutlich, wenn er meint, dass wenn die Erde nochmals unter ähnlichen Bedingungen wie schon einmal entstünde, am Ende wieder Elefantenherden durch die Savanne ziehen würden. Es wird den Lebensphänomenen eine neue, der präzisen experimentellen Untermauerung nicht mehr bedürftige darwinistische Quasi-Naturgesetzlichkeit übergestülpt, die auch für mentale und kognitive Prozesse den Anpassungsbegründung geltend macht und damit vorgibt, schon eine konsistente Erklärung gefunden zu haben.

Mit Emphase können dann Theoretiker, vor allem angelsächsische wie Daniel Dennet (1994, 1995, 1999), jedes Bemühen um eine theoretische Begründung von Autonomie und Spontaneität der Organismen, das tiefer geht als die erwähnten Black box-Modelle, als ideologieverdächtig zurückweisen.

Versucht man aber, davon unbeirrt und durch zahlreiche theoretische Überlegungen dazu gezwungen, die bei gründlicher Reflexion haltlose Hypostasierung der Umwelt zu überwinden und Organismen als spontane Entitäten zu betrachten, dann kann ihre Beziehung zu Umwelt nur als bipolares Verhältnis verstanden werden und die einseitige Außenweltorientierung des Darwinismus und' seiner modernen Form, der Synthetischen Theorie, muss revidiert werden.

Dies aber nicht nur in bezug auf biologische Grundprozesse sondern eben auch auf die einem biologischen Substrat aufgesattelte mentale und intellektuelle Ebene.

Wenn es nun gilt, die Kognitionsfrage bis auf eine biologisch-organismische Ebene zu verfolgen, muss also erst dieser mögliche Internaspekt beleuchtet und dann in Beziehung zu einer organismischen Ganzheit gesetzt werden, soweit eine solche erfasst werden kann.

Zusätzlich stellt sich die Frage der Entstehung und Entwicklung dieses Internaspekts bzw. seiner biologisch-organismischen Grundlagen im Zuge evolutionären Geschehens, das dann anders, unter Zurückweisung der darwinistischen Anpassungsmetaphern begründet werden müsste.

Vorstrukturierte Erfahrung

Die Theorienhaftigkeit von Erfahrung wurde oftmals diskutiert und unterliegt kaum einem Zweifel und Kognitions- und Wissenschaftstheoretikern. A. Koyré (1988) konnte z. B. verbindlich zeigen, dass der Mensch, sobald er sich mit, wie wir heute sagen wissenschaftlichen Methoden, aber auch im scheinbar trivialen Alltagsleben, der Welt und Ihren Regelhaftigkeiten und Gesetzen nähert, dieses Vorgehen bewusst oder unbewusst stark theoretisch vorstrukturiert. Gerade dadurch aber setzte sich das aufkommende wissenschaftliche Denken im Zuge der ionischen Revolution von der naturalistischen, nichttheoretischen Betrachtungsweise der orientalischen Kulturen ab. Theoretisches Spekulieren und theoretische Vorannahmen sollten bis heute die prominenteste Rolle in der Entwicklung der ,Naturwissenschaften spielen und vor allem beim Aufkommen experimenteller Methoden noch eine Bedeutungssteigerung erfahren. Kein Experiment kann, als „Frage an die Natur", ohne vorherige theoretische Reflexion sinnvoll geplant und durchgeführt werden. Experimentieranordnungen und -arrangements stellten letztlich materialisierte Theorie, restringiert durch natürliche Limitationen, dar. Dies hat zur Folge, dass wir, auch wenn uns dies nicht oder wenig bewusst wird, durch Theorie und Experiment eine auf bestimmte Aspekte reduzierte, nach einer Kantschen Metapher quasi „in den Zeugenstand der Vernunft gezwungenen" Natur untersuchen.

Natur wird konstituiert

Damit aber verlieren wir den naiv-unmittelbaren Zugang zu den untersuchten Naturgegenständen, ja wir können mit guten Gründen annehmen, dass wir diese erst durch unsere Handlungen quasi konstituieren, wie dies Hans Primas (1990) in bezug auf organische Moleküle sehr eindringlich in den Raum stellt:

Moleküle existieren nicht in einem absoluten Sinn, der Molekülbegriff ist lediglich ein Begriff menschlicher Handlungsmöglichkeit. *Praktisch verhängnisvoll* ist ein molekulares Dogma, weil es theoretisch ebenso legitime, aber zur molekularen komplementäre Betrachtungsweisen unterbindet (s. 69).

Dieser Verlust des unmittelbaren Zugangs geht soweit, dass wir Situationen erzwingen, die womöglich unter vom Menschen unbeeinflussten, landläufig als natürlich angesehenen Bedingungen gar nicht vorkommen. E. Schrödinger 1987, s. auch Müller-Herold 1988) kleidete diese zwingende Schlussfolgerung in die Metapher von den Metallen Kupfer und Eisen, die einem Dampfmaschinenkonstrukteur, der erstmals einen Elektromotor sieht, trotz seiner Vertrautheit mit den Metallen in ihrem neuen Kontext fremdartig und zur Nutzung 5bislang unbekannter physikalischer Prinzipien angeordnet erscheinen müssen. Dies führt folgerichtig zu dem Schluss, dass sog. Naturgegenstände überhaupt erst aus ihrem Konnex, in den sie eingebettet sind, also aus ganz bestimmten Rahmenbedingungen zur spezifischen Existenz gelangen. Diese für das europäische Wissenschaftsverständnis eigentlich zwingende Prämisse hat aber vordergründig den Nachteil, dass sich solcherart festgelegte naturwissenschaftliche Methoden direkt nur für einen engen Bereich, nämlich die methodisch und technisch beherrschten Ausschnitte der unendlich vielfältigeren Welt anwenden lassen und weite Bereiche der lebenden Natur, vor allem aber das historische Geschehen nicht erfassen können.

Verallgemeinert man sie aber probeweise und dehnt ihre Gültigkeit auf die gesamte „Natur" aus, dann gibt sie uns eine erfolgversprechende Methode in die Hand, sog. „Natur" auch in Bereichen nachvollziehbar zu konstituieren, in denen dies bislang nicht möglich war. Die experimentelle Methode, die wie festgestellt die Natur immer manipuliert, impliziert nämlich, obwohl dies bislang kaum bewusst gemacht wurde, ein umfassendes Umdenken über den Aufbau der Welt. Stellt man sich gemäß traditionellen Denkweisen die Naturgegenstände als Arrangements von stabilen, für sich wenig veränderlichen Einzelbestandteilen vor, die durch ihr Zusammentreten neue Entitäten schaffen, so können sie nach der hier vorgestellten Denkweise nur von ihrem Charakter als Einheiten verstanden werden, die zu bestimmten Binnendifferenzierungen fähig sind und so ihre Bestandteile konstituieren. Dies heißt, dass schon durch die Art des forschend-experimentierenden Herangehens an einen

Gegenstand oder ein Problem mögliche Lösungswege und -zwänge vorgezeichnet werden, die vordergründig auch ontologische Festlegungen implizieren können.

Biologische Kognitionstheorien

Nun stellt sich aber neben dem Problem des operationalen Zugangs zu den Objekten der Untersuchung auch die des handelnden Individuums, des Menschen, der die Welt erkundet und interpretiert. Da diese Tätigkeit nur durch einen in bestimmter Weise strukturierten Organismus, dessen Leistungen von seinem Aufbau ermöglicht aber auch restringiert sind, erklärt werden kann, stellt sich die Frage, ob nicht doch Korrelationen zwischen dem Aufbau der Welt und dem der in ihr wenigstens eine Zeit lang erfolgreich agierenden Lebewesen besteht, ob also die kognitiven Leistungen, zu denen beispielsweise der Mensch fähig ist, zur Struktur dieser Welt passen müssen.

Eines der drängendsten Probleme menschlicher Kognition, die Frage, ob es eine Entsprechung zwischen der Welt um uns und den vom Menschen auf verschiedenen Niveaus der Bewusstheit und Reflexion erzeugten „Weltbildern" gibt, ist damit aufgeworfen.

Eine Lösung schien in der Evolutions-Biologie gefunden, als durch mehrere Autoren wie Spencer (zit. Frischeisen-Köhler 1925), Haeckel (1906), Lorenz (1941, 1977) und Campbell (1974) die darwinistische Evolutionstheorie mit ihrem Anpassungsdenken auf Wahrnehmungs- und Kognitionsprozesse ausgedehnt und die für die neuzeitliche Physik spezifische Art der Erfassung der Welt, der „Natur" und ihrer regelhaften Abläufe zu einem Produkt biologischer Anpassung erklärt wurde, der schon aufgrund des Überlebens ihrer Träger in einer Welt, in die sie eben „passen", unbedingte Gültigkeit zukomme. Eine Isomorphie zwischen der Welt und den intern erzeugten Weltbildern wurde postuliert und die Welt, die solcherart abgebildet werden soll, mit der Newtonschen gleichgesetzt, die schon für Kant, auf den man sich dabei beruft, die einzig vernünftig denkbare ist. Da die Implikationen, die für eine solche Sicht durch die neuen Entwicklungen der Physik entstanden, niemandem verborgen bleiben konnten, wurde diese Art realistischer Welterkenntnis durch G. Vollmer (1975) auf den „Mesokosmos" beschränkt, der als Größendimension verstanden werden will und grob gesagt die dem Menschen unmittelbar wahrnehmbaren Größenordnungen umfasst, also die kosmischen und submikroskopischen Dimensionen ausschließt und somit auch die durch die relativistische Physik und die Quantenmechanik verursachten Schwierigkeiten nicht enthält. In diesem Mesokosmos soll aber nicht nur der dreidimensionale homogene Raum und eine kontinuierlich, überall gleich ablaufende Zeit gelten, sondern auch, und daraus herleitbar, eine streng lineare Kausalität. Dass die Sache nicht so einfach ist, klingt schon bei R. Riedl (1978, 1981, 1985, 1987, 2000) durch und ergibt sich zwingend aus vielen leicht nachvollziehbaren biologischen und historischen Erwägungen.

Denn zwischen diesen beiden verschiedenen Bereichen menschlicher Geistestätigkeit gibt es Diskrepanzen, die das Problem der biologischen Voraussetzungen von Kognition in einem sehr merkwürdigen Licht erscheinen lassen.

Verschiedene Physiken als Ergebnis evolutionärer Anpassungen?

In den gängigen biologischen Kognitionstheorien des deutschen Sprachraums, teilweise aber auch des angelsächsischen wird, wie bereits ausgeführt, die Newtonsche Raum/Zeitkonzeption als die schlechthin gültige vorausgesetzt. Gerade diese Konzeption aber erweist sich im historischen Rückblick als sehr jung. Sie konnte zwar die das Mittelalter dominierende peripatetisch/aristotelische Weltsicht ablösen, war aber, wie Cassirer (1969) und Koyré (1988) zeigen, keineswegs durch einen automatischen Erkenntnisschub oder gar durch unmittelbare Evidenz der neuen Theoreme bedingt, sondern sie basiert auf einer eher komplizierten Entwicklung, die mit der Einführung platonischen Gedankenguts und einer vom damaligen Alltags- oder „gesunden Menschenverstand" gesehen gar nicht so notwendigen Mathematisierung der Natur zusammenhing.

Für den Aristoteliker zählte weit eher die scheinbar unmittelbare Wahrnehmung (Koyré 1988)und der Raum stellte sich weder als leer noch in der später georderten dreidimensionalen Unendlichkeit dar. Das physikalische Verhalten von Gegenständen war auf gegensätzliche Eigenschaften wie etwa wann und kalt oder schwer und leicht zurückzuführen, Bewegungen auf das Bestreben, den „natürlichen Platz" einzunehmen. So antiquiert diese grob vereinfacht dargestellte Welt des Peripatetikers nun auch erscheinen mag, sie und nicht die Newtonsche ist nach wie vor auch weitgehend die Welt des Alltagsverstandes oder, im Sinne Vollmers, der uns umgebende Mesokosmos. Dieser aber, und diese Einschränkung fällt bei Vollmer und anderen evolutionären Erkenntnistheoretikern unter den Tisch, ist in seiner Konstitution durch den Menschen gar nicht newtonisch. Geradlinige gleichförmige Bewegung kommt beispielsweise in unserem Lebensvollzug nicht vor und Koyré ist im Recht, wenn er sinngemäß bemerkt, dass die Newtonsche Welt auf Abstraktionen (man könnte auch sagen, auf einem besonderen Symbolismus) aufgebaut ist, auf einer Sicht von Ereignissen, die in der Lebenswelt keine Relevanz hat, weil sich die Gegenstände in ihr anders verhalten.

Gerade diese abstrakte, völlig verfremdete und unserer Alltagserfahrung hohnspre-chende Art, die Welt zu begreifen, war aber auch in der Naturwissenschaft die bislang erfolgreichste, die „evolutionär" in der Konkurrenz mit anderen Weltentwürfen bis In 20. Jahrhundert hinein über alle dominierende. Dies allerdings nur im Kontext der neuzeitlichen Physik, von der die durch den Menschen empfundene Alltagswelt trotz allgemeiner Nutzung technischer Errungenschafen nur marginal berührt wurde.

Man kann sogar die Behauptung wagen, dass gerade im sog. Mesokosmos die vorgalileische Physik über weite Strecken bestens funktioniert. Dies gilt wohl auch für die mythischen Weltbilder primitiver Gesellschaften, die noch nicht einmal das Stadium der ionischen Revolution mit der Einführung universaler Gesetzlichkeiten erreicht haben (Cassirer 1994).

Welches Weltmodell ist also nun das evolutionär erworbene und damit nach Ansicht der Evolutionären Erkenntnistheoretiker richtige? Oder aber besteht das Problem gar nicht, weil die Ansicht, kognitive Leistungen seien auf stammesgeschichtliche Anpassung zurückzuführen, defekt ist? Evolutionäre Kognitionstheorien, die bis auf Spencers Ansatz, stehen und fallen mit der ihnen zugrundeliegenden Evolutionstheorie, mit der darwinistischen identisch ist (Edlinger 1991).

Kritik der Anpassungshypothesen

Wie die kritische Untersuchung der den darwinistischen Gedanken zugrundeliegenden Fakten und Theorien zeigt (Weingarten 1991 1993; Edlinger 1991; Edlinger, Gutmann & Weingarten 1989, 1991), beruht die Anpassungshypothese auf einer weitgehende unkritischen Übertragung von Züchtererfahrungen auf die vom Menschen unbeeinflusste lebende Natur durch Darwin (1859, 1906) und vor allem durch Wallace (1859, 1870). Die Natur übernimmt die Funktionen des Züchters, natürliche Zuchtwahl verändert die Lebewesen allmählich gemäß den Erfordernissen des Überlebens in einer bestimmten Umwelt.

Nun lässt sich aber zeigen, dass diese Ansicht nur dann aufrechterhalten werden kann, wenn lebende Organismen auf Einzelaspekte reduziert werden (Schaxel 1922) und vor allem das komplexe interne Wechselspiel zwischen verschiedenen mechanischen und chemischen Teilsystemen, das von der Außenwelt weitgehend unbeeinflussten Notwendigkeiten folgt, unter den Tisch fällt (Edlinger 1994). Denn nur dann ist es möglich, von der Spontaneität und den internen Antrieben der Organismen zu abstrahieren, die ihnen ein aktives, eigenen Bedürfnissen folgendes Erschließen von Lebensräumen oder Umwelten zwingend auferlegen, sodass Anpassung, wenn sie überhaupt stattfinden sollte, diesem Erschließen hoffnungslos hinterherhinken würde. Die Tatsache, dass Lebewesen in bestimmten Lebensräumen existieren können, sagt nichts über etwaige vorangegangene Adaptationsprozesse aus. Und Angepasst-heit auf Lebensfähigkeit einzugrenzen, wie dies oft geschieht, würde eine *reductio ad absurdum* bedeuten, die nur mehr Aussagen über die theoretische Unhaltbarkeit der Anpassungshypothesen zulässt.

Autonome Organismische Konstruktionen

Fällt aber die biologische Anpassungshypothese, dann können weder Organismen noch ihre speziellen Leistungen weiter als Abdruck oder Knet ihrer speziellen Umwelten aufgefasst werden, die übrigens so speziell oft gar nicht sind. Eine neue Theorie des Organismus, wie sie v. a. durch die Organismische Konstruktionslehre vorgestellt wird, enthält zwingend die Voraussetzung der internen Steuerung des Energiewandels nach konstruktiv notwendigen Gesichtspunkten. Umwelt stellt sich als aktiv erschlossen dar und auch die Tätigkeit kognitiver Strukturen, der tierischen Nervensysteme im allgemeinen, folgt primär internen Zwängen.

Lebewesen sind nach der Organismischen Konstruktionslehre Energiewandler, die durch eine mechanische Konstruktion den Rahmen für alle die Lebensprozesse sichernden chemischen und physikalischen Prozesse bilden. Die Formsicherung, die das reibungslose Funktionieren garantiert, erfolgt durch Anatagonismen zwischen hydraulischen Füllungen und verspannenden oder vergurtenden Fasersystemen, oftmals auch mit Hartteilen. Diese für eine erfolgreiche Medizin selbstverständlichen Prämissen können auch jene Diskrepanzen lösen, die sich derzeit durch das reduktionistische Vorgehen der Biologie zwischen der Theorie und dem behandelten Gegenstand auftun. Dazu allerdings bedarf es einer klaren Entscheidung für eine wissenschaftliche Konzeption, die sowohl den Aspekt der theoretischen Konstituierung des behandelten Gegenstands und die handlungstheoretischen Implikationen bei der Anwendung der vorab erfolgten Theorienbildung enthält. Diese für die Physik, wie noch zu zeigen sein wird, bereits weithin akzeptierte Voraussetzung muss in der Biologie erst Fuß fassen und wird dies um so leichter, je eher man sich mit den meist zwingenden Handlungssequenzen bei medizinischen Interventionen auseinandersetzt. Denn diese gehen gerade schon aus praktischen Gründen von Prinzipien aus, die auch in der Organismischen Konstruktionslehre die wichtigste Rolle spielen. Erhaltung des Lebens bedeutet primär immer Aufrechterhaltung von Innendrücken, Kreislaut rhythmischen Bewegungen und mechanischem Funktionieren sowie Perpetuierung chemischer Abläufe in Übereinstimmung mit mechanischen Notwendigkeiten. Gutmann und Bonik (1981) beziehen sich daher bei ihrer ersten Erörterung des Konstruktionsaspekts der Lebewesen auch konsequent auf die Medizin (Edlinger, im Druck).

Nervensysteme als Teile der mechanischen Konstruktionen

Wie gezeigt werden kann, sind der Aufbau und die Funktionen von Nervensystemen durch die mechanische Konstruktion vor allem des Bewegungsapparats bedingt und diese Bedingungen schlagen in jede Ebene und Größendimension durch (Edlinger 1991 a, b). Nervensysteme sind primär rhythmische Impulsgeber und Koordinationssysteme für die Muskulatur. Auch wenn es an mechanisch ruhiggestellten Arealen zur Anhäufung nervösen Materials und zur Verschaltung zu komplexeren nervösen Aggregaten kommt, werden durch neue Verschaltungsmuster und -kreise primär die auf den Bewegungsapparat ausgerichteten Rhythmen und Erregungsmuster überlagert und moduliert.

Sinneswahrnehmung

Moduliert werden sie vor allem nach aktivem Einschalten des Organismus in äußere Energieströme, die zurückwirken und durch Störungen (Perturbationen) eine kompensatorische Veränderung der selbstgenerierten Erregungsmuster nötig wird. Erst durch die, neuronal übermittelten, funktionellen Beziehungen zwischen sensorischen Strukturen, neuronalen Impulsgebern und Bewegungsapparat kommt es zu spezifischen Ausprägungen von speziellen Sinnesmodalitäten (Edlinger 1991, 1992 b). Zusätzlich werden schon die externen Einflüsse auf den Organismus durch den Aufbau der sensorischen Strukturen hochgradig selektiert und erst dadurch zu spezifischen Reizen. Als Reiz zugelassen wird nur das, was sich auch tatsächlich gemäß der internen Konstruktion verwenden lässt.

„Innere Repräsentationen" oder Verfremdung?

Somit stellen sich Wahrnehmung und ihre „Verarbeitung" nicht als passive Berieselung durch die Außenwelt, sondern als autonome, spontane und hochgradig selektive Aktivität dar. Wahrnehmungen und „Weltbilder sind, auch wenn sie das Überleben des Organismus fördern, Ausfluss interner Aktivität, die sich aktiv an Einzelkomponenten der Außenwelt moduliert. Es wäre wohl auch gar nicht erklärbar, wie es anders sein sollte. Denn auf welche Weise sollten die Abbilder und innere Repräsentanzen der äußeren physikalischen Welt im Organismus existieren? Vor allem aber welchen Sinn hätte ein solches Abbild, das der externen Wirklichkeit und den handelnden und agierenden Instanzen der Nervensysteme zwischengeschaltet würde? Es müsste dann das realistische Abbild des Abbilds erzeugt werden usw. ad infinitum.

Schließt man sich hier der humorvollen Bemerkung von G. Roths (1987) an, der meint, die Sprache des Nervensystems bestehe nur aus „klick-klick" und darauf würden sich alle weiteren Leistungen aufbauen, dann ergibt sich die Unhaltbarkeit der Abbild-Hypothesen von selber, denn Isomorphie zwischen einem ganzen Kosmos von physikalischen, chemischen oder biologischen Fakten und elektrischen Schalt- oder Aktivitätsmustern in Systemen relativ geringer Kapazität können schon aus Gründen der Logik nicht identisch', sprich isomorph sein. Dies ist für Tiere mit vergleichsweise einfach aufgebauten Nervensystemen wohl auch unmittelbar evident. Wenn aber der Mensch als Ergebnis eines wenn auch nichtadaptiven Evolutionsprozesses aufgefasst wird, dann muss auch sein Nervensystem mit seiner Konstruktionsbezogenheit auf Wurzeln im Tierreich zurückgeführt werden und Isomorphie zwischen Außenwelt und neuronalen Mustern zu behaupten ist ebenso sinnlos wie für die stammesgeschichtlichen Vorläufer. Diese Muster sind auf jeder Komplexitätsstufe durch die Konstruktion bedingt und wenn es über die neuronalen Prozesse, auf ihnen aufbauend, zu abstrahierendem Empfinden und Reflektieren kommt, muss dieser Konstruktionsbezug weiter gelten.

Es kann mit E. Cassirer (1994) die These vertreten werden, dass sich in die oft sehr kurzgeschlossenen Wechselwirkungsmechanismen zwischen Außenwelt und nervösem Apparat oder, wie Cassirer mit Bezug auf v. Uexküll (1991) postuliert, zwischen Merk- und Wirkwelt, neue Instanzen einschieben, die vor allem unser bewusstes Erleben und auch Denken ermöglichen.

V. Uexküll, einer der prominentesten Darwinismus-Kritiker im Deutschen Sprachraum, ging in seiner Organimus- und Umwelt-Konzeption von der Autonomie der Lebewesen aus und stellte die Beziehung zwischen den beiden als von Organismus ausgehend dar. Organismen wirken auf die Außenwelt und damit indirekt, über die Außenwelt auf sich selber zurück. Uexküll spricht von Wirk- und Merkwelt bzw. Wirk- und Merkwerk. Gemäß ihrer speziellen Struktur wählen sie bestimmte Komponenten der Außenwelt aus und gestalten sie so zu ihrer spezifischen Umwelt. So wie der Buttersäuregeruch das Umweltspezifikum der relativ einfach gebauten Zecke schlechthin ist, gibt es bei komplexer strukturierten und agierenden Organismen auch entsprechend komplexere Umwelten. Sie sind aber immer absolut einem speziellen Organismus zugeordnet. Eine für alle gleiche, objektive Umwelt gibt es nicht, sondern nur eine Seeigel-, Schnecken-Hunde- Menschen- oder irgendeine andere Umwelt.

V. Uexküll radikalisiert seinen Ansatz noch, indem er beim Zusammentreffen von Wirk- - und Merkwerk eine rein innerliche, sogenannte parabiologische und daher mit biologischen

Regelhaftigkeiten nicht mehr ausschließlich beschreibbare Instanz postuliert (1938, 1945). Von ihr aus würden analog der Wirkung von Strahlen Strukturierungseffekte auf die Außenwelt initiiert, die letztere erscheint für v. Uexküll also absolut organismusabhängig.

Cassirer folgt nun zwar dieser durch die Strahlenmetapher ausgedrückten Radikalität nicht, kommt aber durch das Postulat der zwischen Wirk- und Merkwerk des Menschen eingeschobenen Instanzen, die er, da es ja die direkte Abbildungsmöglichkeit gar nicht gibt, als Symbolwelt bezeichnet, zu einer ähnlichen, ebenfalls organismuszentrierten Sichtweise.

Er verarbeitete dabei praktisch das gesamte zu seiner Zeit verfügbare psychologische und ethnologische Wissen, um vor allem durch Kulturenvergleich zu zeigen, wie sich bestimmte Formen der Welterkundung und Symbolbildung konsequent durch die Menschheitsentwicklung hindurchziehen.

So überholt manches davon in unserer Zeit, mehr als ein halbes Jahrhundert danach scheinen mag, muss doch eine durch diese umfassenden Untersuchungen Cassirers (1945) gewonnene und mit neuem ethnologischem oder psychologischem Faktenmaterial nicht widerlegbare Erkenntnis herausgestrichen werden: Cassirer zeigt eindeutig, dass zwar die Fähigkeit und Tendenz zur Symbolbildung dem Menschen eigen und wohl in irgendeiner Weise auch angeboren ist, dass es aber keineswegs angeborene Inhalte oder Weisen der Symbolbildung gibt, sodass die Kulturfähigkeit eine eminente Bedeutung erlangt, die angeborene Schemata wie sie etwa die aus dem Blickwinkel der EET für die Newtonsche Welt gesehen werden, entbehrlich sind.

Konsequent werden symbolische Formen unterschiedlicher Art und Komplexität vorgestellt, die aber immer auf den (menschlichen) Organismus mit seiner Wirk-, Merk und Symbolwelt bezogen sind Die Symbolischen Formen haben in unterschiedlichen Anteilen Ausdrucks-, Darstellungs- und Bedeutungsfunktion, je nachdem, in welchem Ausmaß sie die eigene Verfasstheit, die Begegnung zwischen Menschen und ihrer Umwelt oder Gegenstände von dieser selbst betreffen.

Die allmähliche Heraufkunft der Menschen aus anderen Primaten-Vorläufern vorausgesetzt, kann allerdings diese Fähigkeit zu symbolhaftem Erfassen der Welt in konsequentem Fortdenken des Cassirerschen Ansatzes (1994) nicht als exklusive Fähigkeit des ersteren aufrechterhalten werden.

Die Welt und ihre Gegenstände werden also, obwohl ihre Existenz vernünftigerweise kaum geleugnet werden kann, nur in der Weise darstellbar, die ihnen Organismen aufprägen. Sie realistisch, also gleichsam photographisch abzubilden, ist nicht nur prinzipiell unmöglich, sondern biologisch auch völlig zwecklos. Denn, um mit G. Guttmann (aus einem Vortrag, gehalten am Institut für Wissenschaft u. Kunst in Wien) zu sprechen, welchen „Zweck" hätte es erstens für einen Organismus, ein inneres Duplikat der Außenwelt mit sich herumzutragen, wenn er ohnehin mit dieser Außenwelt interagiert? Und zweitens: Lässt sich von Abbildern überhaupt in einer einigermaßen brauchbaren Begrifflichkeit sprechen?

Auch die Abbilder aus unserer menschlichen Erfahrungswelt, die der Abbildvorstellung Pate standen, handle es sich nun um Felszeichnungen, Gemälde Statuen oder Photographien sind ja mit den abgebildeten Gegenständen keineswegs isomorph und gleichsetzbar. Völlig problematisch wird diese Ansicht, wenn K. Lorenz (1941) nun versucht, sogar tierische Organe als Abbilder von Umwelteigenschaften vorzustellen. Bei Gutmann (1994) wird diese Sicht dahingehend korrigiert, dass es sich um unterschiedlich nutzbare Optionen handelt, die auch stammesgeschichtlich sehr verschieden eingesetzt wurden.

„Weltmodelle"

Allerdings schließt das biologisch begründbare Verdikt des naiven Realismus keineswegs die Beschäftigung mit den verschiedenen durch die Naturwissenschaften und die Naturphilosophie erarbeiteten Weitmodelle und Weltbilder aus. Solange wir deren Konstrukt-Charakter im Auge behalten, können sie nämlich sowohl von einer konstruktivistisch zu begründenden Wissenschaftstheorie her auf ihre Stimmigkeit mit handlungstheoretischen und daraus folgenden logischen Voraussetzungen als auch auf ihre Bewährung im praktischen Lebensvollzug des Alltags und in der Teil-. bzw. Mikrowelt der Wissenschaft überprüft werden.

Fazit

Handelt es sich nun bei den Trägem solch verschiedener Weltbilder um verschiedene biologische Entwicklungsstufen des Menschen, um verschiedene evolutionäre Anpassungen an unterschiedliche Lebensbedingungen? Oder aber haben wir es mit verschiedenen Optionen zu tun, die den Menschen als autonomen Lebewesen offenstehen und die oftmals von ein und demselben Organismus parallel entwickelt und genutzt werden? Die Fähigkeit, sich in verschiedenen Situationen verschiedener Weltbilder zu bedienen und der wohl außer Streit stehende rasche Wechsel wissenschaftlicher Weitmodelle in der neueren Zeit lassen die evolutionäre Hypothese unwahrscheinlich werden. Der Organismus und vor allem der Mensch als Marionette und Abbild seiner Umwelt lässt sich nicht aufrechterhalten. Dies bedeutet den endgültigen, durch biologische Theorien nochmals formulierten Abschied vom naiven Realismus. Der Preis für das Bewusstsein der Autonomie der Lebewesen liegt allerdings in der Einsicht in die Unsinnigkeit jedes Anspruchs auf realistische, isomorphe innere Repräsentanzen der Wirklichkeit.

Literatur

Campbell, D. (1974): Evolutionary epistemology. - In: Schilpp, A. (Ed.): Tile Philosopby of K. R. Popper. - LaSalle: Open Court, 413-463.

Cassirer, E. (1956): Wesen und Wirkung des Symbolbegriffs. - Darmstadt: Wissenschaftliche Buchgesellschaft.

Cassirer, E. (1988): Das Erkenntnisproblem in der Philosophie und Wissenschaft der neueren Zeit. Darmstadt: Wissenschaftliche Buchgesellschaft.

Cassirer, E. (1994): Philosophie der symbolischen Formen. - Darmstadt: Wissenschaftliche Buchgesellsehaft.

Cassirer, E. (1994): Versuch über den Menschen: Einführung in eine Philosophie der Kultur. - Frankfurt: S. Fischer.

Darwin, C. (1859): On thc Origin of Species. - London: Murray.
Darwin, Ch. (1906). Das Variieren der Tiere und Pflanzen im Zustand der Domestikation. 2 Bände. - Stuttgart Schweizerbart`sche Verlagshandlg.
Dawkins, R. (1996a): Das egoistische Gen. – Reinbek b. Hamburg: Rowohlt.
Dawkins, R. (1996b): Der blinde Uhrmacher. - München: Dtv.
Dennett, D. (1994): Philosophie des menschlichen Bewusstseins. - Hamburg: Hoffmann u. Campe.
Dennett, D. (1995): Darwin's dangerous idea. Evolution and the meanings of life. - Harmondsworth, Middle Essex: Penguin.
Dennett, D. (1999): Spielarten des Geistes. - München: Bertelsmann.
Edlinger, K. (1991): Organismus und Kognition - Zur Frage der biologischen Begründung kognitiver Fähigkeiten. - In: M. F. Peschl (Hg.): Formen des Konstruktivismus in Diskussion. Wien: WUV-Universitätsverlag, 108-150.
Edlinger, K. (2001): Virtual reality, Cyberspace and Living Organisms: Towards a New Understanding of Perception and Cognition. - In: A. Riegler, M. F. Peschl, K. Edlinger, G. Fleck & W. Feigl (eds.) (2001): Virtual Reality. Cognitive Foundations, technical issues & Philosophical Implications. Frankfurt/M.: P. Lang - Europ. Verlag der Wissenschaften, 45-62.
Edlinger, K. u. F. Wallner (1999): Der methodische Zugang zum Organismus. Zur Bedeutung wissenschaftlicher Kontexte. - In Janich, P: (Hrgb.): Wechselwirkungen, Verl. Königshäuser u. Neumann, Würzburg, 207-226.
Edlinger, K., Gutmann, W. F. & Weingarten, M.(1989): Biologische Aspekte der Evolution des Frkenntnisvermögens - Spontaneität und synthetische Aktion in ihrer organismischkonstruktiven Grundlage. - Natur und Museum 119, 113-128.
Edlinger, K., Gutmann, W. F. & Weingarten, M. (1991): Evolution ohne Anpassung. – In: W. Ziegler (Hgb.): (Aufsätze und Reden der Senckenbergischen Naturforschenden Gesellschaft 37): Frankfurt: Kramer.
Frischeisen-Köhler, M. v. (1925): Die Philosophie der Gegenwart. - In: Dessoir, M. Die Geschichte der Philosophie. - Wiesbaden: Fourier. 549-630.
Glasersfeld, E. v. (1997): Radikaler Konstruktivismus. Ideen, Ergebnisse, Probleme. - Frankfurt/M.: Suhrkamp.
Glasersfeld, E. v. (2001): Universalien als Konstruktion. - In: Hejl, P. M. (Hrgb.): Universalien und Konstruktivismus. - Frankfurt/M.: Suhrkamp, 68-75.
Gutmann, W. F. & Bonik, K. (1981): Kritische Evolutionstheorie. Hildesheim: 0er-stenberg.
Gutmann, W. F. (1994): Evolution von Konstruktionen: Die Frankfurter Theorie. - In: Morphologie & Evolution, Senckenberg-Buch 70. Frankfurt/M.: Kramer.
Haeckel, E. (1906): Lebenwunder - Gemeinverständhühe Studien über Biologische Philosophie. - Stuttgart: Kröner.
Herbig, J. (1984): Nahrung für die Götter - zur Kulturellen Neuerschaffung der Welt durch den Menschen. - Frankfurt; Hanser.

Kolakowski, L. (1986): Die Suche nach der verlorenen Gewißheit. Denkwege mit Edmund Husserl. - München: Piper.

Koyré, A. (1988): Galilei. - Berlin: Wagenbach.

Lorenz, K. & F. Kreuzer (1981): Leben ist Lernen. Von Immanuel Kant zu Konrad Lorenz. - München: Piper.

Lorenz, K. (1941): Kant's Lehre vom Apriorischen im Lichte gegenwärtiger Philosophie. - Blätter deutscher Philosophie 15, 94 125.

Lorenz, K. (1965): Über tierisches und menschliches Verhalten. Gesammelte Abhandlungen, Bd. 1 u. 2. München: Piper.

Lorenz, K.(1941):Kants Lehre vom Apriorischen im Lichte gegenwärtiger Philosophie. - Blätter dt. Philosophie 5, 94-125.

Lorenz,K.(1977): Die Rückseite des Spiegels. Versuch einer Naturgeschich menschlichen Erkennens. - München: Dtv.

Müller-Herold, U. (1988): Szenarien für die späte präbiotische Evolution. – Natur u. Museum118(3), 74-83.

Primas, H. (1990): Biologie ist mehr als Molekularbiologie. Wir müssen gleichzeitig mit mehreren Naturbeschreibungen arbeiten. – In: Fischer, E. P. & K. Mainzer (Hrsg.): Die Frage nach dem Leben. München: Piper, 63-92.

Riedl, R. (1975): Die Ordnung des Lebendigen - Systembedingungen der Evolution. - Hamburg, Berlin: Parey.

Riedl, R. (1981): Biologie der Erkenntnis - Die stammesgeschichtlichen Grundlagen der Vernunft. - Berlin, Hamburg: Parey,.

Riedl, R. (2000): Strukturen der Komplexität. Einer Morphologie des Erkennesn und Erklärens. - Springer Berlin, Heidelberg, New York, Barcelona, Hongkong, London, Mailand, Paris, Singapur, Tokio: Springer

Riedl, R.(1978): Über die Biologie des Ursachen-Denkens. - Ein evolutionistischer, system-theoretischer Versuch. Mannheimer Forum (78/79), 9-72.

Riedl, R.(1985): Die Spaltung des Weltbildes. Biologische Grundlagen des Erklärens und Verstehens. - Hamburg: Parey,.

Riedl, R.(1987): Kultur - Spätzündung der Evolution? - München/Zürich: Piper.

Roth,G. (1987): Erkenntnis und Realität : Das reale Gehirn und seine Wirklichkeit. - In : Schmidt, 5. J.(Hgb.) : Der Diskurs des radikalen Konstruktivisinus, 229-255; Frankfurt/M.: Suhrkamp.

Schaxel, J. (1922): Theorienbildung in der Biologie. - Jena: O. Fischer.

Schrödinger, E. (1987): was ist Leben? - München: Piper.

Spencer, H. (1901): Grundsätze einer synthetischen Auffassung der Dinge. - Stuttgart: Schweizerbart'sche Verlagsbuchhandlung.

Uexküll, J. v. (1980.): Der Funktionskreis. - In: Kompositionslehre der Natur. Frankfurt: Ullstein, 226-290.

Uexküll, J. v. (1921): Umwelt und Innenwelt der Tiere. - Berlin: Springer.

Uexküll, J. v. (1928.): Theoretische Biologie. Berlin: Springer.

Vollmer, G. (1975): Evolutionäre Erkenntnistheorie. - Stuttgart: S. Hirzel.
Vollmer, G. (1975): Evolutionäre Erkenntnistheorie. - Stuttgart: .Hirzel.
Vollmer, G. (1985/86): Was können wir wissen?, Bd. I u. II. - Stuttgart: Hirzel.
Vollmer, G. (1986/87): Wissenschaft mit Steinzeitgehirnen? - In: H. v. Ditfurth (Hrgb.) Mannheimer Forum, 9-62.
Wallace, A. R. (1859): Darwinism. - London: MeMillan.
Wallace, A. R. (1870): Beiträger zur natürlichen Zuchtwahl. - Erlangen: Ed. Besold.
Weingarten, M. (1989): Die Beweisstruktur von Darwins Evolutionstheorie. flie künstliche Zuchtwahl als Modell des evolutionären Geschehens. - In: Natur und Museum 119,315-327.
Weingarten, M. (1991): Darwin, der Darwinismus und das Problem des Fortschritts in der Evolution. - Natur und Museum 121, 129-136.
Weingarten, M. (1991): Darwin, der frühe Darwinismus und das Problem des Fort-schritts in der Evlution. - Natur u. Museum 121, 129-136. Frankfurt/M.: Kramer.
Weingarten, M. (1993): Organismen - Objekte oder Subjekte der Evolution? Philosophische Studien zum Paradigmenwechsel in der Evolutionsbiologie. - Darmstadt: Wissensch. Buchges.

SYMBOLE: IHR WESEN UND IHRE FUNKTIONEN

Shulamith Kreitler

Was ist Bedeutung? Beschreibung und Definitionen.

Symbole sind spezifische Konstrukte, die zum Bereich der Bedeutung gehören. Sie tauchen häufig in Träumen auf, in den verschiedenen Künsten, aber auch in der Politik und im Alltagsleben. Auf Grund von empirischen Studien wird Bedeutung definiert als Inhalte, die einem Referenten zugeschrieben werden, mit dem Zweck, seine Bedeutung auszudrücken oder mitzuteilen (Kreitler & Kreitler, 1990).

Diese anscheinend zirkuläre Definition beruht auf einigen Annahmen. Die erste Annahme ist, dass Bedeutung darin besteht, dass man eine Aussage macht, die einem Referenten etwas Zusätzliches zuschreibt. Also, wenn man einfach „Teller" sagt, ist es kein Referent und hat daher keine Bedeutung. Aber wenn man sagt „Teller – dient zum Essen", dann wird der „Teller" zum Referenten, und der Inhalt „dient zum Essen" gilt als seine Bedeutung.

Die zweite Annahme ist, dass Bedeutung mitteilungsfähig ist, d.h. man kann Bedeutungen einem Anderen zumeist mitteilen. Dieser Schluß wird auch dadurch bestätigt, dass die Mehrheit der Bedeutungen, die wir haben oder kennen, durch Mitteilung gewonnen wurden. Ein viel kleinerer Teil ist vielleicht angeboren. Der enge Zusammenhang zwischen Bedeutung und Kommunikation impliziert auch, dass Bedeutung in vieler Hinsicht auf Übereinkunft beruht, die zum größten Teil willkürlich ist.

Die dritte Annahme ist, dass Inhalte auch unabhängig davon, ob diese aktuell mitgeteilt werden oder nicht, eine gewisse Funktion von Bedeutung haben können, und auch, wenn eine Mitteilung erfolgt, unabhängig davon, ob der Sender und/oder der Empfänger der Mitteilung in bezug auf Bedeutung irgend eine bestimmbare Absicht hat. Daher wird ein Reiz immer dann zum Referenten, wenn er die Funktion eines Trägers von Bedeutung bekommt, entweder für eine gewisse Zeit oder in einem gewissen Kontext. Dasselbe gilt für die Inhalte, die den Referenten als ihre Bedeutung zugeschrieben werden. Sie werden zum Ausdruck von Bedeutung, wenn sie diese Funktion haben, aber nur, solange sie sie erfüllen. In einem anderen Kontext können diese Inhalte andere Funktionen erfüllen.

Die vierte und letzte Annahme ist, dass Bedeutung nicht an verbale Ausdrucksmittel gebunden ist, sondern es können jegliche Ausdrucksmittel, verbale und nicht-verbale, benutzt werden.

Das Bedeutungssystem wurde entwickelt, um Bedeutungen zu charakterisieren und manipulierbar zu machen. Dazu wurde das Konzept von der Bedeutungseinheit erstellt.

Eine Bedeutungseinheit besteht aus einem Referenten und einem Inhalt. Referent kann jeder Reiz, unabhängig von seiner Art und Größe, sein, z.B. eine Blume, ein Mensch, ein Wort, eine geschichtliche Epoche. Ebenso kann der Inhalt verschiedenster Art sein, verbal oder nicht-verbal, qualifiziert nur dadurch, dass er dazu dient, die Bedeutung des Referenten auszudrücken.

Die Bedeutungseinheit wird durch 5 Gruppen von empirisch ermittelten Bedeutungsvariablen charakterisiert: (a)*Bedeutungsdimensionen* charakterisieren die Inhalte, d.h. die Art von Informationen, die mittels des Referenten durch den Inhalt repräsentiert sind (z.B. über zeitliche, räumliche, kausale Aspekte); (b) *Beziehungstypen* charakterisieren die Struktur der Beziehung zwischen dem Referenten und dem Inhalt, d.h. inwiefern diese Beziehung unmittelbar ist oder vermittelt, z.B. attributiv, metaphorisch; (c) *Beziehungsformen* charakterisieren die Beziehung zwischen dem Referenten und dem Inhalt vom formalen Standpunkt, z.B. positiv oder negativ, universal oder partial; (d) *Referentverschiebungen* charakterisieren die Art der Änderungen, die im Referenten im Laufe der Bedeutungszuschreibung an einem Reiz stattfinden; (e) *Ausdrucksformen* charakterisieren die Ausdrucksmittel, die der Bedeutungsmitteilung dienen. Abbildung 1 zeigt die 5 Gruppen, Abbidung 2 gibt Beispiele für jede Gruppe.

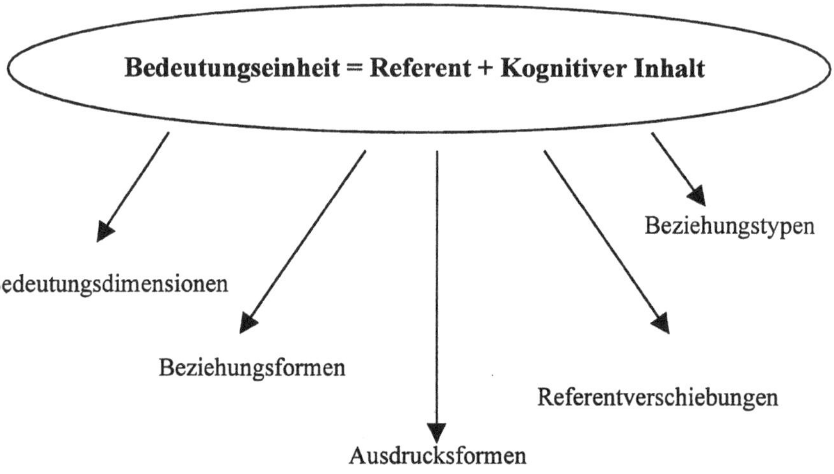

Abb.1

Bedeutungsvariablen (Beispiele)

- **Bedeutungsdimensionen**
  - *Kontextuelle Einbettung*
  - *Teile*
  - *Funktionen*
  - *Raum*
  - *Zeit*
  - *Ursachen*

- *Besitz und Angehoerigkeit*
- *Emotionen und Gefuehle:*
  - *die der Referent hervorruft*
  - *die der Referent erlebt*
- *Sensorische Eigenschaften:*
  - *die den Referenten charakterisieren*
  - *die der Referent empfindet, erlebt*
- *Urteile und Schaetzungen*
  - *in Bezug auf dem Referenten*
  - *die der Referent hat*
- *Kognitive Prozesse*
  - *die der Referent hervorruft*
  - *die der Referent hat*

- **Beziehungstypen**
  - *Attributiv*
  - *Komparativ*
  - *Illustrierend*
  - *Metaphorisch-symbolisch*
- **Beziehungsformen**
  - *Positiv*
  - *Negativ*
  - *Kombiniertes Positiv und Negativ*
  - *Frage*
- **Referentverschiebungen**
  - *Keine Verschiebung*
  - *Zum Teil*
  - *Zum Gegenteil*
  - *Zu hoeherer Kategorie*
- **Ausdrucksformen**
  - *Verbal*
  - *Graphisch*
  - *Durch Bewegungen*

Abb. 2: Die Bedeutungseinheit

Gemeinsam bilden die Variablen das Bedeutungssystem. Eine zentrale Eigenschaft dieses Systems ist, dass es selektiv angewandt wird, je nach dem Individuum, der Kultur, der Situation, der kognitiven Aufgabe, der emotionellen Atmosphäre, usw. Jeder gesunde Erwachsene in der westlichen Kultur verfügt über alle genannten Variablen, aber benutzt sie mit unterschiedlicher Häufigkeit. Das kann man durch den Bedeutungstest feststellen. Dieser

Test ergibt für jede Person ein Bedeutungsprofil, d.h. gibt die Häufigkeit an, mit der die Person die verschiedenen Bedeutungsvariablen im Bedeutungstest benützt hat. Dieses Profil spiegelt auch die Häufigkeit, mit der diese Variablen von dieser Person auch in anderen Situationen benützt werden. Jede Bedeutungsvariable repräsentiert eine Gruppe von Inhalten und Prozessen, die für einen bestimmten Bereich spezifisch sind, z.B. repräsentiert die Bedeutungsvariable der Raumqualitäten die Inhalte und kognitiven Prozesse, die mit Raum und „räumlichen“ Denken zu tun haben. Jede kognitiven Aufgabe sowie auch jede Persönlichkeitseigenschaft verlangt die Beteiligung einer Gruppe von verschiedenen Bedeutungsvariablen, jede in bestimmter Häufigkeit, deren Gradient von großer zu minimaler oder sogar keiner Häufigkeit verläuft. Weiters ermöglicht die Bestimmung der Bedeutungsvariablen, die an einer kognitive Aufgabe beteiligt sind, es auch, diese Aufgabe oder den Akt zu beeinflussen, indem die geeigneten Bedeutungsvariablen trainiert werden. Auf diese Weise zeigt sich, dass die Bedeutungsvariablen eine Möglichkeit bieten, kognitives und anderes Verhalten zu beeinflussen oder sogar zu erzeugen (Kreitler & Kreitler 1988, 1990).

Besonders wichtig in unserem Zusammenhang ist die Differenzierung zweier Arten von Bedeutung: die persönliche, intra-individuelle und die allgemeine, inter-individuelle Bedeutung. Auf Grund von Studien wurden die zwei Arten nicht inhaltlich, sondern durch strukturelle Eigenschaften definiert, also nicht auf Grund von Bedeutungsdimensionen, sondern auf Grund von Beziehungstypen. Die persönlichen, intra-individuellen Bedeutungen werden definiert als solche, die die Beziehungstypen exemplarisch-illustrativ und metaphorisch-symbolisch zum Ausdruck benützen, während die allgemeinen, inter-individuellen Bedeutungen die Beziehungstypen attributiv und komparativ verwendet. Man sollte hinzufügen, dass die persönliche Bedeutung hauptsächlich persönliche und subjektive, meist emotionale Inhalte zum Ausdruck bringt, während die allgemeine Inhalte ausdrückt, die zum allgemeinen Bereich gehören und die zwischenmenschliche Kommunikation im allgemeinen charakterisieren. Studien haben gezeigt, dass, wenn die persönliche Bedeutungsweise experimentell verstärkt wird, sodass sie bei einem Individuum den kognitiven Bereich beherrscht, gewisse Denkformen wie Gestaltauffassung, holistisches Denken, Intuition, Integration und Empathie gestärkt werden. Wird hingegen die allgemeine, inter-individuelle Bedeutungsweise zum Überwiegen gebracht, werden andere Denkformen, wie logische, systematische und analytische Denkweisen, gestärkt (Kreitler, Kreitler & Wanounou, 1987-8; Kreitler, 1999).

Was sind Symbole? Beschreibung und Definitionen

Symbole gehören zum Bereich der intra-individuellen, persönlichen Bedeutung. Wie oben erwähnt, befinden sich in diesem Bereich verschiedene Formen von Ausdrücken. Erstens, die exemplarisch-illustrativen Ausdrücke. Das sind konkrete Bilder, die irgend einen Inhalt oder ein Konzept darstellen und als Beispiel dafür ein Exemplar oder einen Teil davon, einen Zustand oder eine Szene zur Illustration verwenden z. B. Weisheit – mein Onkel (ein Beispiel), Weisheit – ein Gelehrter sitzt und lernt (ein illustrierender Zustand), Weisheit – ein Kind beleidigt ein anderes Kind, der Beleidigte ist dabei, es zu schlagen, aber im letzten Augenblick hält es sich zurück und geht einfach davon (eine illustrierende Szene). Symbole haben mit diesen Formen nur die konkrete bildliche Form gemeinsam, die durch nicht willkürliche Mittel, wie Ähnlichkeit, etwas ausdrückt.

Eine weitere Ausdrucksform von persönlichen Bedeutungen wurde Deutung genannt. Sie besteht aus allgemeinen, abstrakten Interpretationen, die zwar einen persönlichen Standpunkt und Meinungen ausdrücken, aber nicht in bildlicher Form. z.B. Glück – das wir oft erst nach seinem Vergehen als solches erkennen. Symbole unterscheiden sich von dieser Kategorie dadurch, dass sie eine bildliche Form haben und die persönliche Deutung nicht immer explizit ausdrücken.

Im Bereich der persönlichen Bedeutung haben Symbole die größte Ähnlichkeit mit den Metaphern, mit denen sie oft verwechselt werden. Die von mir vorgeschlagene Definition für Symbole ist, dass **Symbole komplexe Metaphern mit spezifischen Merkmalen und Funktionen sind** (Kreitler, 1965).

Um diese Definition zu verstehen, ist es zuvor notwendig, die Metapher zu definieren. Metaphern sind eine Form des Ausdrucks oder der Mitteilung von Bedeutungen, die durch die folgenden Merkmale gekennzeichnet sind: Metaphern sind

konkrete Bilder (d.h. Konstrukte mit potentiellen sensorischen Eigenschaften), die Inhalte repräsentieren

(Inhalte) die abstrakt und allgemein sind, im Gegensatz zum repräsentierenden Bild, das konkret und spezifisch ist

(Inhalte) die einem anderen Bereich angehören als dass das konventionell mit dem Bild verbunden ist, mit Mitteln, die nicht auf willkürlicher Konvention beruhen (wie die Signale der konventionellen Sprache), sondern auf anderen Prinzipien wie z.B. Ähnlichkeit.

Beispiele für Metaphern: „Die Liebe ist wie ein stürmischer See", weil sie zwei Abstraktions-Ebenen (Liebe und See) miteinander verbindet; Liebe gehört üblicherweise nicht zum Bedeutungsbereich von See, und die Verbindung ist nicht konventionell und willkürlich. Hingegen sind die folgenden Aussagen keine Metaphern, sondern Vergleiche, z.B. „Die Liebe ist wie der Zorn, denn beide sind Gefühle und unbeherrschbar" oder „Der See ist wie das Wetter, denn beide können stürmisch werden".

Worin unterscheiden sich die Symbole von den Metaphern? Erstens sind Symbole komplexe Metaphern, da das Bild in Symbolen in der Regel mehrere Inhalte repräsentiert (und nicht nur einen); zweitens sind die repräsentierten Inhalte von unterschiedlicher Art und entstammen verschiedenen Bereichen, die manchmal sogar nicht miteinander verbunden sind (allerdings haben die Bedeutungen bereits eine gewisse Neigung, sich im Symbol miteinander zu verbinden); drittens gibt es in den repräsentierten Inhalten zumindest ein Paar, das einen Kontrast, einen Widerspruch, einen Konflikt oder eine Kontradiktion bildet und dadurch ein Problem spiegelt; viertens ist das repräsentierende Bild durch seine Struktur und auf der Ebene der Struktur selbst der Widerspruch der repräsentierten Inhalte. In diesem Sinne ist das Symbol, wie oft betont, „eine Verbindung von Gegensätzen". Da die Lösung in struktureller, bildlicher Form gegeben ist, ist sie oft mehr erlebt oder intuitiv erfahren als konzeptuell begriffen, und daher ist es auch schwer, sie verbal auszudrücken.

Ein Beispiel vom Erzeugen eines Symbols wird diese Prozesse klarer machen. Die Versuchsperson – ein hospitalisierter schizophrener Patient – bekam die Aufgabe, die persönliche Bedeutung von Weisheit auszudrücken. Er begann damit, dass er ein Auge zeichnete, als

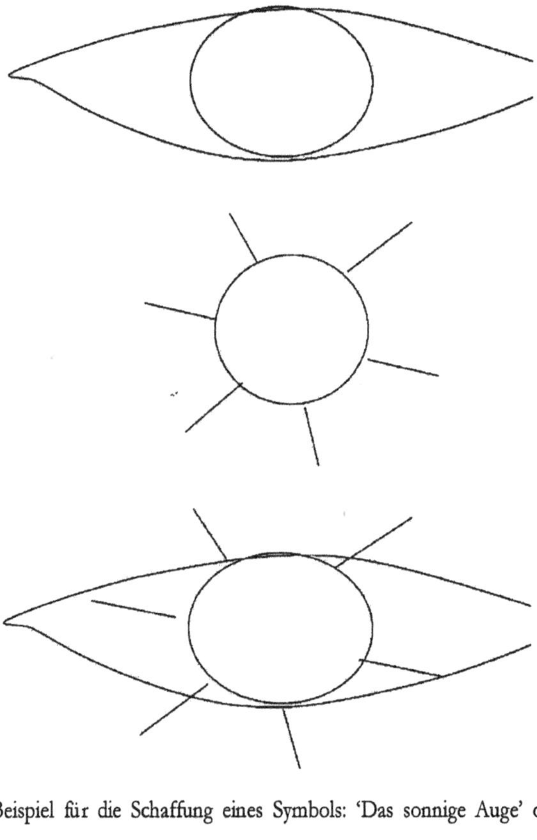

Abb. 3: Ein Beispiel für die Schaffung eines Symbols: 'Das sonnige Auge' oder 'Die augenhafte Sonne'.

Ausdruck für die Aufnahme von Informationen: lesen, sehen, beobachten, lernen. Dann aber war er unzufrieden, denn Weisheit ist nicht nur Aufname, sondern vielmehr Von-sich-Geben, andere lehren. Um diese Auffassung auszudrücken, zeichnete er eine Sonne mit ausstrahlenden Strahlen. Damit war er auch nicht zufrieden, denn da gibt es ein Widerspruch: man kann nicht beides tun: lernen und lehren, sich selbst verbessern und gleichzeitig einem Anderen etwas geben. Denn jeder dieser Akte braucht Zeit. Also, ein Konflikt. Plötzlich hatte er eine Einsicht und sagte: ich weiß genau, wie das ist: die Weisheit ist wie ein sonniges Auge oder eine augenhafte Sonne, denn das wahre oder echte Lernen gibt es nur durch Lehren, und man kann nichts in sich hineinnehmen, wenn man sich nicht selbst dem Anderen ganz gibt. (Abbildung 3)

Die Merkmale von Symbolen sind am leichtesten zu erklären und zu demonstrieren, wenn die repräsentierenden Bilder geometrische Formen sind. Eine Serie von experimentellen Studien hat gezeigt, dass hauptsächlich geometrische Formen, die einfache Gute Gestalten sind, dazu benützt werden, um einfache Inhalte in der Form von Metaphern auszudrücken (z.B. repräsentiert ein Kreis die Ewigkeit, ein Quadrat die Unflexibilität und Starrheit; komplizierte, schlechte Gestalten werden hauptsächlich für den Ausdruck von Gegensätzen, Konflikten, Problemen benützt; und komplizierte Formen, die eine Gute Gestalt bilden, werden hauptsächlich für den Ausdruck von Gegensätzen, Widersprüchen, Problemen **und ihre Lösung** verwendet (siehe Abbildung 4). In dieser Form werden die Gegensätze durch die Verschiedenheit der Formen repräsentiert, und die Lösung durch die gute Struktur im Sinne der Gestalttheorie (eine Gute Gestalt wird definiert durch Merkmale wie Symmetrie, maximale Einfachheit in den gegebenen Bedingungen, und Gleichheit der Richtungen) (Kreitler, 1965).

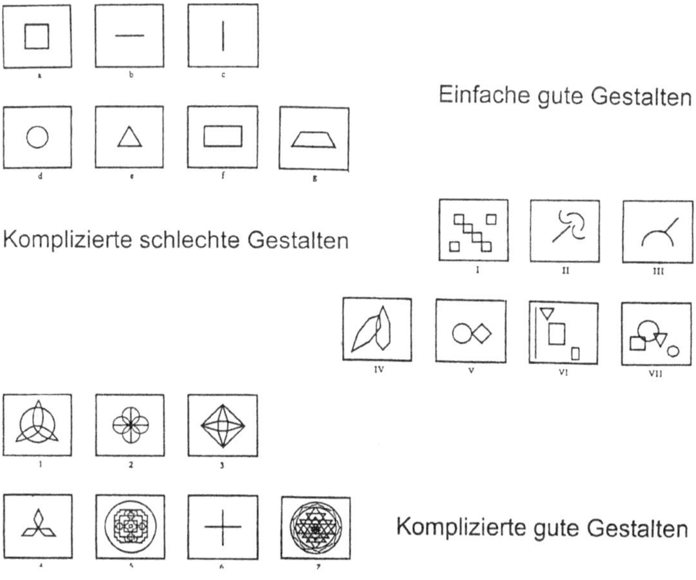

Abb. 4: Drei Gestaltserien, die in Experimenten über Symbolschöpfung und Symbolerfassung benützt worden sind. [Aus dem Buch S. Kreitler: Symbolschöpfung und Symbolerfassung: Eine experimentalpsychologische Studie. Basel-München: Ernst Reinhardt Verlag, 1965, Ss.190-191].

Hinzuzufügen ist, dass, da ein symbolisches Bild ist eine komplexe Gute Gestalt ist, seine Hauptmerkmale Abstraktheit, Komplexität, Vielschichtigkeit, Vielheit und Verschiedenartigkeit der Teile, dichte Struktur, Symmetrie und Balance sind. Diese Eigenschaften tragen auch dazu bei, dass es relativ leicht ist, in ein solches Bild sehr verschiedene Inhalte zu projizieren und intuitiv Lösungen für die verschiedensten Konflikte und Probleme zu finden. Aber, wie erwähnt, es ist schwierig, diese Lösungen verbal und auf logische Weise auszudrücken.

Eine andere Konsequenz der erwähnten Qualitäten von Symbolen ist, dass sie autonom wirken, sodass sie wie dissoziiert von ihrem Kontext aufgefasst werden, und sie neigen dazu, ihren Kontext zu beherrschen, da sie nicht leicht mit anderen Inhalten verbindbar sind und maximale Aufmerksamkeit auf sich selbst ziehen. Das zeigt sich besonders in der Kunst, wo Symbole oft das Zentrum und nicht selten das einzige Thema des Kunstwerks bilden (z.B. Der Prozess oder der Käfer in Kafka's Novellen) (Hoffman, 1987).

Beziehungen von Symbolen mit anderen Kategorien der persönlichen Bedeutung

Symbole, wie oben definiert, sind eine Kategorie der persönlichen Bedeutung, die mit den anderen Kategorien der persönlichen Bedeutung verschiedene Beziehungen hat. Diese Beziehungen können sowohl vom Standpunkt der Struktur als auch vom Standpunkt der Entwicklung oder Entstehung eines Symbols analysiert oder beschrieben werden.

Vom Standpunkt der Struktur: mit allen Kategorien der persönlichen Bedeutung hat die symbolische Kategorie die folgende Züge gemeinsam: Inhalte werden durch irgend ein Signal (Objekt, Bild, Wort) repräsentiert, die Repräsentation benützt Mittel, die nicht auf arbiträrer Konvention beruhen, und die repräsentierten Inhalte haben persönliche Relevanz. Diese Schlußfolgerungen werden ergänzt durch einen Vergleich mit den spezifischen Kategorien im Bereich der persönlichen Bedeutung.

Im Vergleich mit den exemplarisch-illustrativen Kategorien (Einzelfall, Zustand, Szene) besteht die Ähnlichkeit darin, dass, wie diese Kategorien auch, ein Symbol ein konkretes Objekt oder Bild ist, das Inhalte repräsentiert. Der Unterschied besteht darin, dass in einem Symbol die repräsentierten Inhalte allgemein (und nicht spezifisch) sind und nicht aus jenem Bereich stammen, dem das konkrete Objekt konventionell zugehört, wie dies bei den anderen Kategorien der Fall ist.

Im Vergleich mit der Kategorie Deutung besteht die Ähnlichkeit darin, dass die repräsentierten Inhalte allgemein und nicht spezifisch sind; der Unterschied besteht darin, dass ein Symbol immer konkret, bildlich ist, während die Deutung das nicht ist.

Im Vergleich mit der Kategorie Metapher, besteht die Ähnlichkeit besteht, dass die Form konkret und bildlich ist, die repräsentierten Inhalte allgemein sind und aus Bereichen stammen, die konventionellerweise nicht mit dem Objekt verbunden sind. Der Unterschied besteht darin, dass ein Symbol in Form und Inhalten zumeist komplexer ist, und Probleme/ Widersprüche/ Gegensätze präsentiert, deren Lösung in struktureller Form durch das repräsentierende Objekt erfolgt.

Wenn man die Kategorien der persönlichen Bedeutung in Skalen der Komplexität, Schwierigkeit des Schaffens, Seltenheit, Vollkommenheit des Produktes und Zufriedenheit mit dem Ausdruck einreiht, dann steht die Kategorie der Symbole an der Spitze dieser Skalen.

Vom Standpunkt der Entstehung, haben empirische Studien gezeigt, dass, wenn man Versuchspersonen die Aufgabe gibt, irgendwelche Inhalte mit persönlicher Relevanz auszudrücken, eine gewisse Anzahl Ausdrücke erreicht, die man als Symbole bezeichnen kann. Das sind Versuchspersonen, die auch sonst mit größerer Häufigkeit als andere Versuchspersonen folgende Kategorien der persönlichen Bedeutung benützen: exemplarisch-illustrativer Einzelfall oder Szene, Deutung und Metapher. Eine Analyse der Antwortketten, die der Symbolschöpfung vorangehen, zeigt zwei Hauptwege (Reihenfolgen), die am häufigsten zu der Symbolantwort führen. Die eine Reihenfolge besteht aus: Einzelfall, Deutung, Symbol; die zweite besteht aus: Szene, Metapher, Symbol. Manchmal bleibt dasselbe Bild vorhanden, wenn man von einer zur anderen Kategorie übergeht, in anderen Fällen ändert sich auch das Bild oder die Antwort selbst. Beide Reihenfolgen sind dadurch gekennzeichnet, dass sie zur Verschmelzung der konkreten Ebene (repräsentiert durch den Einzelfall oder die Szene) mit der abstrakten Ebene (repräsentiert durch die Deutung oder die Metapher) führen bzw. diese ermöglichen.

Funktionen von Symbolen

Die Hauptfunktionen von Symbolen sind demgemäß die folgenden:

(a) Verschiedene Konzepte und Inhaltsbereiche zu verbinden, in Beziehung zu einander zu bringen, zu integrieren;
(b) enthüllen, bloßlegen von neuen Aspekten der inneren Realität, die ohne die Hilfe von Symbolen verborgen, unerkannt oder unausgedrückt bleiben können;
(c) durch die Möglichkeit, Konflikte und Probleme in die Symbole zu projizieren, wird Klarheit und Einsicht in den Zugang zu persönlichen Problemen und ihre Behandlung ermöglicht;
(d) lösen von Widersprüchen, sodass Lösungen für persönliche Probleme oder allgemeine Probleme mit persönlicher Relevanz ermöglicht werden, also Hilfe im Coping.

Diese vier Funktionen zeigen, wie wichtig die Rolle ist, die Symbole in kognitiven und emotionalen Bereichen spielen können.

Beispiele von Symbolen

Erstes Beispiel: Mandala.

Abbildung 5 zeigt eine der vielen verschiedenen Variationen dieser aus dem Hindischen stammenden symbolischen Struktur, die in den östlichen Kulturen weit verbreitet ist (Blau, 1999; Chevalier & Gheerbrandt, 1996). Die Bestandteile sind verschiedene Figuren oder

Objekte, mehr oder minder abstrakt, symmetrisch angelegt und um ein Zentrum angeordnet, umschlossen von einigen umrahmenden Formen, meist zirkulärer oder quadratischer Art.

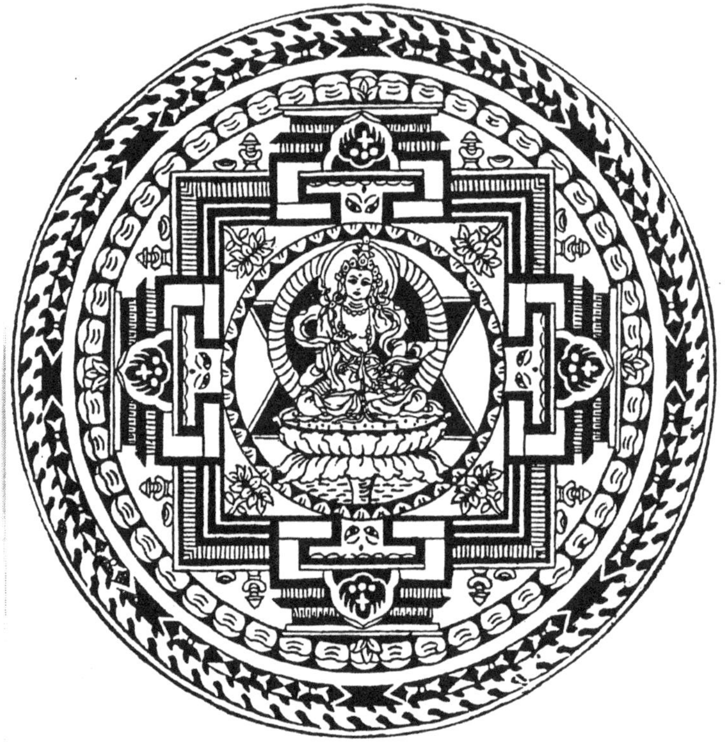

Abb. 5: Mandala. [Quelle: Schumacher, 1997, Die Bilderwelt des Buddhismus, E. Diederichs, umgezeichnet]

Am interessantesten ist, dass die Mandala zum Träger der verschiedensten Interpretatio-nen wurde. In einem Kontext repräsentiert die Mandala den irdischen Kosmos (Himmel und Erde, das äußerlich Beobachtbare und das innen Verborgene, usw) oder die grundlegenden Elemente, oder Farben oder Raumrichtungen, gleichzeitig von aussen nach innen und konzentrisch angeordnet. In einem anderen Kontext repräsentiert die Mandala die menschlichen (in den äußeren Schichten) und göttlichen Kräfte (in den inneren Schichten) bis zum Mittelpunkt, der der Sitz der Gottheit ist oder auch die Gottheit selbst bildet. Weiters repräsentiert die Mandala auch den Kreislauf von Geburt, Tod und Wiedergeburt, Stufen des Bewußtseins, und die allmähliche Umwandlung vom oberflächlichen zum tiefsinnigen Verständnis des Daseins. Dazu ergänzend sollte man erwähnen dass die Mandala auch politische Beziehungen zu Nachbarstaaten und Koalitionen in Krieg und Frieden repräsentiert (Zimmer, 1956, SS. 113-118).

Jung folgend (1952), schließt Cirlot (1971, S. 201), dass die Mandala ein Bild und eine Synthese der dualistischen Aspekte von „differentiation and unification, of variety and unity, the external and the internal, the diffuse and the concentrated... the visual plastic expression of the struggle to achieve order – even within diversity – and of the longing to be reunited with the pristine, non-spatial and non-temporal 'centre'".

Zusammengefaßt, zeigt die Mandala in ihrer Struktur (komplizierte Gute Gestalt) und den vielfachen Interpretationen alle oben erwähnten Merkmale von Symbolen.

Zweites Beispiel: Wasser

Wasser ist eines der ältesten und am weitesten verbreiteten Symbole in den verschiedensten Kulturen (Chevalier & Gheerbrandt 1996; Heinz-Mohr 1998). Die reiche symbolische Bedeutung des Wassers besteht aus einer Gruppe von gegensätzlichen Themen, die einander ergänzen. Einerseits ist Wasser eng verbunden mit Leben. Demgemäß gilt Wasser einerseits als Quelle des Lebens, als das formlose Chaos, aus dem alle Dinge geschöpft werden können, als der Ort, wo das Leben begann (im Meer, aber auch ontogenetisch als Fruchtwasser in der Gebärmutter), als Reservoir von allem Möglichen, gleich dem menschlichen Unbewußten, als die Basis, auf der die Welt steht, als der Anfang aller Dinge, als ein Mittel der Befruchtung, als der Stoff, der das Leben ermöglicht (Flüssigkeit, Trinkwasser, Wasser für Bewässerung). All dies spiegelt sich auch im symbolischen Sprachgebrauch, z.B. „Quelle des Lebens", „Quelle der Unsterblichkeit", „Quelle der Jugend", „Quelle der Lehre". Anderseits aber gilt Wasser auch als zerstörerisch, als Quelle des Todes, als das Element, das alles vernichten kann in einem Schwall, als der Ort, wo man ertrinken kann, wie man es z.B. in den biblischen Geschichten von der Sintflut oder beim Durchzug durch das Rote Meer feststellen kann.

Weitere positive Aspekte des Wassers sind im Konzept des Wassers als ein Reinigungsmittel des Körpers und auch der Seele ausgedrückt. Aber auch hier gibt es einen negativen Aspekt, weil das Wasser schmutzig sein kann und das, was gereinigt wurde, wieder beschmutzt. Weiters gilt Wasser auch als Weisheit, da es klar und tief läuft und durchsichtig wirken kann, aber es kann auch getrübt sein und alles bedecken und verhüllen. Es kommt aus der Tiefe (als Quellen oder Brunnenwasser), aber auch von oben (als Regen). Es kann ruhig und beruhigend wirken als stilles Wasser in einem Fluß oder See, aber auch aufregend und angsterzeugend wirken, als stürmischer See.

Die verschiedenen erwähnten gegensätzlichen Bedeutungen demonstrieren den Reichtum der Sinne, die an das Wasser gebunden sind oder durch das Wasser geweckt werden. Aber, wie bei Symbolen zu erwarten, sind die Gegensätze miteinander verbunden und auf strukturelle Weise gelöst. So z.B. sind die zwei Hauptthemen von Leben und Tod und Reinigung miteinander verbunden, und der Widerspruch wird gelöst durch das Bild vom symbolischen Sterben (das auch von den Sünden reinigt und Weisheit verleiht) und Auferstehen, das durch das Wasser, und insbesondere durch das Taufwasser, bewirkt wird. Weitere Lösungen ergeben sich durch den Wasserzyklus, der das Wasser von unten und von oben verbindet (Regen wird von der Erde aufgesaugt und bereichert die unterirdischen Quellen), oder in Form einer Fontäne oder eines Brunnens, wo das Wasser, das von unten stammt, herunterfließt, als ob es von oben stammte.

Drittes Beispiel: Der Baum des Lebens nach der Kabbalah

Abbildung 6 zeigt die Grundform dieses höchst komplizierten Symbols, das das Grundkonzept der Jüdischen Lehre des Mystizismus darstellt (Scholem 1988). Der so genannte Baum besteht aus 11 Kreisen, die in 3-dimensionaler Weise angeordnet sind (Kreise 6 u.11 in Abbild.6 sind in der dritten Dimension), mit einer horizontalen, aber keiner vertikalen Symmetrie.

Dieser Baum kann statisch, aber auch dynamisch betrachtet werden. Statisch wird er auf zwei Arten beschrieben: als Repräsentation verschiedener Bedeutungsbereiche, und zwar dadurch, dass (a) jeder Kreis eine spezifische Rolle oder Benennung bekommt, oder (b) da der Raum des Baumes in verschiedenen Formen geometrisch zerteilt oder gestaltet wird, bekommt jede Fläche eine spezifische Rolle oder Benennung.

Die statische Beschreibung, wenn jeder Kreis eine symbolische Bedeutung bekommt: die bekanntesten Bedeutungen beziehen sich auf die verschiedenen sogenannten „Sphären", die die Attribute der Gottheit in ihrem dauernden schöpferischen Zustand repräsentieren, d.h. wenn man den Zahlen in Abbildung 6 folgt: 1. Krone, 2. Verständnis, 3. Weisheit, 4. Urteil/Kraft, 5. Liebe/Mitleid, 6. Schönheit, 7. Herrlichkeit, 8. Unendlichkeit, 9. Fundament/Grundlagen, 10. Königreich/Die Welt, 11. Wissen. Die selben Kreise stehen auch für viele andere Bereiche, z.B. die Planeten (in der Reihenfolge: Neptun, Saturn, Uranus, Mars, Jupiter, Sonne, Merkur, Venus, Mond, Erde, Pluto), Edelsteine, psychologische Prozesse (in der Reihenfolge: Psychologie, äußerer Intellekt, wie die Logik, der sich mit äußeren Themen beschäftigt, innerer Intellekt, wie die Intuition, der sich mit inneren Themen beschäftigt, äußere Emotion, die äußerlich ausgedrückt wird, innere Emotion, die aus erlebten Gefühlen besteht, das Selbst, willentliche Prozesse, nicht-willentliche Prozesse, das Ego, physische Prozesse des Körpers, Wissen).

Die statische Beschreibung, wenn jede Fläche eine symbolische Bedeutung bekommt: Der Baum kann auf verschiedene Weise geteilt werden (siehe z.B. Abb. 7). z.B. wenn man Kreis 1 mit Kreis 10 senkrecht verbindet und durch drei horizontale Striche die Kreise 2 mit 3, 4 mit 5, und 7 mit 8 miteinander verbindet, bekommt man eine Leiter; wenn man das Dreieck, das die Kreise 1-2-3 bilden, auf zwei Pfeiler setzt (die durch Verbindung mit senkrechten Strichen der Kreise 2-4-7 und 3-5-8 gebildet sind), bekommt man ein Tor; wenn man die Kreise 1-2-3-4-5-6 und die Kreise 4-11-5-8-9-7 in zirkulärer Form verbindet, bekommt man zwei einander überschneidende Kreise. Diese Beispiele zeigen einige der vielen Möglichkeiten und demonstrieren die Kompliziertheit dieser Gestalt. Die verschiedenen Formen, die auf diese Weise geschaffen werden, können auf verschiedene Weise interpretiert werden, z.B. können die einander überschneidenden Kreise als zwei Welten betrachtet werden, die untere oder menschliche und die obere oder himmlische, oder wie die Bereiche vom Unbewußten und Bewußten, die gewisse Teile gemeinsam haben und sich gegenseitig befruchten.

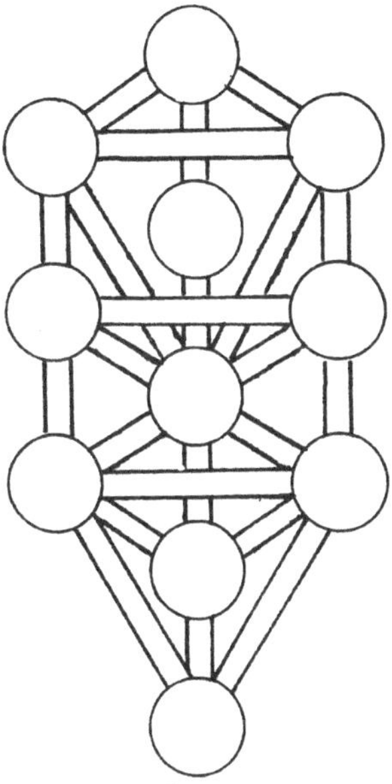

Abb. 6

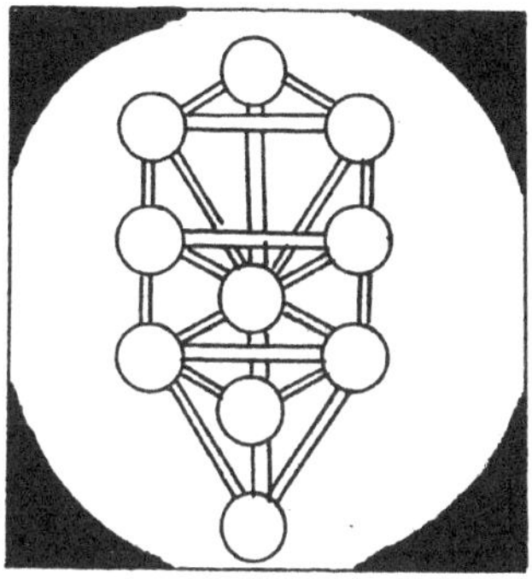

Abb. 7

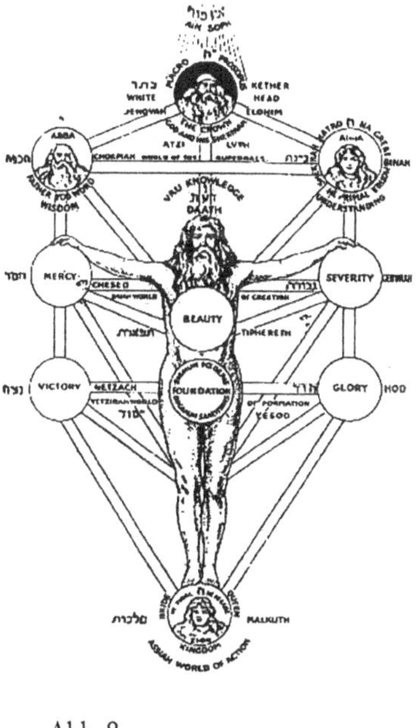

Abb. 8

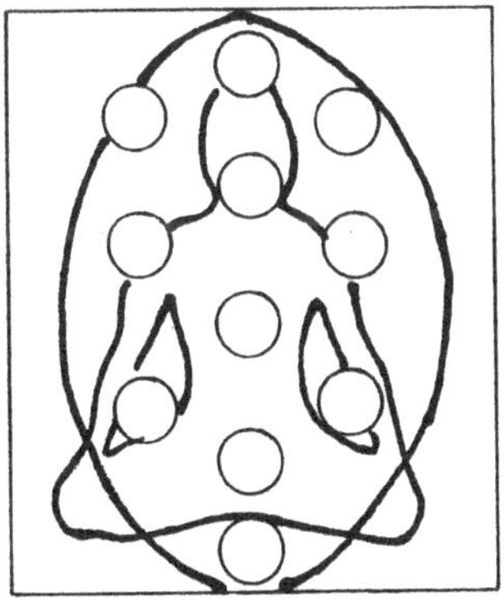

Abb. 9

Abb. 6-9: Verschiedene Variationen des Kabbalah 'Baums' (Abb. 6: Quelle: www.sirius.com/~ovid/Images/sfrtree.gif; Abb. 7: Quelle: homepages tesco.net/~f.edis/astrol_files/planet.gif; Abb. 8: Quelle: www.plotinus.com/images/rosecrs4.jpg; Abb. 9: Quelle: dspace.dial.pipex.com/willparfitt/qblogosite.jpg

Die 11 Kreise des Baumes können auch bekannte Gestalten schaffen, z.B. eine stehende Person (Abbildung 8), eine sitzende Person in Yogastellung (Abbildung 9), ein Gesicht, usw. Die Möglichkeiten sind nur durch die Fantasie begrenzt.

Wie erwähnt, kann der Kabbalah-Baum auch dynamisch aufgefaßt werden. Z.B. können die Kreise in verschiedenen Richtungen miteinander verbunden werden, von rechts nach links oder links nach rechts, bei allgemeiner Ausrichtung von oben nach unten, und manchmal auch wieder zurück nach oben. Diese Richtungen repräsentieren verschiedene mystische, religiöse oder psychologische Einflüsse, z.B. das Fließen der schöpferischen Kraft Gottes von oben nach unten, oder Stufen von schöpferischen Prozessen im allgemeinen.

Zusammenfassend kann gesagt werden, der Kabbalah-Baum ist, im geometrischen Sinn, eine höchst komplizierte Gestalt und hat im Laufe von vielen Generationen als Rahmen für die Projektion und Entwicklung von höchst elaborierten Weltanschauungen in den verschiedensten Gebieten (Idel, 1993) gedient.

Zusammenfassung und Schlußfolgerungen

Die Hauptmerkmale von Symbolen sind die folgenden:

(1) Symbole bestehen aus einem repräsentierenden Bild oder konkreten Objekt und repräsentierten Inhalten;
(2) Das repräsentierende Bild oder Objekt ist, geometrisch betrachtet, eine komplizierte Gute Gestalt, oder strukturell betrachtet ein vielfältiges Objekt, an dem eine Mehrzahl von Bedeutungen angeknüpft oder projiziert werden kann.
(3) Die repräsentierten Inhalte sind vielfältig, entstammen Bereichen, die nicht mit dem repräsentierenden Bild in gewohnter Weise assoziiert und auch nicht miteinander verbunden sind, und enthalten auch Widersprüche, die oft Probleme bezeichnen.
(4) Die repräsentierten Inhalte sind ursprünglich nicht miteinander verbunden, neigen aber im Symbol dazu, zusammenzufließen.
(5) Das symbolische Bild oder Objekt löst die inhaltlichen Widersprüche oder Gegensätze auf der bildlichen oder strukturellen Ebene in einer Form, die für die Erfahrung oder affektiv sinnvoll werden kann, aber schwer logisch zu begreifen oder sogar zu verbalisieren ist.

Die wichtigsten allgemeinen Schlüsse sind die folgenden:

Symbole repräsentieren den Gipfel, den Höhepunkt der intra-individuellen Art von Bedeutung und der kognitiven Prozesse, die diese Bedeutungsart ermöglichen und fördern.

Als solche sind Symbole eine Form von komplizierten und weitreichenden Problemlösungen.

Symbolisches Problemlösen scheint das allgemein anerkannte Problemlösen, das im Rahmen der inter-individuellen Bedeutungsart stattfindet, zu komplementieren und zu ergänzen.

Die Hauptmerkmale des symbolischen Denkens sind also:

Integration von verschiedenen Inhalten;

Interaktion zwischen Ausdrucksform und Inhalt;

Die produzierte Lösung gehört mehr dem Bereich der Intuition oder der Affekte an als dem Bereich des abstrakten Denkens oder der Logik;

Die behandelten Themen oder Probleme sind von großer persönlicher Relevanz, sogar wenn sie nicht dem Bereich der ganz intim-persönlichen Probleme entstammen. Dennoch sind diese selben persönlichen Themen, was paradox erscheinen mag, von persönlicher Relevanz für eine große Zahl von Menschen.

Literatur

Blau, T & M. (1999). Buddhistische Symbole. - Darmstadt: Schirner Verlag.

Chevalier, J. & Gheerbrandt, A. (1996). Dictionary of symbols. (2nd ed.). - London: Penguin.

Cirlot, J. E. (1993). A dictionary of symbols. New York: Barnes and Nobles.

Heinz-Mohr. G. (1998). Lexicon der Symbole: Bilder und Zeichen der christlichen Kunst. - München, Germany: Diederichs.

Hoffman, P. (1987). Symbolismus. - München: Wilhelm Fink Verlag.

Idel, M. (1993). Kabbalah: New perspectives. - Jerusalem: Schoken [Hebräisch].

Jung, C. G. (1952). Symbole der Wandlung. - Zürich: Rascher Verlag.

Kreitler, S. (1965). Symbolschöpfung und Symbolerfassung: Eine experimentalpsychologische Studie. - Basel-München: Ernst Reinhardt Verlag.

Kreitler, S., Kreitler, H. & Wanounou, V. (1987-8). Cognitive modification of test performance in schizophrenics and normals. - Imagination, Cognition, and Personality, 7, 227-249.

Kreitler, S. & Kreitler, H. (1989). Horizontal decalage: A problem and its resolution. - Cognitive Development, 4, 89-119.

Kreitler, S. & Kreitler, H. (1990). The cognitive foundations of personality traits. - New York: Plenum.

Kreitler, S. (1999). Consciousness and meaning. - In J. A. Singer & P. Salovey (Eds.), At play in the fields of consciousness (pp. 175-206). Mahwah, NJ: Erlbaum.

Scholem, G. (1988). Kabbalah. - Jerusalem: Keter Publishing House.

Zimmer, H. (1956). Philosophies of India. - New York: Meridian Books.

DIE BILDUNG DER SYMBOLE AUS DEN RITUALEN DES HANDELNS

Hans Kraml

1. Zeichenbedeutung und Intention

Wenn über Symbole gesprochen wird, kann man ohne weiteres den Eindruck erhalten, gewisse Eigenschaften der Dinge, die wir als Symbole verwenden, wären die Grundlage dafür, dass sie als Symbole gelten können. Diese Eigenschaften werden damit in Verbindung gebracht, dass manche Dinge die Intentionen von Menschen leichter auf sich zu ziehen und auszudrücken vermögen als andere. Intentionen wiederum sind es, durch die im Rahmen bestimmter Theorien der Zeichen, der sprachlichen Bedeutung und der Symbole äußere Dinge eine Bedeutung erhalten. Eine Theorie, die solche Akte des Intendierens und Meinens als grundlegend für geistige Aktivitäten überhaupt, aber eben auch für bedeutungsvolle und symbolische Akte betrachtet, nenne ich hier für plakative Zwecke „Intentionalismus".

Historisch betrachte ich, ohne größere Genauigkeit zu beanspruchen, Aristoteles, Albert den Großen, Thomas von Aquin und deren Nachfolger sowie Brentano und Husserl unter bestimmten Interpretationen als Vertreter eines solchen Intentionalismus. Im Gefolge dieser Theorien gibt es auch in der jüngsten Zeit intentionalistische Sprachtheorien und -philosophien im Rahmen verschiedener philosophischer Grundpositionen, etwa innerhalb der analytischen Philosophie. Man kann davon ausgehen, dass sich intentionalistische Auffassungen über alle philosophischen Schulen hinweg finden, ebenso wie deren Bestreitung mit dem Versuch, andere Theorien der Bedeutungsentstehung zu entwickeln.

Eine typische Kontrasttheorie ist die alte stoische Bedeutungstheorie in bestimmten Lesarten, die im Mittelalter bei Johannes Duns Scotus und Wilhelm von Ockham ihren Ausdruck findet.

Der Kontrast lässt sich am besten folgendermaßen wirklich deutlich machen:

I-Theorie (Intentionstheorie, z.B Thomas v. Aquin): Zeichen bedeuten geistige Gebilde wie Intentionen oder Species, deren äußere Kundgaben die wahrnehmbaren Zeichen für Verständigungszwecke darstellen. Die geistigen Gebilde vertreten oder repräsentieren die intendierten Tatsachen außerhalb des Geistes.

F-Theorie (Falltheorie, z.B. Wilhelm von Ockham): Zeichen bedeuten genau diejenigen Fälle, für die sie als Zeichen eingesetzt wurden und in Verwendung sind. Geistige Gebilde entstehen parallel dazu aus dem Umgang mit den Dingen im Zusammenhang der sprachlichen Verständigung. Daher können die sprachlichen Gebilde auch für die geistigen Vorgänge verwendet werden, da diese ja anderen nicht ohne materielle Basis, die in den wahrnehmbaren Zeichen vorliegt, zugänglich gemacht werden können. Die Zeichen bedeuten aber nicht die geistigen Vorgänge, die sie begleiten, sondern das, wofür sie eingeführt sind. Sind Zeichen für geistige Vorgänge eingesetzt, so bedeuten sie diese wegen dieser Einsetzung direkt. Auch diese Vorgänge können wieder durch geistige begleitet werden, die sie wiederum nicht bedeuten, sondern lediglich vertreten können.

Soll ein Ausdruck die geistigen Inhalte vertreten, tritt dieser Ausdruck nach mittelalterlicher Auffassung in der ockhamschen Version nicht mehr in direkter Bedeutung, nämlich in personaler Supposition, sondern in einfacher Supposition auf. Das bedeutet, dass die Wahrheitsbedingungen der Sätze, in denen die Ausdrücke auftreten, verändert sind. So ist etwa der Satz: „Die Galle des Menschen enthält Bilirubin" ganz anders zu verifizieren als der Satz: „Der Begriff des Menschen enthält den des Lebewesens". Tritt ein Ausdruck in einfacher Supposition auf, so kann man nicht die Gegenstände, die als Exemplare für den entsprechenden Ausdruck gelten, untersuchen, man muss sich vielmehr auf die sprachlichen Zusammenhänge und eventuell das individuelle Wissen der Ausdrucksverwender oder die sozialen Normierungen der Ausdrucksverwendung konzentrieren.

In einer I-Theorie wird davon ausgegangen, dass Intentionalität für geistige Vorgänge charakteristisch ist. Diese verleiht den äußeren Vorgängen, die als Zeichen dienen, ihre geistige, bedeutungsvolle Dimension. Aufgrund seines Geistes kann der Einzelne die Intentionen der anderen aus den äußeren Vorgängen entnehmen. Wesen, die das nicht können, sind grundsätzlich von völlig anderer Art als der Mensch, weil ihnen etwas Entscheidendes, nämlich der Geist fehlt.

Die Sprache ist solchen Wesen aufgrund ihres Geistes angeboren bis hin zu wesentlichen Bestandteilen der Bedeutungserfassung und der Grammatikentwicklung. Aufgrund von nicht weiter geklärten zufälligen Koinzidenzen können die Äußerungen auch zur Orientierung in der außermentalen Welt verwendet werden. Das ist allerdings nur möglich, weil diese Welt ein Produkt des Geistes selbst ist. Der Geist wirkt hier auf äußere Geschehnisse ein. Daher muss der Geist nach Art eines materiellen Vorgangs aufgefasst werden, der nichtgeistige Vorgänge bewirken kann, oder materielle Vorgänge müssen nach Art geistiger betrachtet werden, weil sonst wechselseitige Einflussnahme nicht möglich wäre. Sie werden darin Descartes Problem wiedererkennen. In den klassischen Auseinandersetzungen zwischen Idealismus und Materialismus entpuppt sich die Problemstellung als Variante des Henne-Ei-Problems.

Phänomenologische Theorien werfen die Frage auf: Womit wird beschrieben, was als rein Gegebenes, als Phänomen aufgefasst wird? Selbst wenn ich nur sage: „Da rot", sage ich nicht nur, was mir schlicht gegeben ist, sondern was für jeden vorliegt, der funktionierende Sinnesorgane hat und die betreffende Sprache beherrscht. Auf den Phänomenalismus (und die Phänomenologie) bezieht sich Heideggers Dictum „Die Sprache ist das Haus des Seins". Es scheint, dass er damit sagen wollte, dass unsere sprachlichen Einrichtungen mit dem, was ist, zu tun haben, nicht mit dem, was gegeben ist.

Allein schon das Auftreten dieses Problems und vieler ähnlicher Probleme im Lauf der Philosophiegeschichte lässt mich nach einer Konzeption Ausschau halten, die nicht zu solchen double-bind-artigen Dichotomien führt.

Als Alternative treten zunächst Zeichentheorien der stoischen Variante im Sinne der F-Theorie auf.

Historisch gesehen werden I-Theorien in der Neuzeit von Brentano, Husserl, Searle, Chomsky, Fodor vertreten, geteilt von Frege, Russell, den Strukturalisten usw. F-Theorien finden sich ausgehend von Wittgenstein im Tractatus und in den PU bei Susan Langer, Ruth Garrett-Millikan, G.E.M. Anscombe u.a. sowie - in ganz anderer Tradition und ohne Zusammenhang mit Wittgenstein - bei Martin Heidegger. Unter den Semiotikern rechne ich Umberto Eco eindeutig zu den F-Theoretikern, während ich mir bei den meisten anderen Vertretern dieser Art von Untersuchungen nicht sicher bin, wie sie einzuschätzen sind.

2. Kommunikative Zeichenverwendung

Das Problem einer intentionalistischen Theorie liegt darin, zu erklären, wie dasjenige Wesen, das eine Intention hat und darüber einem anderen Wesen etwas mitteilen will, wissen kann, was es selbst für eine Intention hat, mit welchen Mitteln es diese Intention transportieren kann und wieso es annehmen kann, das andere Wesen werde aus dem, was es als sich äußerndes Wesen vorbringt, die Äußerungsintention entnehmen können. Nun braucht man gar nicht die Annahme zurückzuweisen, geistige Vorgänge seien eben die Wurzel aller bedeutungsvollen Tätigkeiten irgendwelcher Wesen, vornehmlich der Menschen, von denen wir in Ermangelung anderer Beispielfälle vorläufig sprechen können, und das Charakteristikum geistiger Vorgänge sei deren Gerichtetheit auf etwas anderes, wie dies in der Nachfolge Brentanos ausgedrückt wurde. Für eine ganze Reihe von Untersuchungen ist es nicht erforderlich, die Fragen weiter zu treiben. So kann man etwa Konversationsimplikaturen im Sinn von Paul Grice ebenso auf einer intentionalistischen Basis untersuchen wie Sprechakte in der Form der Untersuchung, die Searle wählt, im Unterschied zu Austin, der m. E. kein Intentionalist ist.

Ähnlich ist es für Husserls Absichten über weite Strecken nicht erheblich, ob man von einer intentionalistischen Position ausgeht oder nicht. Probleme beginnen in allen Fällen, wenn mit diesen Untersuchungen plötzlich auf bestimmte Gebiete übergegangen wird, in denen die Ausgangsfragen eben in grundsätzlicherer Form beantwortet sein müssen, wenn man nicht in zirkuläre Argumentationen geraten will. Das wird dann offenkundig, wenn man die Frage danach stellt, was denn überhaupt unter Intentionen zu verstehen sei. Dann zeigt sich, dass eine Klärung dieses Ausdrucks vom sinnvollen Gebrauch von Sprache ausgehen muss[1], während doch der sinnvolle Gebrauch der Sprache nach intentionalistischer Ansicht davon abhängt, dass man Intentionen Ausdruck verleiht. Gerade solche Intentionen kann man aber nicht ohne bedeutungsvolle Sprache haben, womit die Katze endgültig ihren eigenen Schwanz zwischen die Zähne bekommen hat. Elisabeth Anscombe war wohl bahnbrechend für die Klärung und für eine gewisse Lösung dieses Problems mit ihrem

[1] Damit will ich nicht sagen, dass man zur Klärung des Ausdrucks eine sinnvolle Sprache verwenden muss. Das ist ohnehin trivial. Ich will sagen, dass man inhaltlich davon ausgehen muss, dass man eine sinnvolle Sprache besitzt, um klarzumachen, was eine Intention ist.

berühmten Buch „Intention" (Anscombe, G.E.M., Intention, Oxford 1957. Dt.; Absicht, Freiburg, München 1986).

Geht man in der Semiotik von einer intentionalistischen Theorie aus, so muss man das Hauptaugenmerk dem Problem der Codierung widmen. Dann wird das Zustandekommen von Codes entscheidend sein, denn diese bestimmen, was äußere Vorkommnisse bedeuten. Die technische Ubersetzungsmetapher, die normalerweise verwendet wird, ist offensichtlich wieder zirkulär, weil sie ja von einer bereits funktionierenden Sprache Gebrauch macht, in die und aus der übersetzt wird. Auch die übliche Interpretationssemantik ist als Hintergrund zwecklos, weil sie eine gedeutete Sprache voraussetzt, in der die Zuordnungen gemacht werden.

Wie gesagt, diese Probleme treten nur dann auf, wenn man bestimmte Fragen stellt, nicht in allen Fällen. Innerhalb der Logik selbst etwa ist eine Interpretationssemantik ein unproblematisches Gebilde bei der Untersuchung bestimmter Verhältnisse. Sie ist aber ungeeignet, ein Verständnis für das Funktionieren der Sprache als solcher zu liefern.

Was wäre dafür geeignet?

3. Handlungstheoretische Grundlagen der Zeichenverwendung

Man muss nach meiner Ansicht ganz klar davon ausgehen, dass sprachliche Einrichtungen und verwandte Erscheinungen nur unter Wesen auftreten können, die in gewissem Sinn tatsächlich Absichten verfolgen. Dabei muss es sich allerdings um etwas handeln, das zwar vom Standpunkt dessen, der bereits Sprache verwendet, als Absicht bezeichnet werden kann, das aber ansonsten nur als Verhalten zu beschreiben ist, das nach Erreichung bestimmter Zustände und Umstände wieder zur Ruhe kommt. Ich verwende diese Ausdrucksweise, um nach Möglichkeit nur Voraussetzungen einfließen zu lassen, die von jedermann zugestanden werden können[2]. Man kann davon ausgehen; dass Lebewesen, wie wir sie kennen, ein solches Verhalten besitzen. Diese Wesen können in ihrem Verhalten miteinander in Konflikt geraten. In derartigen Fällen ist zu erwarten, dass jene Wesen, die in der Lage sind, ihre Konflikte energiesparend und kräfteschonend auszutragen oder ihr Verhalten schon vor dem Auftauchen ernsthafter Konflikte zu koordinieren, die für ihr Verhalten maßgeblichen Erfordernisse leichter und eher erfüllen können. Das Auftreten von Verhaltenskoordinationseinrichtungen ist daher durchaus wahrscheinlich zu machen im Rahmen einer Entwicklung des Lebens, wie wir sie unter den uns zugänglichen Bedingungen kennen.

[2] Ich verhehle weder mir noch Ihnen, dass ich den Versuch, möglichst voraussetzungsarm zu sprechen, für sehr schwierig halte. Im vorliegenden Fall ist es nachgerade sinnlos, den Versuch zu machen, frei von Ideologischen Annahmen zu bleiben. Schon das Wort „Erreichung" setzt implizit ein Ziel voraus. Das Wort „Eintreten" könnte das vermeiden, würde aber nur verschleiern, worauf es ankommt. Eine wissenschaftliche im Sinn einer bewertungs- und forderungsfreien Sprache ist nur schwer durchzuhalten. In den Wissenschaften im engsten Sinn ist der Kern tatsächlich in diesem Sinn frei, aber niemand macht sich die Mühe, das auch in der explikativen Umgebung durchzuhalten.

Alles, was wir an Signalen, Zeichen, Symbolen und sonstigen Verständigungseinrichtungen kennen, fällt in das Gebiet der Einrichtungen zur Koordination des Verhaltens. Unter den im Rahmen der menschlichen Kultur wesentlichen Einrichtungen dieser Art nimmt die Sprache einen herausragenden Platz ein, auch und vor allem deswegen, weil die Vergewisserung über die anderen Einrichtungen in unserem Zusammenhang nur über Sprache möglich ist.

Eine Sprache möchte ich nun definieren als Verhaltenskoordinationseinrichtungen, zu denen Einrichtungen gehören, mit deren Hilfe sich Beteiligte von Umständen in Kenntnis setzen können, die in deren Umgebung vorliegen, in die aber nicht alle in gleicher Weise Einblick haben. Diese Einrichtungen kann man als Darstellungsfunktion der Sprache bezeichnen. Entscheidend ist, dass die sprachlichen Einrichtungen nur Sinn haben als Verständigungsmittel zwischen mehreren Individuen. Die These einer Proposition, die in einem Satz enthalten sei unabhängig davon, dass Leute sich mit Hilfe des Satzes auf dasselbe einstellen können, hat überhaupt keinen Inhalt. Ein Satz für sich genommen beinhaltet keine Proposition. Weiters liegt eine Sprache im engeren Sinn nur dort vor, wo auch Einrichtungen zur Abstimmung der Koordinationseinrichtungen selbst vorhanden sind.

Kurz gefasst wäre eine Sprache ein System von Einrichtungen zur Koordination des Verhaltens mit Darstellungsfunktion und mit Einrichtungen zur Beschreibung der Koordinationseinrichtungen.

Die Einrichtungen zur Beschreibung der Verständigungseinrichtungen selbst sind Voraussetzung für die Erzeugung formaler Sprachen samt den dazugehörigen Metasprachen. Die Gewohnheit vieler Logiker, natürliche Sprachen vom Muster formaler Sprachen her zu deuten und eine Hierarchie von Metasprachen zu erwarten, deren eine die Deutung der anderen ist, macht ein Verständnis von Sprache geradezu unmöglich, während umgekehrt ein Schuh daraus wird.

Entscheidend ist, dass die Bedeutung sprachlicher Einrichtungen dadurch zustandekommt, dass die betreffenden Einrichtungen sich als Resultate gelungener Verhaltensabstimmungen etablieren, weil einmal erfolgreiche Aktivitäten in gewissen Situationen wiederholt werden. Auf weitere Komplikationen bezüglich der Situationsähnlichkeit und der tatsächlichen Wiederholung von Aktivitäten lasse ich mich hier nicht ein. Überlegungen dazu finden sich in verschiedenen Untersuchungen[3]. In ähnlicher Weise sind nun überhaupt die wesentlichen Funktionen von Zeichen ganz allgemein zu sehen. Ihre Bedeutung kommt durch die Standardisierung und Stabilisierung erfolgreichen Gebrauchs zustande. Es ist daher bei Zeichen ebenso wie bei Symbolen nach den grundlegenden Aktivitäten zu suchen, aus denen sie entstehen. Während für Zeichen ebenso wie für die Sprache gilt, dass sie aus Aktivitäten der Verhaltensabstimmung entstehen, ist das für Symbole sinnvollerweise

---

[3] Zur Stabilisierung erfolgreicher Verhaltenskoordinationsmittel vgl. R. Garett-Millikan, Language, Thought, and Other Biological Categories, Cambridge Mass. 1984. Zum Thema „Verhaltenskoordination" siehe D. Lewis, Convention, Cambridge Mass. 1969, dt.: Konventionen, Berlin -New York 1975. Zur Frage der Wiederholung und der Situationsgleichheit vgl. H.J. Schneider, Abstraktion. Diss. Erlangen-Nürnberg 1970.

einzuschränken. Dabei kann man nicht verhehlen, dass in einer solchen näheren Bestimmung durch Einschränkung Elemente der Willkür nicht ganz auszuschließen sind, weil die Sprachklärung selbst ein Teil der eigentlichen Konstitution des Gegenstandes ist. Man kann lediglich versuchen und prüfen, ob man *mit* den Abgrenzungen den wesentlichen Anliegen der eingebürgerten Unterscheidung gerecht wird.

4. Rituale

In diesem Sinne schlage ich vor, Symbole von Zeichen dadurch zu unterscheiden, dass in Symbolen nicht die konkrete Abstimmung von Verhalten mit anderen in einer Situation Beteiligten geschehen soll, sondern dass Symbole mit dem anders gelagerten Interesse an der Herstellung und Erhaltung von Übereinstimmung der Handelnden im Grundsätzlichen zu tun haben. Es stellt sich dann die Frage, welche tatsächlich ausgeführten Aktivitäten zur Bildung von Symbolen mit dieser ihrer speziellen Aufgabe führen können. Mein Vorschlag ist, hierfür die Rituale unseres Lebens in allen seinen Bereichen verantwortlich zu machen. Dazu muss aber auch die Rede von „Ritualen" einer Klärung unterzogen werden, um Abschweifungen in gänzlich irrelevante Bereiche zu verhindern.

Rituale sind jedenfalls Verhaltensweisen, die bei bestimmten Gelegenheiten in einer Weise ausgeübt werden, dass sie als Wiederholungen eines bestimmten Musters erkennbar sind. Dieser Teil ist den Ritualen mit allen Zeichen gemeinsam. Von erkennbaren Mustern, deren Wiederholung der Verhaltensabstimmung dient, sind Rituale als Handlungen zu unterscheiden, die der Herstellung und Erhaltung der Verständigungsbasis dienen. Dabei sind Handlungen als jene Fälle des Verhaltens zu verstehen, die in dem Sinn bewusst und absichtlich sind, dass sie durch bereits bestehende Einrichtungen zur Verhaltensabstimmung beeinflussbar, d.h. dem Reden und Argumentieren zugänglich sind.

Typische Beispiele für Rituale sind jene Zeremonien, in denen Gegenstände einen Namen erhalten, etwa Schiffstaufen, was bei uns selten vorkommt, aber auch die Übergabe von Einrichtungen an ihre öffentliche Bestimmung, die Eröffnung von Veranstaltungen usw., bei denen durch den rituellen Akt sichergestellt wird, dass die offizielle Rolle des betreffenden Gegenstandes oder Ereignisses nun tatsächlich in Kraft ist. Verträge, Käufe, Transaktionen aller Art sind an solche Ritualisierungen gebunden, deren Einhaltung in manchen Punkten bei sonstiger Nichtigkeit des Aktes erforderlich ist. Bei den Verfahrensgewohnheiten, als die sich in diesem Fall Rituale erweisen, geht es nicht um die Abstimmung des Verhaltens selbst, sondern um die Festlegung darüber, welche Art von Verhalten überhaupt vorliegt, damit weitere Abstimmungsprobleme gelöst werden können. Der Charakter solcher Handlungsmuster als Einrichtungen zur Sicherung des Einverständnisses unter den Beteiligten ist offenkundig.

Von Konventionen in einem engeren Sinn unterscheiden sich diese Muster dadurch, dass sie nicht der reziprok erwartbaren Handlungsabstimmung unmittelbar dienen, sondern die Art der zu erwartenden Aktivitäten und Abstimmungen festlegen. Wenn ein Straßenstück in einem rituellen Akt seiner Bestimmung übergeben ist, treten alle bekannten Konventionen der Koordination des Verhaltens in Kraft. Es ist Einverständnis darüber erzeugt worden, dass das Stück Straße in der üblichen Form jedermann als Verkehrsweg zugänglich ist. Dies ist ein typisches Beispiel der Herstellung der Basis für die Verständigungsaktivitäten im weiteren Operieren Beteiligter miteinander. In einem Kaufvertrag ist ein Gegenstand in das vollständige Verfügungsrecht einer Person übergegangen. Dies ist die Basis für weitere Handlungskoordinationen mit anderen, etwa für das Recht, den Gegenstand zu benützen und über ihn auch weiter zu verfügen bis hin zur Übergabe des Verfügungsrechts an weitere Personen in einem neuen Kaufvertrag.

5. Rituale und Riten

Zugegebenermaßen verbindet man allerdings in der Alltagswelt mit der Rede von Ritualen meist Zeremonien, die mit religiösen Einrichtungen in Verbindung stehen. Es könnte daher auf den ersten Blick der Eindruck entstehen, dass diese Rituale nichts mit der Erzeugung von Verständigungszusammenhängen zu tun hätten, sondern eine Antwort auf religiöse Erfahrung darstellen, die sich ihrerseits in spezifischen religiösen Symbolen manifestiert und erhält. An dieser Bemerkung ist sofort zuzugeben, dass sich die meisten Rituale um Lebensbereiche des Menschen bilden, die schwer zu überbrückende Klüfte und Unterbrechungen des Alltagslebens darstellen. Diese Unterbrechungspunkte werden meist auch mit dem Auftreten der religiösen Dimensionen in Verbindung gebracht.

Dazu ist zunächst einmal anzumerken, dass religiöse Vorstellungen und Aktivitäten sehr wohl mit der Bewältigung menschlicher Kontingenz, die sich in diesen Unterbrechungen zeigt, zu tun hat. Es muss sich dabei aber keinesfalls um das Hauptgebiet religiöser Einstellung handeln. Religiöse Einstellungen müssen ihren Beitrag zur Kontingenzbewältigung leisten. Das ist eine ihrer Bewährungsproben, sie müssen aber darin nicht ihr einziges Betätigungsfeld, vielleicht nicht einmal ihr wichtigstes, sehen. Religion kann vielmehr mit der grundsätzlichen Einstellung zum Leben zu tun haben, zu dem eben auch dessen Grenzen gehören, die aber ihrerseits gar nicht unbedingt die ganze Lebenshaltung zu bestimmen brauchen. Da ich hier keinen Beitrag zur Religionsphilosophie liefern will, lasse ich es dabei bewenden.

Es bleibt noch zu bemerken, dass man zwischen Riten und Ritualen einen Unterschied machen kann, der Riten tatsächlich zu den religiösen Aktivitäten rechnet, während Rituale als alltägliche Gewohnheiten der Verhaltensstabilisierung betrachtet werden können. Die Suche nach einem möglichen Unterschied wird hier durch das Auftreten zweier verschiedener sprachlicher Einrichtungen motiviert, das die Frage nach dem Grund für das Vorliegen verschiedener Wörter und damit nach einem tatsächlichen Unterschied aufwirft. Ich bin jederzeit bereit, über die richtige Verwendung der Wörter zu streiten und meine eigenen Vorlieben für einen bestimmten Wortgebrauch zu revidieren, wenn nur gewährleistet bleibt, dass unterschiedliche kulturelle und andere Gegebenheiten als solche zu ihrem Recht auf unterschiedliche Behandlung kommen. Nach meiner Ansicht stellt man Riten am besten dar als die typische Ausformung bewusst ausgeübter religiöser Rituale, bei denen schon der Vollzug der Riten an bestimmte Rituale der Lebensformung gebunden ist. Als Beispiel, um der abstrakten Formulierung ihren einfachen Sinn zu geben, können Riten gelten, die jedes

Jahr bei einem ganz bestimmten kalendarischen Datum - etwa der Frühjahrs-Tag-und Nachtgleiche oder dem Sonntag nach dem ersten Frühjahrsvollmond ausgeführt werden. Sowohl die Ausführung der Riten zu diesem Zeitpunkt als auch die Feststellung des Zeitpunktes können hier ritualisiert sein. Die Riten selbst sind es natürlich auch, aber sie haben Bezüge, die sie von anderen ritualisierten Formen des Verhaltens abheben und eine ausdrückliche Unterscheidung nahelegen. Diese feierlichen Rituale in den großen Bruchstellen des Lebens sollen aber nicht den Blick dafür verschließen, dass das Leben, wenigstens das menschliche Leben, insgesamt mit vielen Ritualen erfüllt ist, die ganz wesentlich sind für den vertrauten täglichen Ablauf des Handelns.

Rituale stellen die für die Verständigung im normalen Handeln erforderliche Übereinkunft her, indem sie selbst einen Ablauf aufeinander abgestimmter Handlungen bilden. Das Funktionieren eines rituellen Handlungsablaufs, in dem mehrere Personen in ihren Aktivitäten aufeinander reagieren und abgestimmte Handlungssequenzen ausführen, ist seinerseits ein Zeichen dafür, dass die Bereitschaft zur Handlungsabstimmung besteht. Denn hier geschieht ja genau das, was sichergestellt werden soll. Das einwandfreie Funktionieren von Ritualen ist selbst ein Fall des Funktionierens von Handlungsabstimmungen. Ein grundlegender Dissens in einer Gesellschaft äußert sich denn auch darin, dass wesentliche Rituale nicht mehr funktionieren, gestört werden oder direkt angegriffen werden. Das einfache Einschlafen von Ritualen muss keine derartigen Folgen haben. Es kann darauf beruhen, dass die erforderliche Vergewisserung über das Bestehen der Verhaltensabstimmungen auf anderen Gebieten übernommen ist. Für unsere Gesellschaft sind religiöse und politische Rituale nicht mehr sehr wichtig. Deren Funktion wurde aber durch die anscheinend noch viel tiefer liegenden Rituale des Geld- und Bankwesens übernommen. Das ist auch kein Zufall, denn in beiden Fällen stehen Probleme der Bewertung zur Debatte. Diese Probleme können nicht durch Hinweis auf vorgegebene Realitäten gelöst werden, sondern nur durch die Herstellung einer gemeinsamen Praxis.

Diese These macht die Voraussetzung, dass nicht vorliegende Werte das Handeln des Menschen orientieren, sondern dass die aus dem Handeln erwachsenden Erwartungen anderer Beteiligter zur Annahme von Wertvollem führen. Die Rede von einem vorgegebenen „Reich von Werten", wie man sie manchmal antreffen kann, ist nach dieser Voraussetzung nur in dem einen Sinn berechtigt, in dem eben ein einzelnes Individuum sich auf das einlassen muss, was den anderen Individuen in deren gemeinsamen Operationen schon selbstverständlich ist. Dem Individuum ist mit seinem Eintritt in Handlungszusammenhänge eine Welt von Werten vorgegeben. Diese Welt ist aber nicht den Handlungszusammenhängen, in denen Individuen sich bewegen, vorgegeben. In diesem Sinn werden Werte durch das Handeln von Wesen erzeugt, die sich aufeinander einlassen müssen, um ihre Ziele zu erreichen. Sie sind aber einem einzelnen Wesen, das in den Zusammenhang eintritt, mindestens zunächst vorgegeben. Im Zuge seiner längeren Teilnahme am Geschehen erhält es die Berechtigung, an der Bildung der Werte teilzunehmen, wenn es in einer Gesellschaft ist und sich auf einem Gebiet bewegt, in dem die Diskussion von Werten überhaupt in Frage kommt.

6. Rituale und Symbole

Ein ähnlicher Fall wie bei den durch die sozialen Handlungsabstimmungen erzeugten Werten stellt sich im Fall der Rituale ein. Die abstimmungsbedingten Fortsetzungen der gemeinsamen Aktivitäten treten an ganz bestimmten, markierten Punkten auf Durch ihre Funktion als Markierungen für die Handlungsfortsetzung gewinnen sie den Charakter selbständig funktionierender und Wirkungen auslösender Vorkommnisse. Der Gebrauch solcher Vorkommnisse im Rahmen von Ritualen hebt sie aus den üblichen Zeichen und Signalen zur Verhaltenskoordination heraus. Es ist sinnvoll, den Ausdruck „Symbol" für diese Art von Vorkommnissen zu reservieren. Der tatsächliche Sprachgebrauch entspricht dem zweifellos nicht ganz, aber es gibt m. E. eine Reihe von Gründen, diese Festlegung zu treffen, wenn man überhaupt für bestimmte Zwecke genauere sprachliche Abstimmungen einführen will. Dazu sind einige Anmerkungen zu üblichen Bedeutungsbestimmungen des Wortes „Symbol" sinnvoll.

Seit dem Grimmschen Wörterbuch wird „Symbol" als äußeres Zeichen eines abstrakten geistigen Gehaltes verstanden. Es ist damit und seither unbestritten, dass Symbole zu den Zeichen gehören. Während aber sonstige Zeichen für alles Mögliche, insbesondere für konkrete Handlungen und Gegenstände stehen können, sind Symbole speziell Zeichen für abstrakte Gehalte. Wenn man Zeichen ganz allgemein als stabilisierte Einrichtungen der Verhaltenskoordination gelten lässt, dann ist damit den Symbolen ihre Herkunft aus den Handlungskoordinationen zugestanden. Es bleibt dann die Frage zu klären, in welchem Sinn von abstrakten geistigen Gehalten die Rede ist.

Die Wortbeschreibung könnte dahingehend verstanden werden, dass jedes Zeichen eines abstrakten geistigen Gehaltes ein Symbol ist, oder so, dass einige Zeichen abstrakter geistiger Gehalte speziell Symbole sind. Gegen die erste Deutung möchte ich einwenden, dass man die äußere Verständigungseinrichtung für irgendeinen abstrakten geistigen Gehalt zunächst ohne weiteres einfach als Zeichen betrachten kann. Eine Ziffer ist äußeres Zeichen eines abstrakten geistigen Gehaltes, nämlich einer Zahl, man muss aber unsere einfachen Zahlzeichen nicht zu Symbolen hochstilisieren, man kann sie ganz einfach als Zeichen für bestimmte Operationen auffassen. Eine ganze Reihe von Wörtern unserer Alltagssprache sind äußere Zeichen abstrakter geistiger Gehalte oder Begriffe wie die Wörter „Freundschaft", „Friede", „Wahrheit", „Sachverhalt", „Proposition", „Zahl", „Begriff", „Wort", aber wären Sie geneigt, diese Lautgebilde als Symbole zu bezeichnen? Ich sehe auch keinen Grund dafür, gerade Laute von den möglichen Kandidaten für Symbole auszuschließen. Die Verwendung des Wortes „Symbol" kann nicht an eine spezielle Sorte von Gegenständen gebunden sein, wenn ich das recht sehe.

Nehmen wir deswegen einmal an, es seien bestimmte Fälle von abstrakten geistigen Gehalten, die als Kandidaten für den Ausdruck durch Symbole in Frage kommen. Welche könnten das sein?

Mein Vorschlag war, Symbole für Zeichen von jenen abstrakten geistigen Gehalten zu halten, die sich auf die Sicherung der gemeinsamen Basis für die gegenseitige Verhaltensabstimmung beziehen. Das Verständnis der Zugehörigkeit zu einer bestimmten Gruppe, der Solidarität mit anderen, der Bereitschaft, Arbeit in gemeinsame Unternehmungen zu investieren, Handlungen und Verhaltensweisen so einzurichten, dass auch andere ihre Handlungen ausführen und ihre Zwecke erreichen können und ähnliches, sind meines Erachtens abstrakte geistige Gehalte. Sie werden in Ritualen eingeführt und durch Bestandteile aus diesen Ritualen vertreten, d.h. in diesem Fall symbolisiert. Reserviert man das Wort „Symbol" für jene Zeichen, die auf diese Gemeinsamkeit verweisen und sie erzeugen und stützen sollen, so kann man verständlich machen, was mit der Rede von den symbolischen Welten des Menschen gemeint ist: Es sind dies jene Aspekte der Welt (jene Welten, wenn man sich so ausdrücken will), die wesentlich mit dem gemeinsamen, aufeinander bezogenen Handeln zu tun haben und in diesem Handeln gebildet werden. Man kann dann zu den nichtsymbolischen Aspekten der Welt jene Bereiche rechnen, in denen die Sicherung der gemeinsamen Auffassung und der Form der Aktivität keiner wichtigen zusätzlichen Übereinkunft bedarf Es liegt auf der Hand, dass man nicht beseitigbare Hindernisse auf einem Weg in irgendeiner Weise umgehen muss. Das mag zu den faktisch gegebenen Welten gehören. Wie man das macht, kann schon Sache der Übereinkunft und damit Gegenstand einer symbolischen Welt sein. Die Verteilung von symbolischen und faktischen Welten mag eine Sache des Grades und der Betrachtungsweise sein. Man kann sie nach diesem Muster aber immerhin unterscheiden. Wäre die ganze Welt symbolisch, so wäre das ein leere Behauptung.

Was lässt sich dann zu den zahlreichen Fällen sagen, in denen von symbolischen Bezügen die Rede ist, die nicht weiter durch die Bezugnahme auf die Zeichen der Übereinstimmung im Handeln verständlich gemacht werden können? Als ein erstes Beispiel mag die Rede von symbolischer Logik oder von Symbolsprachen usw. dienen. Ich meine, dass man diesen Sprachgebrauch als Sonderfall lassen kann, wie er eingebürgert ist, es wäre aber auch kein Unglück, wenn man diese Redeweise wieder aufgäbe. Sie trägt nichts zum Verständnis der Dinge bei, aber wenn man darunter für diese Fälle versteht, dass man mit speziellen Abkürzungen und Regeln für deren Verwendung operiert, kann auch nicht viel Verwirrung entstehen. Tatsächlich hat die Rede von Symbolen in diesen Fällen etwas mit der Verständigung zu tun, denn die logischen und mathematischen Symbole sind in der Tat Zeichen des Einverständnisses über alle Sprachen hinweg, weil sie eben in einer gemeinsamen, standardisierten Form verwendet werden.

Anders liegt der Fall m.E., wenn man Computer als symbolverarbeitende Maschinen betrachtet. Mindestens muss man hier die Frage stellen, für wen das, was der Computer bearbeitet und wieder herausgibt, Symbole sein sollen.

Schließlich gibt es ein weites Feld der Rede von Symbolen, auf dem man eher von Allegorien und Metaphern sprechen sollte. Ich rechne dazu die verschiedenen Formen des Symbolismus in der Kunst, vor allem aber in der Literatur, bei denen nicht ersichtlich ist, dass etwas anderes vorliegt als die Verwendung einer chiffrierten Zeichengebung unter Benützung von Konnotationen. Dies ist ein wichtiges und interessantes Feld, sollte aber auf seine Weise behandelt werden und unterschieden bleiben von Unternehmungen, die der Herstellung von und Vergewisserung über Einvernehmen unter Handelnden dienen.

Diesen Unterschied herauszustellen ist der Zweck der vorgetragenen Überlegungen. Auf der Verwendung des Wortes „Symbol" in diesem Sinn möchte ich nicht starrköpfig beharren, es geht mir lediglich um einen möglichen Weg der Klärung. Dass wir immer schon und in Zukunft vielleicht verstärkt „Wege und Mittel zur Herstellung von Einvernehmen benötigen, liegt m. E. auf der Hand. Dass diese Wege nicht in der Verwendung von Gegenständen bestehen, sondern in der Ausführung von Handlungen, kann jeder in seinen eigenen Lebensverhältnissen feststellen.

DIE SELBSTAUFLÖSUNG DER ABBILDTHEORIE BEI WITTGENSTEIN

Robert Hofstetter

Der *Traktat* kann nicht aus sich selbst heraus begriffen werden. Um ein besseres Verständnis herbeizuführen, gibt es meines Erachtens drei Möglichkeiten:

1) Man kann untersuchen, in welche Diskurse Wittgenstein beim Abfassen seines Werkes verstrickt war. Im Vordergrund stand für ihn sicher die Auseinandersetzung mit Frege und Russell.
2) Man kann nichtautorisierte Werke wie Tagebücher, Briefe etc. analysieren und hoffen, dadurch Klarheit zu gewinnen.
3) Man kann Berichte von Gesprächspartnern, denen Wittgenstein sich anvertraute, studieren. Bisweilen wird da und dort ein Zipfel des Geheimnisses gelüftet.

Sollte all das noch immer nicht zu einer befriedigenden Interpretation führen, so mögen uns die Worte, die Wittgenstein nach dem Rigorosum - Prüfungsgegenstand war natürlich der *Traktat* - zu seinen beiden Prüfern G. E. Moore und Bertrand Russell sprach, trösten: "Don't worry, I know you'll never understand it." (Zitiert nach Nedo, Ludwig Wittgenstein, in: Traum und Wirklichkeit, S.635) Nun zählen G.E. Moore und Bertrand Russell sicher zu den bedeutendsten Philosophen unseres Jahrhunderts. Ihre Unfähigkeit, Wittgenstein zu folgen, macht für uns das eigene Scheitern leichter erträglich.

Meine Deutung folgt im wesentlichen den Gedanken von Stenius, van Wright, Hintikka, Stegmüller und Wuchterl. Ich möchte diese Interpretation die finnisch-deutsche Interpretation nennen. Sie unterscheidet sich grundlegend von einigen Deutungen, die in England entwickelt wurden, wie etwa jener von Anscombe und Kenny.

Wittgenstein übernimmt von Russell das Programm des *logischen Atomismus*. Danach besteht die Welt aus kleinsten, nicht weiter zerlegbaren Einheiten. Wittgenstein nennt diese Grundelemente *Gegenstände*. Als Beleg mögen folgende *Traktat*-Sätze dienen:

2.02 "Der Gegenstand ist einfach."
2.021 "Die Gegenstände bilden die Substanz der Welt. Darum können sie nicht zusammengesetzt sein."
2.027 "Das Feste, das Bestehende und der Gegenstand sind Eins."

Wittgenstein gibt zwar leider im *Traktat* kein Beispiel für einen Gegenstand, doch findet sich in seinen Tagebüchern unter dem Datum 6.5.1915 eine brauchbare Erläuterung: "Als Beispiel des Einfachen denke ich immer an Punkte des Gesichtsbildes."

Wittgensteins Gegenstandsbegriff steht vermutlich in der Tradition von Russells "*Gegenständen der Bekanntschaft*". Darunter versteht man Objekte, die "unmittelbar, ohne Vermittlung durch Schlußfolgerungen oder eine vorausgegangene Erkenntnis von

Wahrheiten, bewußt" sind. (Russell, Probleme der Philosophie, S. 43) Beispiele wären etwa Sinnesdaten oder innere Erlebnisse.

Was entspricht den Gegenständen in sprachlicher Hinsicht? Darüber geben uns wieder einige *Traktat*-Stellen Auskunft:

3.203 "Der Name bedeutet den Gegenstand. Der Gegenstand ist seine Bedeutung."

3.22 "Der Name vertritt im Satz den Gegenstand."

3.26 "Der Name ist durch keine Definition weiter zu zergliedern: er ist ein Urzeichen."

Aus all dem folgt, daß **Namen** die kleinsten Einheiten der Sprache sind.

Die Gegenstände existieren jedoch nicht isoliert voneinander, sondern stehen in Beziehung zu anderen Dingen; sie bilden *Sachverhalte*. Zumindest müssen sie in Beziehung zu uns stehen, sonst würden wir ihrer nicht gewahr. Mehrere Sachverhalte können sich zu *Tatsachen* zusammenschließen. Diese bilden dann das eigentliche Gerüst der Welt. So schreibt Wittgenstein: "Die Welt ist die Gesamtheit der Tatsachen, nicht der Dinge." (1.1)

Wieder stellt sich die Frage nach dem sprachlichen Pendant. Wittgensteins Antwort lautet, daß Sachverhalte durch *Elementarsätze* und Tatsachen durch *zusammengesetzte Sätze* abgebildet werden, wobei die Verknüpfung der Elementarsätze mit Hilfe logischer Konstanten wie "und", "oder", "impliziert" etc. erfolgt. Daraus resultiert folgende Gegenüberstellung zwischen den Elementen der Sprache und der Wirklichkeit:

Sprache	Wirklichkeit
Namen	Gegenstände
Elementarsätze	Sachverhalte
zusammengesetzte Sätze	Tatsachen

Zur Rechtfertigung dieser Dichotomien verweise ich auf einen Brief Wittgensteins an Russell vom 19.8.1919, in dem folgende Festlegungen getroffen werden: "'What is the difference between Tatsache and Sachverhalt?' Sachverhalt is, what corresponds to an Elementarsatz if it is true. Tatsache is, what corresponds to the logical product of elementary props when this product is true." (Wittgenstein, Cambridge Letters, S.125) Stenius unterscheidet in seinem Buch *Wittgensteins Traktat* zwischen Tatsache und Sachverhalt in ganz anderer Weise. Er interpretiert "Sachverhalt" als etwas, das möglicherweise der Fall sein könnte und "Tatsache" als etwas, das wirklich der Fall ist. Ich plädiere aber dafür, dem Schöpfer des *Traktats* mehr Glauben zu schenken.

Ansonsten gibt das Buch von Stenius dem Leser sehr wertvolle Hinweise. Es enthält vor allem Variationen zu einem Thema, das in Traktat 4.22 angerissen wird. Dort heißt es.: "Der Elementarsatz besteht aus Namen." Wie ist das zu verstehen? Kann hier Name mit Eigenname gleichgesetzt werden? "Daniela, Jasmin, Oliver" ist kein Satz. Eine wahllose Kombination von Eigennamen ergibt offensichtlich keinen Sinn. Also muß der Ausdruck

"Name" neben den Namen für Einzeldinge auch noch die Namen für Eigenschaften und Beziehungen umfassen.

Welche Funktion hat der Name? Wie wir bereits erfahren haben vertritt er im Satz den Gegenstand. Wenn unsere Interpretation zutreffend ist, heißt das konsequenterweise, daß unter den Gegenstandsbegriff sowohl Einzeldinge als auch Eigenschaften und Relationen fallen. Untermauert wird unser Standpunkt durch eine Tagebuchnotiz vom 16.6.1915, die da lautet: "Auch Relationen und Eigenschaften sind Gegenstände."

Die *Abbildtheorie* der Sprache besagt, Sätze hätten ausschließlich eine beschreibende Funktion. Natürlich stellt sich sofort die Frage, inwiefern auch Befehls- und Fragesätze zu dieser These passen. Hierauf gibt Stenius folgende Antwort: Ein Befehlssatz beschreibt den Willen oder die Absicht des Sprechers, ein Fragesatz beschreibt seinen seelischen Zustand der Ungewißheit. Man wüßte nur zu gerne, ob Wittgenstein dieser Deutung zugestimmt hätte!

Nach der Abbildtheorie schmiegt sich das sprachliche Modell gleichsam an die Wirklichkeit an. So heißt es in *Traktat* 2.15: "Daß sich die Elemente des Bildes in bestimmter Art und Weise zu einander verhalten, stellt vor, daß sich die Sachen so zu einander verhalten." Wittgenstein leitet daraus förmlich ein Hinüberfließen des Bildes zur Wirklichkeit ab: "Das Bild ist *so* mit der Wirklichkeit verknüpft, es reicht bis zu ihr (2.1511). Es ist wie ein Maßstab an die Wirklichkeit angelegt." (2.1512) Die Zuordnung der Bildelemente zu den Dingen werden mit "Fühlern" verglichen, die das Bild zur Wirklichkeit hin ausstreckt (2.1515).

Dennoch bleibt eine unüberwindliche Kluft zwischen Sprache und Welt bestehen wie Satz 3.221 klar zum Ausdruck bringt: "Die Gegenstände kann ich *nennen*. Zeichen vertreten sie. Ich kann nur von ihnen sprechen, *sie aussprechen kann ich nicht*. Ein Satz kann nur sagen, *wie* ein Ding ist, nicht *was* es ist." Wittgenstein vertritt also die These, daß sich die Existenz eines Einzelgegenstands nicht ausdrücken läßt, sondern daraus hervorgeht, daß der Name dieses Gegenstands in der Sprache gebraucht wird. Letzten Endes führt uns kein Zeichen über sich selbst hinaus. Die Beziehungen zwischen Sprache und Welt können nicht artikuliert werden. Daraus resultiert in weiterer Folge die *Unausdrückbarkeit der Semantik*. Wie die Welt jenseits der Grenzen unserer Sprache beschaffen ist, können wir nicht *sagen*, sonst wäre sie ja innerhalb der Grenzen unserer Sprache. Wenn wir beschreiben sollen, welche Tatsache einem Satz zugrundeliegt, können wir nichts anderes tun als den Satz zu wiederholen. Es ist unmöglich, sich der Sprache zu entledigen und gleichzeitig anzugeben, was der Fall ist. Wir kommen aus den sprachlichen Verwicklungen nicht heraus. Und so finden wir eine alte scholastische Weisheit bestätigt, nämlich das Prinzip: Individuum est ineffabile. Konsequenterweise beschränkt sich Wittgenstein im *Traktat* darauf, eine *logische Syntax* zu entwickeln. Immer wieder greift er Frege und Russell an, weil sie bei der Aufstellung der Zeichenregeln von der Bedeutung der Zeichen reden.

Der frühe Wittgenstein zögert nicht, über die Umgangssprache hinauszugehen, denn es kommt in ihr "ungemein häufig vor, daß dasselbe Wort auf verschiedene Art und Weise bezeichnet - also verschiedenen Symbolen angehört - , oder, daß zwei Wörter, die auf verschiedene Art und Weise bezeichnen, äußerlich in der gleichen Weise im Satz angewandt werden" (3.323). Als Beispiel führt er das Wort "ist" an, das als Kopula, als Gleichheitszeichen und als Ausdruck der Existenz erscheint. Natürlich entstehen so die "fundamentalsten Verwechslungen" (3.324). Will man diesen Irrtümern entgehen, so muß man eine Sprache verwenden, "die der logischen Syntax gehorcht" (3.325).

Wittgenstein schwebt eine Idealsprache vor, in der verschiedene Gegenstände durch verschiedene Zeichen ausgedrückt werden, um Mehrdeutigkeiten zu vermeiden. Folgerichtig hält er das "ist" der Identität für entbehrlich. "Gleichheit des Gegenstandes drücke ich durch Gleichheit des Zeichens aus, und nicht mit Hilfe des Gleichheitszeichens. Verschiedenheit der Gegenstände durch Verschiedenheit der Zeichen." (5.53) Als Kommentar dazu erfahren wir in Satz 5.5303: "Beiläufig gesprochen: von *zwei* Dingen zu sagen, sie seien identisch, ist ein Unsinn, und von *Einem* zu sagen, es sei identisch mit sich selbst, sagt gar nichts."

Wittgenstein strebt also eine ein-eindeutige Abbildung an, d.h. für jedes Element des Originals soll ein und nur ein Element des Bildes stehen. In der Fachsprache der Mathematiker nennt man eine solche Abbildung *isomorph*.

Die Beziehung zwischen Name und Gegenstand soll ebenso ein-eindeutig sein wie die Beziehung zwischen Elementarsatz und Sachverhalt. Läßt sich das Prinzip der Isomorphie auch auf komplexere Gebilde ausdehnen? Wittgenstein scheint sich mit dieser Frage beschäftigt zu haben, als er am 9.5.1915 in sein Tagebuch schrieb: "Der Satz [gemeint ist hier der zusammengesetzte Satz] ist ein Bild der Tatsache. Ich kann von einer Tatsache verschiedene Bilder entwerfen." D.h. zu jedem komplexen Satz sind gleichwertige Alternativen möglich. Denn jede logische Konstante ist durch andere logische Konstanten ersetzbar. So können wir z.B. statt "p → q" genausogut "¬ p ∨ q" schreiben. Die Verteilung der Wahrheitswerte ist in beiden Fällen gleich.

Bei 2 Aussagevariablen sowie 2 Wahrheitswerten wahr (W) und falsch (F) ergeben sich insgesamt 16 Verknüpfungsmöglichkeiten.

W W W W (1)	W W W F (5)	W F F W (9)	F F W F (13)
F W W W (2)	F F W W (6)	W F W F (10)	F W F F (14)
W F W W (3)	F W F W (7)	W W F F (11)	W F F F (15)
W W F W (4)	F W W F (8)	F F F W (12)	F F F F (16)

2 davon, die Exklusion (2) und die Rejektion (12), sind jeweils allein für sich fähig, alle anderen Wahrheitsfunktionen auszudrücken. Die logischen Konstanten fügen einem komplexen Satz eigentlich nichts hinzu, was nicht bereits in den Elementarsätzen enthalten ist. Wittgenstein bezeichnet es daher als seinen Grundgedanken, daß die "logischen Konstanten nicht vertreten". (4.0312) In der Welt existieren keine Gegenstände, die ihnen entsprechen. Sie können getrost aus der allgemeinen Form des Satzes eliminiert werden. Letzten Endes beruht die Vielfalt der Bilder nur auf einem Schein. Die logischen Operationen schließen eine isomorphe Abbildung jedenfalls nicht aus.

Damit der Satz die Realität darstellen kann, muß er etwas mit der Realität gemein haben. Wittgenstein nennt dieses Satz und Wirklichkeit in gleicher Weise Zukommende die *logische Form*. Die logische Form entzieht sich der Darstellbarkeit. Denn um sie explizieren zu können, müßten wir uns mit dem Satz außerhalb der Logik aufstellen können. Wittgenstein führt in 4.121 aus: "Der Satz kann die logische Form nicht darstellen, sie spiegelt sich in ihm. Was sich in der Sprache spiegelt, kann sie nicht darstellen. Was *sich* in der Sprache ausdrückt, können *wir* nicht durch sie ausdrücken. Der Satz *zeigt* die logische Form der Wirklichkeit." Als Konsequenz ergibt sich dann die im Horizont der Umgangssprache völlig unverständliche These 4.1212: "Was gezeigt werden *kann*, *kann* nicht gesagt werden." Es sei noch hinzugefügt, daß Wittgenstein immmer wieder auszusprechen versucht, was eigentlich nur gezeigt werden kann. Er gleicht damit einem Trappisten, der sein Schweigen bricht.

Auch ich trete vorübergehend dem Orden der Redner über das Unsagbare bei und bringe zur Veranschaulichung ein Beispiel, das so nie formuliert werden dürfte. Betrachten wir die beiden Tatsachen: a ist Vater von b und c, b ist musikalisch begabt. Darin sind folgende Strukturelemente zu finden: Drei Personen, eine Relation und eine Eigenschaft. Welche Voraussetzung ist erforderlich, um diese Tatsachen darzustellen? Das Bild muß Elemente von gleicher Zahl und Kategorie aufweisen. Wählen wir zur Darstellung der Vaterrelation einen Pfeil und zur Darstellung der musikalischen Begabung einen Kreis, so erhalten wir das Bild:

a

b **c**

Hintikka erinnert diese sogenannte "Abbildtheorie der Sprache" ein wenig an das Heilige Römische Reich deutscher Nation, "das ja auch weder heilig noch römisch, noch ein regelrechtes Reich war". (Hintikka, Untersuchungen zu Wittgenstein, S.134) In Wittgensteins Auffassung geht es nicht um ein naturalistisches Abbild, sondern um eine Gleichheit der Strukturen. Sie ist auch keine Theorie, denn sie läßt sich sprachlich nicht zum Ausdruck bringen. Und schließlich ist sie auch keine Theorie der Sprache, sondern eine Bildtheorie der Wahrheit. (Es ist hier nicht der richtige Ort, den letzten Punkt genauer darzustellen.)

Natürlich benötigt man einen Interpretationsschlüssel, der eine Beziehung zwischen den Namen und den Gegenständen herstellt. Dazu ist nach Wittgenstein nur die Methode der *hinweisenden Definition* geeignet. Die Gegenstände werden eingeführt, indem man auf sie weist, d.h. auf sie zeigt. Man deutet etwa auf die Person a und sagt "Dies ist a".

Die Probleme, die sich aus diesem Verfahren ergaben, führten zu einer geistigen Revolution, die schließlich in den *Philosophischen Untersuchungen* ihren Ausdruck fand. Wittgenstein begnügt sich nun mit der Umgangssprache wie die folgenden Sätze erkennen lassen: "Die Philosophie darf den tatsächlichen Gebrauch der Sprache in keiner Weise antasten, sie kann ihn am Ende also nur beschreiben. Denn sie kann ihn auch nicht begründen. Sie läßt alles wie es ist." (PU 124)

Des weiteren gibt Wittgenstein die Überzeugung auf, die Sprache habe ausschließlich eine abbildende Funktion. "Wieviele Arten der Sätze gibt es aber? Etwa Behauptung, Frage und Befehl? - Es gibt *unzählige* solcher Arten: unzählige verschiedene Arten der Verwendung alles dessen, was wir 'Zeichen', 'Worte', 'Sätze', nennen." (PU 23) Jede Verwendungsweise ist mit bestimmten Tätigkeiten verwoben, bildet ein eigenes "Sprachspiel". "Das Wort 'Sprachspiel' soll hier hervorheben, daß das Sprechen der Sprache ein Teil ist einer Tätigkeit, oder einer Lebensform." (PU 23)

Die Theorie, daß eine ein-eindeutige Relation zwischen Name und Gegenstand besteht, wird fallengelassen. Das entscheidende Argument lautet, daß hinweisende Definitionen mißverstanden werden können. Nehmen wir an, jemand versucht, die Zahl Zwei zu definieren, indem er auf zwei Nüsse zeigt und sagt "Das heißt 'zwei'". - "Aber" - fragt Wittgenstein - "wie kann man denn die Zwei so definieren? Der, dem man die Definition gibt, weiß ja dann nicht, *was* man mit 'zwei' benennen will; er wird annehmen, daß du *diese* Gruppe von Nüssen 'zwei' nennst! - Er *kann* dies annehmen; vielleicht nimmt er es aber nicht an. Er könnte ja auch, umgekehrt, wenn ich dieser Gruppe von Nüssen einen Namen beilegen will, ihn als Zahlnamen mißverstehen. Und ebensogut, wenn ich einen Personennamen hinweisend erkläre, diesen als Farbnamen, als Bezeichnung der Rasse, ja als Namen einer Himmelsrichtung auffassen. Das heißt, die hinweisende Definition kann in *jedem* Fall so und anders gedeutet werden." (PU 28) Wittgenstein gelangt zu der Konsequenz: "Die hinweisende Definition erklärt den Gebrauch - die Bedeutung - des Wortes, wenn es schon klar ist, welche Rolle das Wort in der Sprache spielen soll." (PU 30) Nur dann, wenn wir wissen, daß uns jemand ein Zahlwort erklären will, wird uns die hinweisende Erklärung "Das heißt 'zwei'" zum Verständnis des Wortes verhelfen.

Es klingt nach Selbstironie, was Wittgenstein über die Verbindung eines Wortes mit einem Gegenstand schreibt: "Und so eine seltsame Verbindung hat wirklich statt, wenn nämlich der Philosoph, um herauszubringen, was *die* Beziehung zwischen Namen und Benanntem ist, auf einen Gegenstand vor sich starrt und dabei unzählige Male einen Namen wiederholt, oder auch das Wort 'dieses'. Denn die philosophischen Probleme entstehen, wenn die Sprache *feiert*. Und *da* können wir uns allerdings einbilden, das Benennen sei irgend ein merkwürdiger seelischer Akt, quasi eine Taufe eines Gegenstandes. Und wir können so auch das Wort 'dieses' gleichsam *zu* dem Gegenstand sagen, ihn damit *ansprechen* - ein seltsamer Gebrauch diese Wortes, der wohl nur beim Philosophieren vorkommt." (PU 38) Wittgenstein ringt sich schließlich zu der Erkenntnis durch, daß die Sprache auch eine *pragmatische Dimension* besitzt. Am markantesten tritt dies in folgender Stelle zutage: "Die Bedeutung eines Wortes ist sein Gebrauch in der Sprache." (PU 43)

"Sprache" ist nicht der Name eines einzelnen Phänomens, sondern der Sammelname einer unbestimmten Anzahl von Sprachspielen. Eine vergleichbare Situation liegt bei den Spielen vor. Es gibt sehr viele Vorgänge, die wir "Spiele" nennen, z.B. Brettspiele, Kartenspiele, Ballspiele, Kampfspiele usw. Wir glauben, daß es etwas geben muß, daß allen Spielen gemeinsam ist, und daß dieser Kern an Gemeinsamkeiten die Anwendung der Bezeichnung "Spiel" auf die einzelnen Spiele rechtfertigt. Dagegen fordert uns Wittgenstein auf: "Sag nicht: 'Es *muß* ihnen etwas gemeinsam sein, sonst hießen sie nicht Spiele' - sondern *schau*, ob ihnen etwas gemeinsam ist. - Denn wenn du sie anschaust, wirst du zwar nicht etwas sehen, was *allen* gemeinsam wäre, aber du wirst Ähnlichkeiten, Verwandtschaften sehen, und zwar eine ganze Reihe." (PU 66) Im nächsten Paragraphen heißt es: "Ich kann diese Ähnlichkeiten nicht besser charakterisieren als durch das Wort 'Familienähnlichkeiten'; denn so übergreifen und kreuzen sich die verschiedenen Ähnlichkeiten, die zwischen den Gliedern einer Familie bestehen: Wuchs, Gesichtszüge, Augenfarbe, Gang, Temperament, etc. etc. - Und ich werde sagen: die 'Spiele' bilden eine Familie." (PU 67)

Dies bedeutet eine Abkehr von der Möglichkeit, das Wesen eines Ausdrucks festzulegen. Wir können einen Begriff weder extensional durch Aufstellung einer Liste aller Gegenstände, die unter ihn fallen, charakterisieren noch können wir eine Definition durch Angabe notwendiger und hinreichender Bedingungen geben. Vielmehr müssen wir uns darauf beschränken, Begriffe paradigmatisch - durch Angabe von Beispielen - einzuführen.

Am Ende meiner Deutung angelangt, möchte ich davor warnen, eine bestimmte Deutung zu kanonisieren. Es gibt nicht die Interpretation, Wittgensteins Text ist prinzipiell offen für eine Vielzahl von Interpretationen. Nur wenn eine Pluralität der Zugänge gewahrt bleibt, wird sich der Leser zu einer Stellungnahme herausgefordert fühlen und auf das Gelesene schöpferisch reagieren.

Literatur

Anscombe, G.E.M (1963): An Introduction to Wittgenstein's Tractatus. London: Hutchinson.

Hintikka, Merrill/ Hintikka, Jaakko (1990): Untersuchungen zu Wittgenstein. - Frankfurt: Suhrkamp

Kenny, Anthony (1974): Wittgenstein. - Frankfurtt: Suhrkamp.

Nedo, Michael (1985): Ludwig Wittgenstein - Logisch-philosophische Abhandlung, Entstehung und Publikation. In: Traum und Wirklichkeit - Wien 1870-1930. - Wien, Katalog zur Ausstellung des Historischen Museums der Stadt Wien.

Russell, Bertrand (1978): Probleme der Philosophie. - Franfurt: Suhrkamp.

Stegmüller, Wolfgang (1989): Hauptströmungen der Gegenwartsphilo-sophie. 3 Bände. – Stuttgart: Kröner.

Stenius, Erik (1969): Wittgensteins Traktat. – Frankfurtt: Suhrkamp.

Wittgenstein, Ludwig (1995): Cambridge Letters. (Edited by Brian McGuinness and Georg Henrik von Wright.) – Oxford: Blackwell.

Wittgenstein, Ludwig (1989): Werkausgabe 1. Band. - Frankfurt: Suhrkamp. (Enthält den *Tractatus logico-philosophicus*, die *Tagebücher 1914-1916* und die *Philosophische Untersuchungen.*)

Für Zitate aus dem Traktat wurde kein Abkürzungszeichen verwendet. PU steht für Philosophische Untersuchungen.

Wright, Georg Henrik von (1986): Wittgenstein. – Frankfurt: Suhrkamp.

Wuchterl, Kurt (1969): Struktur und Sprachspiel bei Wittgenstein. – Frankfurt: Suhrkamp.

ZUR ARZT-PATIENT-BEZIEHUNG IN DER HUMAN- UND VETERINÄRMEDIZIN

Karl H. Spitzy

Jede erfolgversprechende Heilkunde setzt eine dialogische Beziehung von Arzt und Patient voraus. Dabei ist es kaum von Belang ob der medizinische Eingriff invasiv oder nichtinvasiv, chirurgisch oder medikamentös oder nur durch eine Untersuchung oder Beratung erfolgt. Der Erfolg, sei er diagnostisch durch das Gewinnen und Kontrollieren von verwertbaren Befunden oder therapeutisch zur Erreichung von Heileffekten, kann nur auf einer Basis von gegenseitigem Vertrauen und einer ebenso gegenseitigen Übernahme von Verantwortung gesichert werden[1]. Nach Martin Buber, dem großen Dialogiker, ist das durch das Erreichen einer sogenannten Ich-Du-Beziehung möglich und das gilt für ihn erstens für das Verhältnis des Menschen zur lebendigen Natur (Pflanze und Tier), zweitens für den Menschen gegenüber dem Mitmenschen und drittens für den Menschen gegenüber dem Göttlichen. Die Welt des Menschen ist für ihn *zwiefältig*, denn der Ich-Du-Beziehung steht die Ich-Es Begegnung gegenüber. In der Ich-Es-Ebene bleibt eine Arzt-Patient-Verhältnis lediglich eine "*Begegnung*" und es entsteht keine "*Beziehung*"[2]. Zum Wesen der Heilkunde aber gehört mehr als eine nur "zufällige" Begegnung.

Für die humane Arzt-Patient-Beziehung ist die Notwendigkeit einer Ich-Du-Beziehung eindeutig, auch wenn der heutige Trend einer möglichst beziehungsfreien Medizin leider immer deutlicher wird. Sogar Theologen sind nur mehr am Experten und nicht am Menschen, dem "*Arzt als Freund*", interessiert[3]. Selbst die Wiener Medizinische Schule läuft Gefahr das eindrucksvolle wie für das Ansehen der Wiener Medizin erfolgreiche Motto Nothnagels "mit *Kranken, nicht mit Krankheiten hat es die Klinik zu tun*"[4] einer extremer werdenden Spezialisierung zu opfern. Damit würde bereits eine deutliche Annäherung der Humanmedizin an die Veterinärmedizin gegeben sein. Ja, es besteht vielleicht schon die Gefahr, dass das "liebe Hunderl" liebevoller behandelt wird als die "lästige Großmutter". Es kann nicht das Ziel sein, trotz der enormen Fortschritte der Medizintechnik, das Krankenhaus zu einer Reparaturwerkstätte verkommen zu lassen und den Arzt allein als technischen Experten und Erfüllungsgehilfen einer Krankenkasse zu sehen. "*Nur ein guter Mensch kann ein großer Arzt sein*" betonte Nothnagel in diesem Sinn in seiner Antrittsvorlesung, wobei er mit gleichem Enthusiasmus einer der nachdrücklichsten Befürworter einer naturwissen-schaftlich fundierten Medizin war.

---

[1] Spitzy K.H., "Dämon und Hoffnung. Dialogik in der Medizin" Hasel, Maudrich Wien 1993

[2] Buber M., "Ich und Du", Schneider Heidelberg 1983

[3] Ritschl D., "Zum dialogischen Prinzip als Träger der Arzt-Patient-Beziehung", Wiener med. Wschr. 142, 23/24, 1992, S.548

[4] Lesky E., "Meilensteine der Wiener Medizin", (Hermann Nothnagel, Antrittsvorlesung am 16.10.1882), Maudrich Wien 1981, S127

Dialog mit Mensch und Tier

Martin Buber hält, wie bereits erwähnt, eine Ich-Du-Beziehung mit dem Tier für möglich. Er sagt: "Drei sind die Sphären, in denen sich die Welt der Beziehung errichtet. Die erste: das Leben mit der Natur .... die zweite: das Leben mit dem Menschen ... die dritte: das Leben mit den geistigen Wesenheiten"[5]. Das Leben mit der Natur bezeichnet er als " im Dunkel schwingend und untersprachlich. Die Kreaturen regen sich uns gegenüber, aber sie vermögen nicht zu uns zu kommen, und unser Du-Sagen zu ihnen haftet an der Schwelle der Sprache ... Das Leben mit dem Menschen ... ist sprachgestaltig. Wir können das Du geben und nehmen". Das Leben mit den geistigen Wesenheiten ist die Sphäre des Gebetes "sich offenbarend, sprachlos, aber sprachzeugend"

"Wie dürfen wir aber", so fragt Buber, "das Außersprachliche in die Welt der Grundworte einbeziehn?"[6].

Die Grundworte Bubers sind Ich-Du und Ich-Es.

Das Wortpaar Ich-Du ist strikt gegenseitig (oder polar). Selbst ein von mir betrachteter Baum kann als eine Ganzheit, eine Einheit, erfasst werden und mich erfassen. In dieser Einheit ist er ein Bruder Baum, nicht teilbar, dimensionslos und steht in dieser möglichen Beziehung zu mir außerhalb von Zeit, Raum und Kausalität.

Das Wortpaar Ich-Es ist die Welt, in der wir leben: dreidimensional und dem Satz vom Grunde unterworfen. Wie soll nun der Baum, auf den sich Buber bezieht, in Gegenseitigkeit wirken? Hat er denn *ein Bewusstsein, unserem ähnlich*? Wir wissen und erfahren es nicht! Doch er begegnet uns als er selber, als Ganzes. Ebenso wie der Mensch und das Tier ist der Baum zerlegbar, klassifizierbar, muss in Raum, Zeit und Kausalität in der Ich-Es-Sphäre betrachtet und beobachtet werden und doch: "*er leibt mir gegenüber und hat mit mir zu schaffen, wie ich mit ihm - nur anders*"[7].

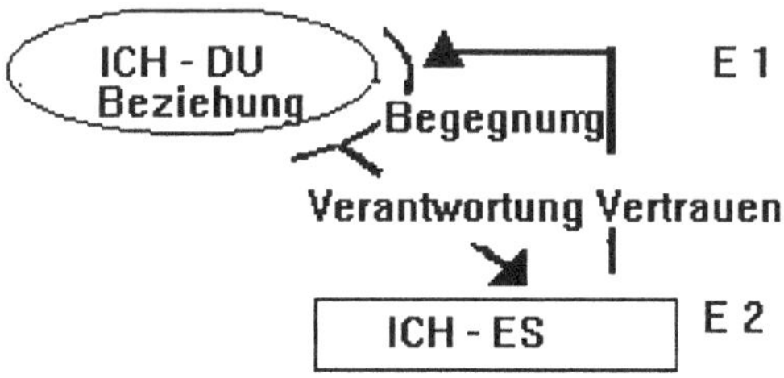

Abb. 1 Kreativer Zirkel der Dialogik[8]

---

[5] Buber M., a.a.O. S.12

[6] Ebenda, S.13

[7] Ebenda, S.14

[8] Spitzy K.H., "Von der Dialogik zum Konstruktivismus in der Medizin" im Symposium "Systemtheoretische Perspektiven", Edlinger, Feigl, Fleck (Hrsg.), Lamg Frankfurt/M. 2ßßß, Bd.1, S.98.

So sind alle Ganzheiten der Schöpfung, schließlich inklusive der Materie, monadenartige Wesenheiten, denen eine uns unerkennbare Art von Bewusstsein zukommt, wie das auch schon Leibniz vor fast 300 Jahren mit folgenden Worten beschrieben hat[9]:

"Jede Monade bildet im Verein mit einem ihr eigentümlichen Körper eine lebendige Substanz ... besitzt nun die Monade zweckvoll beschaffene Organe, kraft deren es hervortretende und sich abhebende Unterschiede in den Eindrücken, die sie empfangen, und folglich in den diese wiedergebenden Perzeptionen gibt (wie so z.B. mittels der Gestalt der Augensäfte die Lichtstrahlen konzentriert werden und mit größerer Kraft wirken), so kann das bis zur Empfindung führen, d.h. bis zu einer von Gedächtnis begleiteten Perzeption, von der ein gewisses Echo lange Zeit zurückbleibt, um sich bei Gelegenheit vernehmen zu lassen. Ein solches Lebewesen nennt man Tier, wie seine Monade Seele genannt wird".

Hier bekämpft Leibniz ausdrücklich die cartesianische Trennung von Leib und Seele, denn wenn man die monadische Tier- und Materieseele ablehnt, so meint er, wird auch die Menschenseele und ihre Unsterblichkeit zunehmend unwahrscheinlich[10]Wenn man dem Tier Bewusstsein oder sogar Seele zubilligt, ist die Möglichkeit des Dialogs, wenn auch, wie Buber sagt, *außersprachlich*, gegeben. Unter Sprache ist hier nur die mit Worten, Sätzen und Zahlen gemeint. Eine Körpersprache kommt auch den Tieren zu. Sie ist nonverbal. Der Herr versteht die Sprache des Hundes, der Hund die Sprache des Herrn. Beide merken in ihrer Merkwelt, im Sinne von Jakob Uexküll, Stimmungen, Bedürfnisse und Absichten der Wirkwelt (als Instrument)[11].

Der Dialog von Mensch und Tier, auf den es uns hier ankommt, findet laut- und körpersprachlich statt (zumindest von Seite des Menschen, beim Hund ist der Geruchsinn wahrscheinlich wesentlicher). So wie beim Menschen die Sprache nicht zuletzt zur Täuschung, zur Lüge, dienen kann, ist auch dem Tier diese Möglichkeit gegeben.

.Konrad Lorenz beschreibt die Reaktion seines Hundes als dieser seinen heimkehrenden Herrn irrtümlich verbellte, einen Haken schlug und in einen Misthaufen biss, um seinen Irrtum zu kaschieren. Solch eine Reaktion kann sicherlich nicht allein induktiv als Instinkthandlung, sondern muss als Absichtshandlung, nämlich den Herrn zu täuschen, angesehen werden. In seiner Auseinandersetzung mit Bierens de Haan weist Lorenz auf die oft genug schwierig zu unterscheidenden nur final und nicht kausal begründbaren tierischen Handlungen im Vergleich zu überlegten Handlungen des Menschen hin. Man könne, so Lorenz, zwischen tierischem Verhalten und selbst kompliziertesten 'methodischen' einsichtigen Verhaltensweisen des Menschen keine scharfe Grenze ziehen"[12].

---

9 Leibniz G.W., "Vernunftprinzipien der Natur und der Gnade. Monadologie", Meiner Hamburg 1982, S.7

10 Ebenda, S.9

11 Uexküll J., "Theoretische Biologie", Berlin 1909

12 Lorenz K., "Über tierisches und menschliches Verhalten", Bd.1 Piper München 1974, S.394.

Ganzheit als Systembegriff

Die Welt der Grundworte Martin Bubers und insbesondere der Ich-Du-Beziehung sowohl in die Human- wie die Veterinärmedizin als eine der Voraussetzungen für die Heilungsabsicht einzuführen, macht es notwendig, sich mit dem Begriff der Ganzheit des Lebendigen auseinander zu setzen.

Die Heilkunde hat als wissenschaftliche Basis die Biologie und in der Biologie werden stets "Ganzheiten" beschrieben. Der Reduktionismus hat seine Grenze und eine Einführung von "Teleonomie" ist bei Untersuchungen an Lebewesen unerlässlich. Sie dürfen aber nicht zum Selbstzweck werden. Es geht um die Reihenfolge der Untersuchungen. Zuerst muß versucht werden, im als Ganzes nicht unmittelbar verständlichen System Kausalitäten und ihre Verknüpfungen zu entdecken. Das kann auf verschiedenen Ebenen geschehen, z.B. auf Beziehungen zur Umwelt. So ist es möglich, Erscheinungen und Reaktionen, die nur ganzheitlich erscheinen und scheinbar auf ein Ziel gerichtet sind, doch zu quantifizieren und zu analysieren.

Auch in der Medizin wird viel über eine "Ganzheitsmedizin" gesprochen und geschrieben. Dabei erhebt sich die Frage, ob es überhaupt unterschiedliche "Medizinen" geben kann. So sagte mein langjähriger Freund, der leider kürzlich von uns gegangene Pharmakologe Otto Kraupp: "*Es gibt nur eine Medizin und die kann gut oder schlecht sein*". Eine Medizin, die nicht den ganzen Menschen mit einbezieht, ist sicher keine gute und man darf Nothnagels Ausspruch nicht so verstehen, dass es sich bei Kranken und Krankheiten um sich ausschließende Gegebenheiten handelt. Man muss sich dessen bewusst sein, dass zuerst nach der Krankheit geforscht werden soll und erst anschließend die Einheit der Krankheit mit dem Kranken in ihrer Einmaligkeit und Unverwechselbarkeit berücksichtigt wird.

D*as Ziel des Biologen ist*, wie Lorenz sagt, *das Verständlichmachen eines organischen Systems als Ganzheit* und verwehrt sich ausdrücklich gegen den Vorwurf, wie z.B. B. H. Driesch, deswegen ein "*Vitalist*" zu sein. Lorenz zitiert Otto Koehler und Ludwig von Bertalanffy, denen das Verdienst zukommt, das "Ganzheitsproblem" ohne die Einführung einer "*Lebenskraft*" oder einen "*ganzmachenden Faktor*", sondern als "*harmonische Systeme verfilzter Kausalketten*" anzusehen. Der Forscher habe nach Lorenz die Aufgabe vorerst "*Simplist*" zu sein und sich mit der Aufklärung dieser Kausalketten zu beschäftigen[13]. Allerdings beinhaltet das Wort "harmonisch" bereits ein Passen (griechisch: harmonía = das zur Einheit werdende, harmòs = die Fuge), und erinnert an die prästabilierte Harmonie von Leibniz.

Hier stellt sich die Frage, ob all dies auch für den Arzt gegenüber dem Kranken gilt, oder ob die Arzt-Patient-Beziehung nicht mehr ist als die Forschung bei Tier und Mensch?

Tier- und Menschenseele

Ein "zur See", wo man früher Tier und Mensch vor der Geburt und nach dem Tode vermutete, ist wohl der Stamm des Wortes Seele und das galt für alles Lebende, ob Pflanze,

[13] Derselbe, "Vergleichende Verhaltensforschung", Springer Wien 1978, S.31 f.

Tier oder Mensch. Nur der Geist (als Widersacher der Seele?) unterscheidet den Menschen vom Tier. Der Tierliebhaber Lorenz spricht seinem treu ergebenen Hund wegen dessen *bedingungsloser Liebesfähigkeit* noch mehr Seele zu als dem Menschen[14]. Die Menschenseele, so meint Lorenz pessimistisch, hat mit der geistigen Entwicklung des Menschen nicht Schritt halten können: "*Der menschliche Geist ist auf dem Wege der Technokratie zum Widersacher des Lebens überhaupt und damit auch der menschlichen Seele geworden*".

Lorenz (ebenso wie Friedrich Schiller in seinen Xenien) macht sich über die Feststellung Immanuel Kants lustig, Pflicht müsse, um etwas wert zu sein, interesselos erfüllt werden[15]. Er übersieht dabei allerdings, dass es Kant um die *Rettung der Freiheit* und damit auch um die Unsterblichkeit der menschlichen Seele [16]ging. Ein Wert wie die Pflicht muss aus freien Stücken erfolgen, abgezogen von allen Interessen, nur dann kann es ein unabhängiger menschlicher seelischer Wert sein. Dass auch die Liebe zum Mitmenschen ein Wert ist, hat wohl Kant nie bezweifelt, wenn auch, wie schon Fichte bemängelte, hat er das nie ausdrücklich betont. Für Kant ist die Seele eben etwas anderes als für Lorenz. Für Kant ist sie der Hort der Freiheit, die nur dem Menschen zukommt. Die bedingungslose Liebesfähigkeit des Hundes würde er bestenfalls dem "Gemüth des Tieres" zuschreiben und dieses Gemüt (oder Seele im Sinne Lorenz`) ist es dann auch, das sowohl in der Tier- wie in der Humanmedizin eine entscheidende Rolle spielt. Kant hat sich dazu klar im "*Streit der Fakultäten*" geäußert: "*Von der Macht des Gemüths, durch dessen blossen Vorsatz seiner krankhaften Gefühle Meister zu seyn*"[17]. Damit hat er wohl die Psychosomatik begründet.und gleichzeitig eine Grundlage für eine Placebomedizin geschaffen[18].

Das Placebophänomen bei Mensch, Tier und Pflanze

Wie die Erfolge der Homöopathie deutlich zeigen, ist Placebotherapie bei Mensch und Tier gleichermaßen erfolgreich[19]. Allerdings wirken Placebogaben nur bei Haustieren. Für Wildtiere, in eine Fütterung gemischt, sind sie wirkungslos. Es muss daher zwischen der Gabe, dem Geber und dem Empfänger eine Beziehung bestehen, die ein Placebo wirksam macht. Langer bezeichnete die Voraussetzung dieser Beziehung als "Aura curae" als ein Heilungsumfeld, in dem die Gabe stattfindet[20]. Das gute Zureden mit Worten "*Das wird dir gut tun*", wie es schon Imhotep auf seinem Siegelring mit dem Siegel "*Es wird dir gefallen*" stehen

[14] Derselbe, "Der Abbau des Menschlichen", Piper München 1983, S.145

[15] Ebenda, S.148

15Kant I., "Metaphysik der Sitten", Reclam Stuttgart 1976, S.117 f.

[17] Derselbe.,Sämtl. Werke, Rosenkranz (Hrsg,), Voss Leipzig Bd. 10,1839, S.361 f.

[18] Spitzy K.H., "Placebo und Schmerz", 3.Dialog d.Akademie f.Ganzheitsmedizin, Wien 1993

[19] Derselbe, "Die Arzt-Patient-Beziehung und das Placebophänomen", Imago Hominis, Inst.f. Anthropologie und Bioehik, Wien 1997, Bd.IV/1

[20]Langer G., "Placebo: Jenseits von Schein und Störgröße", Wiener Klin. Wschr. 99, Wien 1987 Suppl.175

hatte[21], ist das "Placebo Arzt" für Mensch und Tier, in gewissem Sinn sogar für die Pflanze, von Menschen, die einen "grünen Daumen" haben.

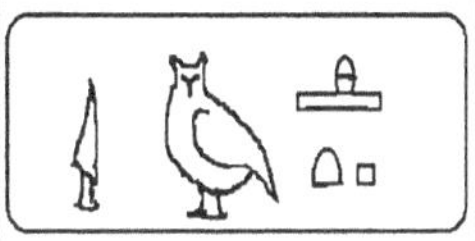

"Der Zufriedenheit gibt" Imhotep 2600 v.Chr."

Es stellt sich die Frage, auf welchem Weg "Lebendiges" ein Heilungsumfeld als Voraussetzung für eine Placebowirkung, wie sie jeder Arzneimittelgabe eigentümlich ist, erkennen oder besser instinktiv erfühlen kann

Alois Stacher weist in diesem Zusammenhang in Übereinstimmung mit Axel W. Bauer[22] auf folgende Möglichkeiten als Axiome eines solchen Erkenntnisgewinns hin:

1. Axiome der Existenz von übernatürlichen Personen und Kräften
2. Axiom der semiotischen Korrespondenz von Phänomenen
3. Axiom des kausalgesetzlichen, mechanisch-deterministischen Ablaufes von Prozessen in der Natur
4. Axiom der Möglichkeit des intersubjektiven Verstehens von menschlichen Lebensäußerungen durch hermeneutische Interpretation verbaler und nonverbaler Zeichen

Sensibilität und Gedächtnis sind, eingeschränkt durch die Merk- und Wirkwelt des Lebewesen, die Voraussetzungen für die Wirksamkeit dieser Axiome.

ad 1. Einem Tier z.B. einem Hund erscheint der Mensch als *über-natürliches* Wesen, da jener für ihn nicht voll verständlich ist und ihn mit seinen Kräften beherrschen kann.

ad 2. Die semiotische Korrespondenz von Lauten, die Befehle bedeuten, wie "*Sitz! und Platz!*" sind typische Dressurmittel.

ad 3. Wenn das Tier auch den kausalen Zusammenhang nicht verstehen kann, so weiß es doch aus Erfahrung "wenn *das* passiert, erfolgt dann *das*".

ad 4. Manche Tiere, wie die meisten Haustiere, sind wahre Meister der Interpretation von verbalen und nonverbalen Zeichen des Menschen

Bei all diesen Betrachtungen sollte man sich jedoch immer der Fehlerquelle des Anthropomorphismus des tierischen Verhaltens bewusst sein.

---

[21] Thorwald J. "Macht und Geheimnis der frühen Ärzte", Drömer München 1985, S.15

[22] Stacher A., Brief aus der Wiener Akademie für Ganzheitsmedizin v.17.12.98

Arzt und Tierarzt

Der Unterschied zwischen Human- und Veterinärarzt erscheint bei oberflächlicher Betrachtung ziemlich gering und man hat den Eindruck, dass er immer kleiner wird. Trotzdem soll der Unterschied klar sein. Der Mensch ist in naturwissenschaftlicher Betrachtung ein Tier. Seine Medikamente werden im Tierversuch geprüft, Operationen am Tier erprobt, Krankheiten und Altersbeschwerden bei Mensch und Tier sind durchaus vergleichbar.

Die Vielfalt der behandlungsbedürftigen Tiere aus Haushalten, von Tierführern und Züchtern, aus Bauernhöfen, Tiergärten, selbst aus der Massentierhaltung. verlangen vom Veterinär vielfältige Kenntnisse und ein hohes Einfühlungsvermögen in die verschiedensten Arten. Die Zuwendung zu einer Katze muss grundsätzlich anders sein als die zu einem Pferd, doch handelt es sich immer wieder um Individuen, deren Merk- und Wirkwelt sich mehr oder weniger extrem voneinander und von der des Menschen unterscheiden.

Der Mensch unterscheidet sich in Gesundheit und Krankheit dadurch vom Tier, dass er nicht nur ein Individuum sondern eine Person ist. Person mit der Fähigkeit der freien Entscheidung unabhängig von Instinkt und Logik. „*Medizin soll als Umgang in Gegenseitigkeit mit unmöglichem Wirklichen gestaltet werden*", sagt Viktor v. Weizsäcker[23]. Die Medizin, vor allem die Humanmedizin bezieht sich danach auf die *Wirklichkeit* und nicht auf die Welt der *Erscheinung*.

Beim Haustier besteht meist zwischen dem Besitzer und dem Tier ein mehr oder weniger inniges Verhältnis. Wie gesagt, ist für Hund und Katze der Mensch ein "übernatürliches Wesen", das Lohn und Strafe vergibt. Die Gefühle des Frauerls oder Herrls übertragen sich in dieser Partnerschaft. Ein Veterinärarzt muss im Krankheitsfall des Tieres nicht nur das Tier behandeln, sondern auch den Menschen als dessen Partner mit einbeziehen. Jeder Humanmediziner weiß, wie schwer es ist, Angehörige über den Zustand eines Patienten voll zu informieren. Nach einem halbstündigen Aufklärungsgespräch mit der Frau eines an Lungenkrebs Erkrankten vermutete die Frau immer noch, dass es sich bei ihrem Mann doch lediglich um eine Verkühlung handeln würde und versuchte Operation und Chemotherapie zu verhindern.

Sowohl beim Menschen wie beim Tier kann man Simulation und Dissimulation beobachten. So simuliert der Hund, auf drei Beinen humpelnd Mitleid heischend mit vorgestreckter Pfote eine längst verheilte Verletzung und "vergisst" sofort auf seine Beschwerden, wenn man ihm einen Knochen wirft. Lohn (und Strafe) sind für das Tier wie Himmel und Hölle für den Menschen.

Meine Versuchshunde, denen ich täglich Blut aus der Beinvene abnehmen musste, sprangen ungefesselt, wohl mit eingezogenem Schweif, auf den Tisch und streckten ihre Pfote entgegen, weil sie wussten, dass es nach der etwas schmerzhaften Blutabnahme einen wunderbar schmeckenden Keks gab. Der Speichel rann ihnen schon vorher in der Erwartung der Belohnung aus dem Maul. Die zwiespältige Stimmung bei der Abholung aus dem Tier-

[23] Weizsäcker V.v., „Gesammelte Schriften", Bd.7, Suhrkamp Frankfurt/M. 1987, S.353

stall der Klinik war deutlich: einerseits die Erwartung des schmerzenden Eingriffs und andererseits die Erwartung der Belohnung, wobei letztere Stimmung meist überwog und durch freundliches Zureden und Zutun verstärkt werden konnte.

Der menschliche Patient reagiert vor dem Arzt in ganz ähnlicher Weise. Vorerst hat er Angst – auch vor einer Blutabnahme. Der freundliche, auf ihn eingehende Arzt nimmt viel von der Angst.

Epikrise

Ärzte und Tierärzte sind individuell sehr verschieden. Es gibt freundliche, verständnisvolle, unfreundliche, kurz angebundene, sogar schroffe, die aber jeder für sich von bestimmten Patiententypen bevorzugt werden. Manche Patienten wollen liebevoll betreut werden, manche wollen wissen, was ihnen fehlt und wie sie behandelt werden würden und sonst nichts. Die Kunst des Arztes ist es, sich auf die verschiedenen Typen einzustellen, so weit ihm das liegt.

Dieses Sich-darauf-Einstellen hängt mit der Herstellung einer Ich-Du-Beziehung zusammen, wie sie Martin Bubers Dialogik vorschlägt. Selbst der gröbste Arzt, der glaubt, er würde ausschließlich eine Ich-Es-Begegnung mit dem Patienten zulassen, irrt. Auch diese seine Rolle als Grobian kann ein Eingehen auf die Bedürfnisse des Patienten sein und ich kenne genug Ärzte, die gerade deswegen geschätzt und geliebt werden. Andererseits gibt es Patienten, denen ein allzu freundliches Eingehen unangenehm ist und denen ein distanzierter Arzt lieber ist. Sie müssen sich an die stets notwendige händische Untersuchung des Arztes erst gewöhnen. Der Zirkel von Verantwortung und Vertrauen muss eben auf verschiedene Art immer wieder hergestellt werden.

Für den Tierarzt ist die Situation ähnlich. Er kann mit einer Katze (und deren BesitzerIn) nicht in gleicher Weise umgehen, wie mit einem Hund, einem Pferd, einer Schildkröte oder einen Vogel. Doch auch innerhalb der Arten gibt es geduldige, schreckhafte, oder aus menschlicher Sicht bösartige Individuen, die schon die Atmosphäre einer Ordination oder sogar das Erahnen, dass es jetzt zum Tierarzt geht, agressiv macht. Auch das ist wieder die Kunst des Besitzers und des Tierarztes dies zu erkennen und sich dementsprechend zu verhalten.

Beim kranken Menschen kommt das Instinktverhalten, wie es Nikolaas Tinbergen beschrieben hat[24] deutlicher zur Geltung als beim Gesunden. Auch die individuellen Eigenheiten verstärken sich. Durch die Selbständigkeit des Menschen spielt der "blinde Drang", der "gegen besseres Urteil" über die Vernunft siegt, in Einhaltung respektive Nichteinhaltung einer verordneten Therapie eine wesentliche Rolle. Das kranke Tier ist in dieser Beziehung von der mehr oder weniger konsequenten Haltung seines Pflegers abhängig.

[24] Tinbergen N., "Instinktlehre", Parey Berlin 1979, S.!95 ff.

ZUR DEUTUNG MENSCHLICHEN VERHALTENS: KRITISCHE ANMERKUNGEN ÜBER „ETIKETTIERENDE“ UND „ENTLARVENDE“ PSYCHOLOGIE

Günther Fleck

In dieser Arbeit wird der Frage nachgegangen, inwieweit die in vielen Lebensbereichen anzutreffende Neigung von Menschen, das Verhalten ihrer Mitmenschen weit über das Alltagsverständnis hinausgehend zu deuten und sich dabei einer „etikettierenden“ und „entlarvenden“ Psychologie zu bedienen, sachlich und ethisch gerechtfertigt ist.

1. Einleitung

Man kann wohl davon ausgehen, daß Menschen schon immer bestrebt waren, ihre Mitmenschen einzuordnen und zu beurteilen. Sich ein Bild von anderen zu machen, hilft die sozialen Beziehungen überschaubar und transparent zu gestalten. Dabei findet sich der Wunsch, andere Personen besser zu verstehen ebenso, wie das Verlangen, andere möglichst total zu durchschauen und zu beherrschen. Diese Intentionen streben Menschenkenntnisse an, die weit über das hinausgehen, das für ein gutes gegenseitiges Verstehen im Alltag notwendig ist. Es überrascht daher keineswegs, daß in diesem Zusammenhang auf alle denkbaren Hilfsmittel zurückgegriffen wird und dabei dem menschlichen Erfindungsgeist hier offensichtlich keinerlei Grenzen gesetzt sind. Die Hilfsmittel reichen dabei von so obskuren Methoden wie Astrologie und Wahrsagerei, Irisdiagnostik und Graphologie bis zu den sogenannten psychologischen Tests.

Kernstück dieser Art von Persönlichkeitsbeurteilung bildet die mittels vorhin erwähnten Methoden beabsichtigten Entdeckung (besser Zuschreibung) von Charaktereigenschaften. So werden z.B. sportliche, musikalische, phantasiebegabte aber auch aggressive, depressive und ängstliche Persönlichkeiten „vorgefunden“. Dem Mitmenschen und gelegentlich auch sich selbst wird das Etikett einer bestimmten Eigenschaft übergestülpt, die sehr oft als repräsentativ für den ganzen Charakter angenommen wird. In diesem Sinne hat dann jemand z.B. einen labilen Charakter, ein sanftmütiges Wesen oder eine geniale Begabung.

Eine gewisse Sonderstellung nehmen hier „Methoden“ ein, die verborgene Triebe, Konflikte, Motive, Wünsche und Bedürfnisse aufdecken sollen, und die dabei gleichsam den „wahren Charakter“ eines Menschen offenbaren. Hierbei bedient sich der Mensch tiefenpsycholgischer Theorien, die ihm Glauben machen, die verborgenen Beweggründe der Verhaltensweisen der Mitmenschen ergründen zu können. Es wird den Verhaltensweisen eine gewisse symbolische Bedeutung unterstellt, die es zu entschlüsseln gilt. Populärwissenschaftliche Anleitungen zur Traumdeutung (s. z.B. Doucet, 1987) sowie zur

Beurteilung der Persönlichkeit (s. z.B. Fast, 1983; Lüscher, 1976) erfreuen sich größter Beliebtheit Daß es sich hier vielfach um reine Spekulation bzw. um wissenschaftlich nicht begründbare Behauptungen handelt, dringt nicht in das Bewußtsein der Konsumenten. Der Begriff Tiefenpsychologie wird auf zwei Arten gebraucht. Zum ersten wird die Tiefenpsychologie als Synonym für die Psychoanalyse Sigmund Freuds verstanden, zum zweiten dient der Begriff als umfassende Sammelbezeichnung für alle Psychologien, die dynamische psychische Aktivitäten annehmen, die unbewusst sind (Miles, 1980). In der vorliegenden Arbeit wird die Tiefenpsychologie im zweiten Sinn verstanden.

Was bedeutet es, wenn sich jemand im Traum bemüht, den Gipfel eines Berges zu erklimmen, jedoch trotz großer Anstrengung niemals oben ankommt ? Hat es etwas mit der Persönlichkeit zu tun, wenn sich im Fasching jemand als Clown, König oder Hexe verkleidet ? Wirft dies ein erhellendes Licht auf geheime Charakterzüge eines Menschen ? Sagt uns eine bestimmte Deutung eines Tintenkleckses beim Rorschach – Test etwas über die geheime sexuelle Neigung eines Menschen ? All diese Fragen versucht eine sensationsheischende populärwissenschaftliche (besser pseudowissenschaftliche) Tiefenpsychologie eindeutig mit ja zu beantworten. Dabei werden zur Erklärung der symbolischen Bedeutung die obskursten „Theorien“ und Deutungen kreiert: Wer im Traum den Berggipfel nicht erreicht, hat unbewusst Angst vor dem eigenen Erfolg. Wer sich als König verkleidet, ist im geheimen mit seiner existentiellen Situation unzufrieden. Wer bei einem ganz bestimmten Rorschach – Klecks ein Gesäß zu sehen glaubt, ist latent homosexuell. Was bildet nun das Fundament dieser Kreationen ? Auf welchen Annahmen fußen derartige Interpretationen des Verhaltens?

Kernstück der symbolischen Deutung des menschlichen Verhaltens ist der Glaube an die Möglichkeit der Entdeckung verborgener Beweggründe in den Mitmenschen mit Hilfe besonderer Menschenkenntnis und Methoden. Das Wissen um diese Beweggründe führt nach dieser Auffassung zu einem tieferen Verständnis oder aber auch zu einem leichteren Durchschauen und Manipulieren der Anderen. Offenkundiges Verhalten ist dabei nicht das, als was es erscheint, sondern symbolisiert das Verborgene. Diese Symbolisierung gilt es zu entschlüsseln. Die folgende Kritik richtet sich dabei vor allem gegen die populärwissenschaftliche Ausschlachtung und mißbräuchliche Verwendung psychologischer und psychoanalytischer Erkenntnisse, die erschreckende Ausmaße angenommen hat; sie richtet sich nicht gegen seriöse tiefenpsychologische Forschung und Praxis.

2. Kritik

Neben diesen Methoden laienhafter Persönlichkeitsbeurteilungen begegnen einem aber auch die wissenschaftlichen Methoden der Psychologie. Diese Methoden finden sich einerseits in der Klinischen Psychologie und Gesundheitspsychologie, andererseits in der Arbeits- und Organisationspsychologie. Im ersten Fall dienen die Methoden der Erstellung von Diagnosen mit dem Ziel, das Verursachungsgefüge von psychischen Problemen bzw. Störungen zu erfassen, um davon ausgehend einen konkreten Behandlungsplan zu erstellen. Im zweiten Fall fungieren die Methoden häufig als Mittel zur Beurteilung der Persönlichkeit und des Leistungsvermögens eines Menschen im Rahmen eines Auswahlverfahrens. Diese Methoden werden sorgfältigen Analysen und Bewährungsproben unterzogen und dürfen nur von hierzu ausgebildeten Fachleuten angewandt werden, die auch deren Möglichkeiten und Grenzen entsprechend einzuschätzen vermögen. Für den Laien sind verantwortungsvolles Vorgehen und gewissenlose Scharlatanerie oft nicht zu unterscheiden, da die Qualifikation des Experten aufgrund mangelnder Sachkenntnis nicht beurteilt werden kann.

In der psychologischen Praxis sind grundsätzlich zwei verschiedene Arten von Situationen zu trennen, bei denen psychodiagnostische Verfahren zum Einsatz kommen. So macht es einen fundamentalen Unterschied, ob ein Mensch auf Grund großen Leidensdrucks eine psychologische Praxis aufsucht oder aber sich einem spezifischen Auswahlverfahren unterzieht. Im ersten Fall wird professionelle psychologische Hilfe gesucht, im zweiten Fall stellt sich jemand einer Bewährungssituation, um zum Beispiel zu einer bestimmten Ausbildung zugelassen zu werden oder eine bestimmte berufliche Position zu erlangen.

Im Rahmen der psychologischen Hilfestellung dient die Diagnostik der Abklärung des Störungsbildes und als Ausgangspunkt für die Planung einer eventuellen Therapie. Die Beziehung zwischen Psychologe und Hilfesuchendem wird im Idealfall in ein Vertrauensklima eingebettet sein, das heißt, der Patient wird sich mehr oder weniger öffnen. Die Erwartungen beiderseits korrespondieren ergänzend zueinander: Der Patient erwartet Hilfe, der Therapeut erwartet die Annahme der Hilfe.

Innerhalb von Beratungs- und Behandlungssituationen ist es vielfach notwendig, psychodiagnostisch die einem Störungsbild zugrundeliegende Problematik abzuklären. Es können, aber es müssen nicht psychische Konflikte mit im Spiel sein. Trotzdem kommt der Erfassung subjektiv bedeutsamer Anschauungen, Wünsche und Bedürfnisse eine zentrale Rolle zu. Es macht jedoch einen großen Unterschied, auf welche Art und Weise diese Anschauungen erfasst werden. Aus heutiger wissenschaftlicher Sicht müssen die einseitig interpretierenden tiefenpsychologische Ansätze strikt zurückgewiesen werden.

2.1. Das Menschenbild der „etikettierenden" und „entlarvenden" Psychologie

Gegenwärtig erleben wir einen Wiederaufschwung reduktionistischer Bilder vom Menschen, die beinahe schon als überwunden galten. Einerseits entwickelt sich ein wachsender Konsens darüber, daß die Hoffnung für ein Verstehen und Behandeln von psychischen Problemen am besten in der Forschung auf den Gebieten der Genetik, Biologie und Neurowisschenschaften zu suchen ist (s. Peele, 1981). Andererseits gewinnt die Computer-Metapher vom menschlichen Geist immer mehr an Bedeutung. Demnach besteht zwischen den Informations-verarbeitungsprozessen, die im Computer ablaufen im Vergleich zu denen des menschlichen Gehirns, prinzipiell kein Unterschied.

Trotz massiver kritischer Einwände gegen beide Reduktionismen (z.B. Beck, 1976; Bruner, 1990; Peele, 1981; Weizenbaum, 1977) gewinnen diese zunehmend mehr an Bedeutung in der Wissenschaft, aber auch im alltäglichen Leben. Dabei geht es nicht darum, daß die Biologie und die Computerwissenschaften als solche grundsätzlich in Frage gestellt werden, sondern vielmehr um die Zurückweisung reduktionistischer Erklärungsansprüche. Aber auch innerhalb der Psychologie existieren nach wie vor eindimensionale Konzepte, die immer noch eine gewisse Bedeutung haben, insbesondere in der populärwissenschaftlichen Literatur. Einfache psychologische „Kochrezepte" werden um viel Geld in unzähligen Wochenendseminaren zwecks besserer Selbst- und Fremderkenntnis als Wahrheitsfindungsinstrumente angeboten. Die theoretischen Grundlagen zu diesen Konzepten sind durchgehend mangelhaft bis abstrus, empirische Studien, falls überhaupt vorhanden, genügen nicht annähernd wissenschaftlichen Minimalstandards (s. Goldner, 1997).

Die Gefahr, die mit diesen Reduktionismen aufzutreten vermag, besteht darin, daß in bezug auf den Menschen inadäquate Methoden entwickelt, gelehrt und angewandt werden, und daß es hierbei zu einer Verdinglichung des Menschen kommt. Sehr oft führt dies zu zwischenmenschlicher Gleichgültigkeit bzw. Verachtung. Es erübrigt sich, hierzu Beispiele anführen zu müssen.

Im Jahr 1967 veröffentlichte Ludwig von Bertalanffy seine Monographie *Robots, Men and Minds. Psychology in the Modern World.* In diesem Buch sowie in anderen Arbeiten (z.B. Bertalanffy, 1956; 1975) kritisierte Bertalanffy die Auffassung vom Menschen als Roboter, ein Bild des Menschen, das den Hauptströmungen der Naturwissenschaften in der ersten Hälfte dieses Jahrhunderts als Ausgangspunkt für theoretische Überlegungen und Forschungsfragen diente. Das Roboter-Modell des Menschen hat seinen Ursprung in der Philosophie René Descartes`, der in seinem Werk „Traité de l`homme" (1632) die Lehre vom Menschen als Maschine begründete.

Wesentliche Merkmale der mechanistischen Sicht sind die Betonung der Trennung zwischen dem erkennenden Subjekt und dem zu erforschenden Objekt sowie die Gleichbehandlung der unbelebten und belebten Natur. Diese extrem reduktionistische Sicht vom Menschen, wie sie u. a. von einer am Exaktheitsideal der klassischen Physik orientierten naturwissenschaftlichen Psychologie propagiert wurde, attackierte Bertalanffy und stellte ihr seine organismische Auffassung gegenüber. Er verwarf die Metapher von der Welt und vom Menschen als Maschine und betonte den grundsätzlichen Unterschied zwischen belebter und unbelebter Natur.

Damit rückt Bertalanffy in die Nähe der „anthropologischen Psychologie", einem heterogenen Gebiet, dem u.a. so unterschiedliche Autoren wie Ludwig Binswanger, Viktor E. von Gebsattel, Arnold Gehlen, Karl Jaspers, Dieter Wyss und Jürgen Zutt zugerechnet werden. Nach Revers (1970) ist ..."mit "anthropologischer Psychologie" (...) eine Psychologie gemeint, die auf den Menschen anwendbar ist, auf den Menschen, wie er wirklich ist, die das eigentümlich Menschliche am Menschen nicht vernachlässigt, sondern zu ihrem Zentralproblem macht. Eine solche Psychologie darf sich weder damit begnügen, den Menschen als komplizierten Mechanismus noch auch als beliebigen lebenden Organismus zu betrachten. Sie darf sich auch nicht darauf beschränken, ihn als eine besondere Tiergattung oder als tierisches Individuum aufzufassen. Gegenüber der Individualität des Tieres hat der Mensch eine Individualität besondere Art: Er ist sich seiner Individualität bewußt und er ist sogar selbst der entscheidende Miturheber seiner Individualität. Und das ist das Tier gewiß nicht." (64 f).

sogar selbst der entscheidende Miturheber seiner Individualität. Und das ist das Tier gewiß nicht." (64 f).

Trotz der großen Erfolge und Errungenschaften der verschiedenen wissenschaftlichen Disziplinen darf der Blick für das Ganze nicht verloren gehen, auch nicht für das am Menschen Einzigartige. Aber es ist gerade dieses, das die „etikettierende" und „entlarvende" Psychologie negiert.

2.2. Die Grundannahmen der „etikettierenden" Psychologie

Der Großteil der heute noch immer verwendeten Persönlichkeitstheorien und den daraus resultierenden Persönlichkeitstests beruht aus wissenschaftstheoretischer Sicht auf antiquierten Annahmen über den Menschen. Die meisten Persönlichkeitstests, die üblicherweise in Form von Fragebögen vorgegeben werden, fußen auf der sogenannten eigenschaftszentrierten Persönlichkeitsauffassung. Demnach ist der Mensch aufgrund bestimmter Persönlichkeitseigenschaften beschreibbar und sein Verhalten daraus auch erklärbar. Diese Auffassung geht von konstanten und situationsunabhängigen Eigenschaften aus (s.z.B. Cattel 1965; Eysenck 1976; Guilford 1959; McCrae & Costa,1995). Dabei werden einer Person bestimmte Eigenschaften in einem bestimmten Ausmaß zugeschrieben. Das bedeutet, daß ein Mensch in einer Vielzahl von Situationen immer wieder dasselbe Verhalten zeigen wird, da das Verhalten als Funktion dieser Eigenschaften betrachtet wird. Diese Auffassung wurde vielfach kritisiert und durch empirische Studien auch grundsätzlich in Frage gestellt (s.z.B. Jütteman 1995; Plaum 1992; Thomae 1996). Die im Prinzip gleiche Kritik trifft auch auf die tiefenpsychologischen Persönlichkeitsauffassungen zu, wo unbewusste Kräfte, Triebe, Wünsche und Begierden das Erleben und Verhalten kontrollieren.

Im Gegensatz dazu ist offensichtlich der Mensch in eine untrennbare Wechselbeziehung mit seiner Umwelt eingebunden. Das Verhalten wird immer auch von situationsspezifischen Faktoren mitbestimmt: Es gibt keine „Nicht-Situationen". Menschen stehen immer in Situationen (Rothacker 1966). So ist gerade die Fähigkeit des Menschen, entsprechend der Gefordertheit der Lage flexibel zu reagieren, ein weithin anerkanntes Kennzeichen psychischer Gesundheit (Paulhus & Martin 1988; Wachtel,1973) . Diese situative Anpassungsfähigkeit wurde durch zahlreiche Studien in den unterschiedlichsten Bereichen immer wieder bestätigt (s.z.B. Argyle,1969; Thomae 1996).

Im Hinblick auf das soziale Verhalten prägte Willi (1975) den Begriff der „Interaktionspersönlichkeit" und beschrieb diese wie folgt: „Jeder erlebt und verhält sich als Persönlichkeit anders, je nachdem mit welchem Partner er in Interaktion steht. So fühlt er sich zum Beispiel einem Partner A gegenüber überlegen und groß, einem Partner B gegenüber aber klein und minderwertig, mit Partner C wird er zum Wortführer und Geschichtenerzähler, mit Partner D dagegen fühlt er sich befangen und gehemmt, Partner E weckt in ihm das Bedürfnis zu helfen und zu trösten, bei Partner F fühlt er sich geborgen, vom Partner G erhält er die Führungsfunktion übertragen, Partner H unterzieht (= fügt; Anm. d. A.) er sich freiwillig, mit Partner I verhält er sich neurotisch, mit Partner K dagegen durchaus gesund." (S.181). Diese Flexibilität wird jedoch durch die herkömmlichen Persönlichkeitstests überhaupt nicht erfaßt. Dies ist neben anderen kritischen Einwänden einer der wichtigsten. Aufgrund der genannten Mängel wurden und werden neue psychodiagnostische Ansätze entwickelt, die der Situationsabhängigkeit des Verhaltens und der Selbstorganisationsfähigkeit des Menschen Rechnung tragen (s.z.B. Paulhus & Martin 1987, 1988; Thomae 1996).

2.3. Die Grundannahmen der „entlarvenden" Psychologie

Im folgenden werden die Grundprinzipien des Deutungsprozesses kurz skizziert. Dabei wird ausschließlich auf das Konzept der tiefenpsychologischen Symboldeutung eingegangen, da nur dieses in der vorliegenden Arbeit Relevanz besitzt. Auch auf die Erörterung der inhaltlichen Unterschiede der Symboldeutung in den einzelnen tiefenpsychologischen Schulen (z.B. Freudsche versus Jungsche Symbolinterpretation) wird verzichtet, da dies hier nur eine nebensächliche Rolle spielt.

Die Fähigkeit des Menschen zur Symbolisierung und Symbolerzeugung im umfassenden Sinn stellt ein sehr komplexes System dar, das den Rahmen der Tiefenpsychologie bei weitem sprengt (vgl. Bertalanffy 1967; Kurz 1982). Aus tiefenpsychologischer Sicht wird davon ausgegangen, daß zwischen der offenkundigen Bedeutung einer Verhaltensweise und deren verborgener „wahrer" Bedeutung ein eindeutig ursächlicher Zusammenhang besteht. Dieser Zusammenhang ermöglicht demnach die Erforschung des psychodynamischen Symbolisierungsprozesses und wird von Lindner (1982) bei der Erörterung existentieller und neurotischer Angst folgendermaßen charakterisiert:

„Dieses Grundbedürfnis, das von der Fähigkeit, Eindrücke und Bilder in uns festzuhalten, über das Phantasieren bis zur Logik mathematischer Symbole, von der präsentativen Symbolik des Bildes bis zur diskursiven der Sprache, von Mimik und Gestik bis zur Handlung und zum Ritual reicht, kurz: diese vielschichtige und vielgestaltige Weise unserer emotional-geistigen Weltbewältigung ist auch die Art, wie wir unsere ängstigenden Erfahrungen verarbeiten, deren Ursache von außen oder von innen oder aus beiden Richtungen zugleich kommen mögen. Auch ängstigende Erfahrungen werden von uns im verstärkten Prozeß rational-irrationaler Verarbeitung symbolisch transformiert, dadurch gebunden und verarbeitet. Dies tun wir alle schon z.B. im Traum oder in der Phantasie, gemeinsam vielleicht im Spiel und/oder durch Teilhabe an gesellschaftlich vermittelten Verarbeitungsweisen wie Religion, Daseinsentwürfen, aber auch Angeboten der Medien, Bestseller zum Beispiel oder technische Errungenschaften wie der Flug des Space Shuttles Columbia, das einer ganzen Nation eine narzisstische Wunde geheilt zu haben scheint." (S. 36).

Es lassen sich somit folgende Postulate formulieren:

Es gibt verborgene (d.h. unbewußte) Triebe, Konflikte, Motive, Wünsche und Bedürfnisse, die das Verhalten bestimmen. Offenkundiges Verhalten ist nicht das, als was es erscheint.

Dieses Verborgene ist nicht direkt beobachtbar, es muß vielmehr mit Hilfe von besonderen Menschenkenntnissen und Deutungstechniken entdeckt bzw. erschlossen werden.

Es gibt ein universelles Verschlüsselungsprizip (Symbolisierung), das für die gesamte Menschheit Gültigkeit besitzt. Diese Verschlüsselung erfolgt nach psychodynamischen Gesichtspunkten, die unabhängig von der Biographie eines Menschen wirksam werden.

Daraus folgt, dass bestimmte Erlebnis- und Verhaltensweisen eindeutig bestimmten verborgenen Konflikten, Ängsten und Motiven zuordenbar sind. So bedeutet z.B. die Furcht vor Spinnen nicht das, was sie offenbar ist, sondern sie ist vielmehr Indikator für einen ungelösten Trennungskonflikt, für ein hohes Maß an Ambivalenz, das die Bisexualität verstärkt und für Probleme mit der Geschlechtsidentifikation. Die Spinne symbolisiert die gefährliche Mutter (vgl. Newman & Stoller 1969; Sperling 1971). Wer also an einer Spinnenphobie leidet, hat in Wirklichkeit Probleme mit der Ablösung von seiner Mutter und Schwierigkeiten bei der sexuellen Identitätsfindung. Wie der Symbolisierungsprozess im Detail vor sich geht, unterliegt zum Teil sehr unterschiedlichen psychoanalytischen Modellvorstellungen (s. z.B. Beres 1970; Jones 1970; Lorenzer 1970). Bislang konnte jedoch kein von der Mehrheit der Psychoanalytiker allgemein anerkanntes Symbolisierungsmodell geschaffen werden.

Die Konstruktion von Symbolkatalogen zur vorgefertigten Interpretation von Träumen, Tintenklecksen, Bäumen, gezeichneten Menschenfiguren u.a.m. können, wie zahlreiche Studien zeigen (s. z. Goldner 1997), nicht empirisch begründet werden, sondern fußen ausschließlich auf Spekulation und sind daher abzulehnen.

2.4. Die Datengewinnung

Wann immer ein Forscher bzw. eine Forscherin über ein psychisches Phänomen mit Hilfe wissenschaftlicher Methoden etwas herausfinden möchte, wird zwangsläufig dem Untersuchungsobjekt, d.h. dem Menschen, gegenüber eine bestimmte Erkenntnishaltung eingenommen. Diese wiederum determiniert die Gestaltung der Beziehung, die dabei hergestellt wird (Fleck 1999). Sowohl die Anhänger der tiefenpsychologischen Vorgangsweise als auch die Verfechter der eigenschaftszentrierten Persönlichkeitsauffassung vertreten das Ideal objektiver Erkenntnisgewinnung. Diesem Ideal liegt das mechanistische Menschenbild zugrunde. Dies impliziert einerseits die Herstellung einer streng distanzierten Beziehung zwischen erkennendem Subjekt und Untersuchungsgegenstand, andererseits die Anwendung wissenschaftlicher Methoden und Leitsätze unabhängig davon, ob es sich um lebende oder nichtlebende Systeme handelt. Aus der Sicht der modernen systemtheoretischen Modellvorstellungen über Erleben, Verhalten und Persönlichkeit des Menschen muß dies als unhaltbar zurückgewiesen werden.

Möchte man z.B. über subjektiv bedeutsame Anschauungen und Werthaltungen einer Person etwas herausfinden, so geht dies nur mittels eines Gespräches. Das impliziert, daß der Forscher bzw. die Forscherin mit dem Untersuchungsobjekt, einem anderen Menschen, in einen Dialog treten muß. Daher spielt die Beziehung, die der Forscher und die "Versuchsperson" gemeinsam herstellen, für die Qualität des Untersuchungsablaufes und die Datengewinnung eine enorme Rolle. Faktoren wie z.B. Stimmungslage, Motivation, Erwartung und

Sympathie sowohl seitens der Forscherin als auch seitens der "Versuchsperson" beeinflussen, wie unzählige empirische Studien zeigen, die Forschungsergebnisse. Spätestens hier kommt die Fähigkeit des Forschers, aber auch die der "Versuchsperson", subjektive Grenzen durchlässig zu machen bzw. zu überschreiten, zum Tragen.

Analog der Unterscheidung von unbelebter und belebter Natur differenziert Bachtin (1979) Dingerkenntnis von Persönlichkeitserkenntnis und charakterisiert dies wie folgt:

"Es handelt sich um Extreme. Einerseits das reine tote Ding, das nur Äußeres hat, nur für den Anderen vorhanden ist, das ganz und gar durch einen einseitigen Akt des Anderen (des Erkennenden) aufgeschlossen werden kann. Ein solches Ding ohne eigenes nichtentfremdbares (neotcuzdaemoe), unverbrauchbares Inneres kann nur zum Gegenstand praktischen Interesses werden. Andererseits das Denken an eine Person, während die Person selbst anwesend ist: die Frage, der Dialog. Hier ist die freie Selbstoffenbarung der Persönlichkeit unerläßlich. Hier gibt es einen inneren Kern, den man nicht aufzehren, verbrauchen kann (hier wird immer Distanz gewahrt) - einen Kern, in bezug auf den lediglich Uneigennützigkeit möglich ist; indem er sich für den anderen öffnet, bleibt er zugleich stets für sich. Nicht sich selbst stellt der Erkennende hier die Frage und nicht einem Dritten bei Anwesenheit eines toten Dings, sondern er stellt sie dem zu Erkennenden selbst.(...).
Der zweiseitige Akt der Erkenntnis qua Eindringen ist hochkomplex. Die Aktivität des Erkennenden verbindet sich mit der Aktivität des Sich-Öffnenden (Dialogizität), das Vermögen etwas zu erkennen, mit dem Vermögen, sich auszudrücken. Wir haben es mit dem Ausdruck und der Erkenntnis (dem Verstehen) des Ausdrucks, mit der komplexen Dialektik von Äußerem und Innerem zu tun. Die Persönlichkeit hat nicht nur Milieu und Umgebung, sondern auch einen besonderen Horizont. Der Horizont des Erkennenden tritt in Wechselwirkung mit dem Horizont des zu Erkennenden. Hier existiere "ich" für den Anderen und mit Hilfe des Anderen. Die Geschichte der konkreten Selbsterkenntnis ist ohne die Rolle, die darin der Andere spielt, ohne daß man sich im Anderen widerspiegelt, undenkbar."

Dialogizität bedeutet ein Sich-Einlassen auf die "Versuchsperson". Diese wird dabei als gleichwertiger Partner angesehen, als Mensch, und nicht bloß als dinghafter Datenlieferant. Es ist das Prinzip der Dialogizität, gegen das die „etikettierende" und „entlarvende" Psychologie so sträflich verstößt. Die Zuschreibung und Unterstellung von Eigenschaften und Motiven stellt einen einseitigen Akt dar, der weder die Lebensgeschichte der Betroffenen berücksichtigt noch ihnen die Chance einräumt, hierzu Stellung nehmen zu können.

Gerade in solchen Situationen, die den Dialog dringlich erfordern, wäre eine distanzierte und emotionslose (d.h. im Sinne von Gleichgültigkeit zu verstehende) Haltung der Forscherin erkenntnishindernd und kontraproduktiv. Hier wird jedoch seitens der "strengen Objektivisten" argumentiert, daß das Sich-Einlassen auf die "Versuchsperson" eine Verwässerung des wissenschaftlichen Vorgehens mit sich bringt und zu subjektiven Verzerrungen der Beobachtung führt. Daß dies jedoch nicht notwendigerweise der Fall sein muß, wird durch inzwischen gut entwickelte qualitative Verfahren in den Humanwissenschaften hinreichend belegt. Beispielhaft seien für die Psychologie die Dialog-Konsensus-Methoden zur Rekonstruktion Subjektiver Theorien (s. Scheele & Groeben 1988) und für die Soziologie die Methode der teilnehmenden Beobachtung (s. Girtler 1988) genannt.

2.5. Ethische Einwände

Der wichtigste Einwand gegen die „etikettierende" und „entlarvende" Psychologie besteht in dem großen Unrecht, das Menschen durch derartige Behandlungen erfahren. Hier werden aufgrund unhaltbarer Interpretationspraktiken dem Menschen verborgene Motive untergejubelt, Diagnosen übergestülpt und Charaktereigenschaften aufoktroyiert, was im günstigsten Fall ärgerlich oder lächerlich ist, im schlimmsten Fall jedoch einer psychischen Vergewaltigung gleichkommt.

Frankl (1981) liefert hierfür ein sehr drastisches Beispiel:

> „Ich kenne den Fall eines jungen amerikanischen Ehepaares, das soeben aus Afrika zurückgekehrt war, wo die beiden im Rahmen des Peace Corps gedient hatten. Sie kamen enttäuscht und verbittert zurück. Es stellte sich heraus, dass sie Monate hindurch an den Sitzungen einer Gruppe hatten teilnehmen müssen, die von einem Psychologen arrangiert worden war. Einleitend hatte anscheinend eine Art *Inquisition* stattgefunden. Der Psychologe: >>Warum sind Sie dem Peace Corps beigetreten ?<< Das Ehepaar: >>Wir wollten Leuten helfen, die es weniger gut haben als wir. Er: >> Das heißt, dass Sie ihnen überlegen sein müssen. Sie :>>Irgendwie.<< Er: Und das heißt, dass Sie es nötig haben, Ihre Überlegenheit unter Beweis zu stellen. Ihr wirkliches Motiv ist also das unbewusste Bedürfnis, sich selbst und den anderen zu beweisen. <<Sie: >>Wir haben es niemals von dieser Warte aus gesehen, aber Sie sind immerhin ein Psychologe, Sie müssen es also besser wissen. << Und in dieser Art wurden Gruppen-sitzungen fortgesetzt. Die Mitglieder der Gruppe lernten es, ihren Enthusiasmus für das Peace Corps, ihre opferbereite, mit Verzichten und Entbehrungen erkaufte Hingabe an eine Aufgabe als einen bloßen Komplex zu verstehen. Das schlimmste aber war, wie unser Gewährsmann versicherte, dass die jungen Leute, die solch einer *Indoktrination* ausgesetzt und ausgeliefert waren, es lernten, sich ihre >>wirklichen<< Motive auch gegenseitig an den Kopf zu werfen. Motive wurden von vornherein nicht ernst genommen, nichts wurde für echt gehalten. Alles wurde als Ergebnis und Ausdruck unbewusster Psychodynamik interpretiert, und eine kollektive Zwangsneurose wurde heraufbeschworen, aus der heraus alle sich gegenseitig und vor allem jeder sich selbst belauerte und beobachtete." (S. 52 f.).

Zurecht fordert hier Frankl die Entlarvung der Entlarver, die selbst dann nicht innehalten, wenn es nichts mehr zu entlarven gibt, weil das Phänomen echt ist. Die Entlarver entlarven dann sich selbst, nämlich ihr Bedürfnis, das Menschliche im Menschen herabzusetzen und abzuwerten (Frankl 1981). Als besonders schlimm imponiert hier eine gewisse Überrumpelungstaktik, die den betroffenen Menschen keine Chance einer Selbstbestimmung einräumt. Wie immer die Betroffenen auch reagieren, es wird ihnen auf jeden fall zum Nachteil gereicht. Werden die Deutungen akzeptiert, so folgt ein Eingeständnis der niederen Motive; werden sie hingegen abgelehnt, sofern sich das überhaupt jemand getraut, wird man der Selbstlüge und Heuchelei bezichtigt. Was immer man tut, es dient der Bestätigung der Entlarver. Eine seriöse und verantwortungsbewusste Psychologie hat die Pflicht, gegen solche Mißstände anzukämpfen und aufklärend zu wirken.

Komplexität dieses Themas bewußt zu werden und dadurch verhindern, naiven bzw. reduktionistischen Annahmen über die Persönlichkeit des Menschen aufzusitzen Weder die Zuschreibung situationsunabhängiger Persönlichkeitseigenschaften noch die Unterstellung verborgener Motive bringen einen Gewinn in bezug auf das Verständnis anderer Menschen oder gar einen Einblick in deren Charakter.

4. Literatur

Argyle, M. (1969). Social interaction. - London: Methuen.

Bachtin, M. (1979). Die Ästhetik des Wortes. - Frankfurt/M.: Suhrkamp.

Balmer, H. H.(1972). Die Archetypentheorie von C. G. Jung. - Berlin: Springer

Beck, L. W. (1976). Akteur und Beobachter. Zur Grundlegung der Handlungstheorie. - München: Alber.

Beres, D. (1970). Symbol und Objekt. - Psyche XXIV, 921-941.

Bertalanffy, L.v. (1956). A biologist looks at human nature. - Scientific Monthly 82, 33-41.

Bertalanffy, L.v. (1967). Robots, men and minds. Psychology in the modern world. - New York: Braziller.

Bertalanffy, L.v. (1975). Perspectives on general system theory. Scientific-philosophical studies. - New York: Braziller.

Bruner, J. (1990). Acts of meaning. - Cambridge: Havard University Press.

Cattell, R. B. (1965). The scientific analysis of personality. - Harmondsworth: Penguin.

Doucet, F. W. (1978). So deuten Sie Ihre Träume richtig. - Wien: Kremayr & Scheriau.

Eysenck, H. J. (1976). The measurement of personality. - Lancaster: MTP Press.

Fast, J. (1983). Körpersprache. - Hamburg: Rowohlt.

Fleck, G. (1999). Erkenntnishaltungen und ihre affektive Seite: Eine psychologische Analyse. - In Löffler, W. & Runggaldier, E. (Hrsg.). Vielfalt und Konvergenz der Philosophie, 140-144. - Wien: Hölder-Pichler-Temsky.

Frankl, V. E. (1981). Die Sinnfrage in der Psychotherapie. - München: Piper.

Girtler, R. (1988). Methoden der qualitativen Sozialforschung. - Wien: Böhlau.

Goldner, C. (1997). Psychotherapien zwischen Seriosität und Scharlatanerie. - Augsburg: Pattloch

Guilford, J. P. (1959). Personality. - New York: McGraw Hill.

Jones, E. (1970). Die Theorie der Symbolik. - Psyche XXIV, 942- 959.

Jüttemann, G. (1995). Persönlichlichkeitspsychologie. Perspektiven einer wirklichkeits gerechten Grundlagenwissenschaft. - Heidelberg: Asanger.

Kurz, G. (1982). Metapher, Allegorie, Symbol. - Göttingen: Vandenhoeck & Ruprecht.

Lindner, W.-V. (1982). Existentielle und neurotische Angst. Praxis der Psychosomatik und Psychotherapie 27, 33-40.

Lorenzer, A. (1970). Symbol, Sprachverwirrung und Verstehen. - Psyche XXIV, 895-920.

Lüscher, M. (1976). Signale der Persönlichkeit. Rollenspiele und ihre Motive. - Hamburg: Rowohlt.

Lindner, W.-V. (1982). Existentielle und neurotische Angst. Praxis der Psychosomatik und Psychotherapie 27, 33-40.
Lorenzer, A. (1970). Symbol, Sprachverwirrung und Verstehen. - Psyche XXIV, 895-920.
Lüscher, M. (1976). Signale der Persönlichkeit. Rollenspiele und ihre Motive. - Hamburg: Rowohlt.
McCrae, R. R. & Costa, P. T. jr. (1995). Trait explanations in personality psychology. - European Journal of Personality Psychology 9, 231-252.
Miles, T. R. (1980). Tiefenpsychologie. - In Arnold, W., Eysenck, H. J. & Meili, R. (Hrsg.). Lexikon der Psychologie. Bd. 3. Freiburg: Herder.
Newman, L. & Stoller, R. (1969). Spider symbolism and bisexuality. - Journal of the American Psychoanalytic Association 17, 862-872.
Paulhus, D. L. & Martin, C. L. (1987). The structure of personality capabilities. - Journal of Personality and Social Psychology 52, 354-365.
Paulhus, D. L. & Martin, C. L. (1988). Functional flexibility: A new conception of interpersonal flexibility. - Journal of Personality and Social Psychology 55, 88-101.
Peele, S. (1981). Reductionism in the psychology of the eighties. Can biochemistry eliminate addiction, mental illness, and pain? - American Psychologist 36, 807-818.
Plaum, E. (1992). Psychologische Einzelfallarbeit. - Stuttgart: Enke.
Revers, W. J. (1970). Das Musikerlebnis. - Düsseldorf: Econ.
Rothacker, E. (1966). Zur Genealogie des menschlichen Bewußtseins. - Bonn: Bouvier.
Scheele, B. & Groeben, N. (1988). Dialog-Konsensus-Methoden zur Rekonstruktion Subjektiver Theorien. - Tübingen: Francke.
Sperling, M. (1971). Spider phobias and spider fantasies. - Journal of the American Psychoanalytic Association 19, 472-498.
Thomae, H. (1996). Das Individuum und seine Welt. Eine Persönlichkeitstheorie. - Göttingen: Hogrefe.
Wachtel, P. L. (1973). Psychodynamics, behavior therapy, and the implacable experimenter: An inquiry into the consistency of personality. - Journal of Abnormal Psychology 82, 324-334.
Weizenbaum, J. (1977). Die Macht der Computer und die Ohnmacht der Vernunft. - Frankfurt/M.: Suhrkamp.
Willi, J. (1975). Die Zweierbeziehung. - Reinbek b. Hamburg Rowohlt.

GRENZEN DES BEWUSSTSEINS! GRENZEN DES BEWUSSTSEINS?

Michael Endl

Im Mittelpunkt der schamanischen Arbeit stehen Visionserlebnisse, die sowohl eine heilende als auch eine beschützende Wirkung aufweisen. Ziel dieses Vortrags/Abstracts soll eine Annäherung an diese uralte Tradition spiritueller Weiterentwicklung mit den Möglichkeiten unserer heutigen Zivilisation sein.

1. Ein Begriff mit vielen Facetten

Die Frage, was ist eigentlich Schamanismus, kann nicht auf einfache Weise beantwortet werden, denn eine absolut gültige Antwort auf die Frage nach dem Wesen des Schamanismus gibt es nicht. Der Begriff ***Schamanismus*** umfaßt eine ganze Reihe von Vorstellungen, die im Speziellen vom subjektiven Erleben jener Menschen abhängen, die sich näher mit diesem System befassen und befaßt haben.

1.1. Schamanismus und Religion

Sich beruflich mit Schamanismus beschäftigende Fachleute, wie vergleichende Religionswissenschaftler oder bei Naturvölkern tätige Missionare, erklären den Begriff gerne als eine Art mythologisch geprägter animistischer Religion. Dies ist jedoch ein Trugschluß, der auf einer meist voreingenommenen Beobachtungsweise beruht. Sicher in einigen Kulturkreisen gibt es sehr wohl ein Schamanenpriestertum, doch handelt es sich beim Schamanismus ganz sicher um keine Religion in engeren Sinn. In manchen Völkern ist die Priesterkaste streng von jener der Schamanen getrennt, und nicht selten konkurrieren beide miteinander. Auch ist bei indigenen Naturvölkern der Animismus weit verbreitet, aber ebenso gibt es - um nur zwei Beispiele zu nennen - in der Südsahara oder auf den Philippinen nicht wenige sich streng an den Koran haltende Schamanen, die somit Anhänger einer monotheistischen Offenbarungsreligion sind. Grundsätzlich ist Schamanismus nicht unbedingt an eine bestimmte religiöse Vorstellung gebunden.

Von dem deutschen Philosophen und Metaphysiker Georg Wilhelm Friedrich Hegel ist der Satz überliefert:

"Wenn die Wirklichkeit nicht mit meinen Theorien übereinstimmt, ist das um so schlimmer für die Wirklichkeit."

Kein Schamane wird sich diesem Gedanken anschließen, sie nehmen die Wirklichkeit so, wie sie sich ihnen darstellt, ohne ständig nachzufragen, warum etwas ist, wie es ist. Falls jemandem dieser Vergleich zu gewagt erscheint, der möge an die moderne *Tiefenpsychologie* denken, die mit wissenschaftlich so vagen Begriffen wie Traumanalyse, Hypnose, Farb- und Klangtherapie oder Rückführungen arbeitet. Es ist beachtlich, was die mit den *exakten* Wissenschaften nicht faßbare Tiefenpsychologie seit ihrer Begründung durch Sigmund Freud vor nicht viel mehr als zwei bis drei Generationen innerhalb eines Kulturkreises erreicht hat. Verglei-chen dazu, blickt die wissenschaftlich ebenfalls kaum faßbare schamanische Methodik auf mindestens 40jahrtausende spirituelles Erfahrungswissen in nahezu allen Kulturen der Welt zurück (älteste wahrscheinlichste Datierung von Felszeichnungen australischer Aborigines - 40.000 Jahre, älteste als Schamane nachgewiesene Darstellung in Europa - Höhle von Lascaux 14.000 Jahre).

Es gibt zwei Vorurteile gegenüber dem Schamanismus, die am häufigsten von Schulmedizinern und Psychologen zu hört sind. Die einen bezeichnen Schamanen als geistesgestört und setzen deren ekstaseähnliche Bewußtseinszustände mit den Anfällen von Epileptikern gleich. Dieser Irrtum rührt daher, daß bei Völkern mit vermehrt auftretender Epilepsie, tatsächlich Epileptiker meiststen Schamanen sind. Das zweite Vorurteil gründet in dem Fakt, daß Menschen in für den Schamanismus typischen Trancezuständen, endogene Opiate erzeugen, die nach Meinung einiger Schulmediziner zu Wahnvorstellungen führen. Der abwertende Begriff *Wahnvorstellungen*, wird jenen komplexen Prozessen wohl kaum gerecht, in denen Schamanen mittels Trancezuständen in der Lage sind, sich selbst oder andere Menschen körperlich und seelisch zu festigen und unter Umständen sogar zu heilen. Vielerorts bezeichnen sich Schamanen selbst als geheilte Heiler. Es sind Menschen, die durch schwere Leiden gegangen sind, den Weg zur Genesung fanden und im Lauf dieser Zeit erkannten, wie sie auch anderen helfen können.

1.2. Grundzüge des Schamanismus

Wenn Schamanismus aber weder eine Naturreligion noch ein primitiver abergläubischer Kult und schon gar keine psychische Krankheit ist, was ist er dann? Der Begriff *Schamanismus* stammt aus Zentralasien, genauer gesagt aus der tungusischen Sprache und bezeichnet die Tätigkeit des Schamanen. Es waren Ethnologen, die den Begriff *Schamanismus* eingeführt haben. Heute hat sich der Weltrat der Stammesvölker dieser Namensgebung angeschlossen.

Schamanen können sich durch bestimmte Techniken willentlich in einen *tranceähnlichen* Bewußtseinszustand versetzen und in diesem bewußt handeln. Sie arbeiten dabei nicht mehr auf der vordergründigen Ebene des Bewußtseins, sondern unmittelbar auf der seelischen. Was an sich eigentlich nichts besonderes ist. Jeder Mensch lebt und handelt zuweilen auf dieser Ebene, nur geschieht das üblicherweise unbewußt, nicht vorsätzlich, und willentlich gesteuert. Denn niemand, auch kein Schamane kann z.B. beschließen, sich zu erschrecken.

1.3. Entdeckung durch die Wissenschaft

Fast ein Jahrhundert lang wurde das Phänomen des Schamanismus von Ethnologen mehr oder weniger argwöhnisch und überheblich betrachtet. Ebenso distanziert fiel ihre Berichterstattung darüber aus. Auch hatte kaum ein Ethnologe bis Mitte des 20.Jahrhunderts ernsthaft das Bedürfnis, ***selbst*** Schamanismus zu praktizieren. Für die einen war er gotteslästerlicher Aberglaube, für die anderen primitiver, unwissenschaftlicher und unmöglich ernst zunehmender Nonsens.

In den Jahren 1956/57 trat mit dem amerikanischen Ethnologen Michael Harner aber eine Wende ein. Er begegnete im Zug seiner Feldarbeit im Urwald von Ecuador ***Schamanen der Jivaro-Indianer***. Als er vier Jahre später am oberen Amazonas die ***Conibo-Indianer*** besuchte, wurde er wieder mit schamanischen Praktiken konfrontiert, und das Thema begann ihn ernsthaft zu interessieren.

Harner nahm das Angebot der Conibos ihn in die schamanische Praxis einzuführen an. Sie verabreichten ihm ein hoch konzentriertes *Ayahuasca-Gebräu*, den Absud einer Urwaldliane (eine europäische Alternative dazu wäre eine Mischung aus Tollkirsche, Fliegenpilz und Rainfarn). Der Wissenschaftler geriet daraufhin in eine Tieftrance. Er hätte wahrscheinlich seine Erfahrung als Drogenrausch abgetan, wenn ihm nicht am darauffolgenden Tag ein blinder alter Schamane seine Tranceerlebnisse sehr genau geschildert hätte. Bei einem erneuten Besuch der Jivaro-Indianer 1964 machte Harner eine ähnliche Erfahrung.

Diese Erlebnisse veranlaßten den Ethnologen, sich ausschließlich der Erforschung des Schamanismus zu widmen. Bei den Schamanen der *Wintun-* und *Pomo-Indianer* in Kalifornien, den Küsten-*Salish* in Washington und den *Lakota* in South Dakota lernte er, wie auch ohne den Gebrauch von halluzinogenen Drogen schamanisch gearbeitet werden kann. Am auffälligsten dabei war und ist, daß sich die Praktiken der Schamanen bei diversen indigenen Völkern zwar äußerlich in vielem voneinander unterscheiden, daß aber allen bestimmte Techniken gemein sind, und daß auf schamanischen *Trancereisen* die Erlebnisse einander weitgehend gleichen (Michael J Harner: *Der Weg des Schamanen. Ein praktischer Führer zu innerer Heilkraft*; Ansata Verlag, Interlaken 1983). Die gemeinsamen Elemente faßte Michael Harner als *Core Shamanism* zusammen.

2. Schamanischer Bewußtseinszustand

Im Gehirn werden ständig elektromagnetische Wellen erzeugt, sogenannte Hirnströme. Ihre Frequenz und Kurvenform, können mittels Elektroenzephalogramm (kurz EEG) sichtbar gemacht werden. So verursacht angestrengtes "Überlegen was ich als nächstes schreiben werde" völlig andere Kurven als schwere körperliche Arbeit, Tiefschlaf andere als REM-Schlaf, Freude andere als Haß, entspannte Ruhe andere als tiefe Meditation.

Für Trancezustände, wie sie etwa bei einer Zen-Meditation oder auch im schamanischen Bewußtseinszustand auftreten, ist eine ganz bestimmte Kurvenform charakteristisch (Prof. Gutmann, Wien). In diesem Zustand wird vom EEG eine fast ***reine Sinusschwingung*** mit Frequenzen von etwa drei bis sieben Hertz aufgezeichnet. Und genau diese monotone Schwingung kann dem Gehirn auch durch äußere Reize zugeführt werden. Unbemerkt passen sich die Gehirnströme diesen äußeren Einflüssen an. Der Fachmann spricht bei diesem Anpassungsprozeß davon, daß das Gehirn ***getriggert*** wird. Auf diese Weise gerät man in Trance. Dieser Prozeß kann allerdings nur bei relativ guter vorheriger Entspannung einsetzen, sich das Gehirn bereitwillig von außen führen läßt und keine anderen wichtigeren Aufgaben zu erfüllen hat.

2.1. Rhythmus und Trance

Um diese Triggerung zu erreichen, bedienen sich Schamanen akustischer Reize. Das Werkzeug oder noch besser ***Vehikel*** ist meistens die ***Schamanentrommel***. Die Trommel ist das Fahrzeug der Schamanen in andere Realitätsebenen. Denn der Rhythmus der Trommel ist es, der sie mit sich fortträgt.

Eine monoton drei- bis siebenmal pro Sekunde geschlagene flache Rahmentrommel - sehr gut eignet sich dazu eine irische Bodhran, "bowran" ausgesprochen - (John Matthews: Keltischer Schamanismus. *Rituale, Symbole, Tradition*, Eugen Diederichs Verlag, München 1998 und Anja Senser / Klaus Lang: *Heilbuch der Druiden. Mit Steinkreisen, Krafttieren und Heilbäumen zu mehr Einklang von Körper und Seele*, W. Ludwig Buchverlag GmbH, München 1999) kann einen in spiritueller Arbeit völlig unerfahrenen Menschen innerhalb von nur zehn Minuten in eine tiefe Trance versetzen (Paul Uccusic: *Der Schamane in uns, Schamanismus als neue Selbsterfahrung, Hilfe und Heilung*. Goldmann 1993). Einen vergleichbaren Zustand kann beispielsweise ein in Meditation geübter Zen-Mönch ohne entsprechendes Klanginstrument erst nach einer viel längeren Zeit erreichen.

Es sind nicht nur Schamanen, die sich zur Erreichung eines Trancezustandes dieses ***magischen Rhythmus*** bedienten. Ein Beispiel aus der Jugendkultur ist die Herbeiführung von Trance durch die Rhythmen der ***Technomusik***. Jugendliche, die sich stundenlang tanzend und mit ihrem ganzen Körper folgend diesen monotonen Klängen aussetzen, versetzen sich in rauschhafte ekstatische Zustände, die sich nur schwer willentlich beenden lassen, da in vielen Fällen zusätzlich Drogen und Alkohol konsumiert werden. Diese Kids haben die euphorisierende Wirkung des schamanischen 3- bis 7-Hertz-Takts wiederentdeckt, etwas das den Angehörigen von Naturvölkern niemals verloren gegangen ist. Sie arbeiten aber nicht bewußt und zielgerichtet, sondern begnügen sich damit, einfach nur für ein paar Stunden ***auszuflippen***.

2.2. Rhythmusinstrumente

Die Schamanentrommel ist weltweit verbreitet, und dennoch gibt es kulturell bedingte Ausnahmen. Manche südasiatische Schamanen verwenden ein einseitiges *Saiteninstrument*, das rhythmisch angerissen oder gezupft wird. Dieses Instrument erzeugt wie die Trommel neben dem typischen 3- bis 7-Hertz-Grundton eine Vielfalt an Oberwellen, die zwar für die Herbeiführung einer Trance ohne Bedeutung sind, sich aber sehr positiv auf die Inhalte der Trancearbeit auswirken. Von nordaustralischen Aborigines wiederum werden als reines Rhythmusinstrument meist Klanghölzer verwendet. Die fehlenden Oberschwingungen werden bei dieser Variante durch die variationsreichen Brummtöne eines begleitenden *Didgeridoos* ersetzt.

Dieser 3- bis 7-Hertz-Rhythmus wird von vielen Stammesschamanen als Pulsschlag von Mutter Erde bezeichnet, und mit dieser Benennung scheinen sie tatsächlich einen Wesenszug unseres Planten zu charakterisieren. Vor rund einem Jahrzehnt haben Geophysiker mit ihren höchst sensiblen Meßinstrumenten und Meßmethoden herausgefunden, daß die Erde als

Ganzes *atmet*. Sie dehnt sich dabei rhythmisch um einige Zentimeter aus und zieht sich wieder zusammen. Dieser *Atemrhythmus* oder auch *Herzschlag* der Erde (Schuhmann Resonanz - http://sprite.gi.alaska.edu/schuchar.htm) liegt, so die wissenschaftlichen Ergebnisse, genau im Frequenzbereich der geschlagenen Trommel.

Bisher wurde in diesem Abstract stets von schamanischer Trance berichtet, denn diese Bezeichnung ist kurz und gebräuchlich, auch wenn sie im eigentlichen Sinn nicht uneingeschränkt zutreffend ist. Unter Trance kann vielerlei verstanden werden. Ihr Spektrum umfaßt tiefe hypnotische Trance ebenso, wie die Trance eines Schlafwandlers, bis hin zu narkotischen Zuständen. Von Trance kann auch bei einer bewußt durchgeführten Meditation gesprochen werden. Und selbst hier ist zu differenzieren, um welche Art der Versenkung es sich handelt.

Die schamanische Trance hat mit dem obengenannten jedoch sehr wenig zu tun. Am ehesten ist sie noch mit dem Bewußtseinszustand bei einer Mantrameditation vergleichbar. Um Verwechslungen zu vermeiden, sollte daher korrekterweise nicht von schamanischer Trance sondern besser vom schamanischen Bewußtseinszustand gesprochen werden. Der Kürze und Gängigkeit wegen soll jedoch der Begriff *Trance* weiter verwendet werden. Dieser Zustand ist jedoch nichts Außergewöhnliches oder gar Exotisches; fast alle Menschen haben ihn schon oft - allerdings meist unbewußt - erlebt. Denn es ist ein wesentliches Kennzeichen des schamanischen Bewußtseinszustands, daß dabei der Verstand vollkommen klar ist und zu jeder Zeit selbstbestimmt und gezielt gehandelt werden kann. Diese Art Trance läßt sich auch jederzeit willentlich beenden. Die schamanische Trance unterscheidet sich in ihrem Wesen nach nicht sehr vom Alltagsbewußtsein, nur sind die Erlebnisinhalte deutlich andere.

3. Kosmos der Schamanen

Erlebnisberichte über das Erreichen schamanischer Bewußtseinszustände liegen aus den unterschiedlichsten Kulturen vor. Viele Legenden, Sagen, Märchen und Lieder erzählen von Menschen, die sich auf spirituelle Reisen begeben haben. Und ihre dabei gemachten Erfahrungen sind sich sehr ähnlich.

Schöne Beispiele können in alten Volksmärchen, die ebenfalls schamanische Wurzeln haben, gefunden werden. So fällt die Heldin des Märchens ***Frau Holle***, Goldmarie, in einen tiefen Brunnen und gelangt anschließend in ein blühendes Land. Hier bittet sie ein Apfelbaum darum, geschüttelt zu werden und Brote mit menschlicher Stimme rufen, das Mädchen möge sie doch aus dem Backofen befreien. Danach erst trifft sie auf das Haus von Frau Holle und läßt es beim Bettenschütteln auf der Erde schneien. Diese Geschichte könnte in anderer Gestalt genauso gut das Protokoll der Trancereise eines schamanischen Regenmachers sein (Felix R. Paturi: *Heilbuch der Schamanen*; W. Ludwig Buchverlag GmbH, München 1999).

3.1. Wirklichkeit schamanischer Reisen

Spirituelle Reisen in eine andere Welt sind jedem Menschen, der sich mit Mystik beschäftigt, vertraut. Dabei ist es ganz gleich, ob es sich um einen Schamanen, Christen oder Vertreter/in einer anderen Religion / Philosophie handelt. So ist auch von Mohammed, dem Propheten des Islam, mindestens eine spirituelle Reise überliefert. Auf einem weißen, geflügelten Pferd ritt er eines Nachts von der Kaaba in Mekka nach Jerusalem und von dort weiter durch Hölle und Himmel. Für ihn selbst war diese ***Nachtfahrt***, es ist die 17. Sure des Korans, "real" (Muhammad al ibn Koreisch: *Der Koran*). Und das steht auch in keinem Widerspruch zu den Beteuerungen seiner Gattin, er habe die ganze Nacht zu Hause in seinem Bett verbracht.

Wie real schamanische Reisen sind, belegen ihre Wiederhol- und Reproduzierbarkeit. Zu allen Zeiten und in allen Kulturkreisen erlebten und erleben Schamanen auf ihren Reisen grundsätzlich Gleichartiges. Es gibt tatsächlich eine ganz Reihe von Bereichen, die früher oder später jeder schamanisch arbeitende Mensch kennen lernt. Das sind: die untere und obere Welt, das große Nichts, die Höhle der verlorenen Kinder, das Grenzgewässer zum Reich der Toten, eine weite, ruhige grüne Tallandschaft und noch vieles mehr ....

Bereisen erwachsene Menschen solche nicht alltäglichen Szenarien zum ersten Mal, sind sie hinterher im Allgemeinen sehr erstaunt und halten das subjektiv Erlebte für Früchte ihrer eigenen Phantasie. Doch bereits in einem schamanischen Basisseminar mit etwa zehn Personen lassen sich interessante Vergleiche ziehen (Felicitas Goodman: *Trance der uralte Weg zum religiösen Erleben*, Gütersloher Verlagshaus, Gütersloh 1992 und Felicitas Goodman: *Wo die Geister auf den Winden reiten. Trancereisen und ekstatische Erlebnisse*, Verlag Hermann Bauer KG, Freiburg im Breisgau 1993). Es sind erstaunlich viele Übereinstimmungen bei allen Teilnehmern zuerkennen, die durchaus vergleichbar mit ***Reiseberichten*** von Stammesschamanen aus fremden Kulturen sind.

3.2. Unterwegs in bekanntes Land

Bei einer praktischen Annäherung an den Schamanismus sollte auf die gesammelten Erfahrungen der in früheren Zeiten und heute praktizierenden Schamanen nicht verzichtet werden. Denn deren Erlebnisse können als eine Art ***Reiseführer*** dienen, und den/die Praktizierende/n vor möglichen Schaden bewahren.

Was genau ist auf einer schamanischen Reise nun zu erwarten? Dazu soll mit wenigen Worten die schamanische Kosmologie erläutern werden. Der Schamane versteht die Welt als viergeteilt. Es gibt eine untere Welt, die von den großen Offenbarungsreligionen - dem Christentum und dem Islam - zur Hölle ***umfunktioniert*** wurde. Weiters existiert eine obere Welt, Christen und Moslems bezeichne sie in ihren Überlieferungen als Himmel. Auch viele indigene Völker kennen diese beiden Welten, nur fehlt die auf Belohnung und Strafe basierende Wertung. Keine der Welten ist besser oder schlechter als die andere. Beide sind notwendig und unterscheiden sich lediglich in ihrer Art und Darstellung.

Diese beiden Welten können mit einem Baum vergleichen werden, der mehrere Faktoren benötigt, wie etwa Erde und Luft, zum Leben und Gedeihen. In vielen Kulturkreisen ist dieser ***Lebensbaum*** daher auch ein zentrales Symbol für die schamanischen Wirklichkeitsbereiche (Weltesche Yggdrasil - Kurt Eigel: *Deutsche Götter und Heldensagen*, Verlag Kremayr & Scheriau, Wien 1953), und wird damit zum Weltenbaum, dessen Wurzeln den Erdmittelpunkt erreichen und dessen Krone bis in den Himmel ragt.

und lassen sich in vielfach oft extrem unbestimmte Regionen unterteilen, die oft als Sphären erlebt werden (Dante Alighieri: *Divina Commedia*). Alltägliche und nicht alltägliche Wirklichkeit sollten sich immer in der richtigen Balance zueinander befinden, denn so kann der/die Praktizierende seine/ihre seelische und emotionale Gesundheit behalten.

Falls jedoch der Entschluß gefaßt wurde, zwischen den Welten schamanisch zu reisen, sollten diese spirituellen Bemühungen mit Bedacht, Umsicht und ***Selbst-Bewußtsein*** ins Alltagsleben integriert werden, ohne jedoch die Anforderungen einer vielschichtigen Gesellschaft zu vernachlässigen (Johann Wolfgang von Goethe: *Der Zauberlehrling*).

4. Bibliographie

4.1. Bücher

Eigel, K. (1953): Deutsche Götter und Heldensagen. - Verlag Kremayr & Scheriau, Wien.

Goodman, F. (1992): Trance der uralte Weg zum religiösen Erleben. – Gütersloh: Gütersloher Verlagshaus.

Goodman, F. (1993): Wo die Geister auf den Winden reiten. Trancereisen und ekstatische Erlebnisse. - Freiburg im Breisgau: Verlag Hermann Bauer KG.

Harner, M. J. (1983): Der Weg des Schamanen. Ein praktischer Führer zu innerer Heilkraft. – Interlaken: Ansata Verlag.

Matthews J. (1998): Keltischer Schamanismus. Rituale, Symbole, Tradition, - München: Eugen Diederichs Verlag.

Muhammad al ibn Koreisch: Der Koran

Paturi, F. R. (1999): Heilbuch der Schamanen. – München: W. Ludwig Buchverlag GmbH.

Senser, A. & K. Lang (1999): Heilbuch der Druiden. Mit Steinkreisen, Krafttieren und Heilbäumen zu mehr Einklang von Körper und Seele. – München: W. Ludwig Buchverlag GmbH.

Uccusic, P. (1993): Der Schamane in uns, Schamanismus als neue Selbsterfahrung, Hilfe und Heilung. – München: Goldmann.

4.2. Web-Sites

Dante Alighieri: Divina Commedia. - http://www.crs4.it/~riccardo/Letteratura/Divina Commedia/DivinaCommedia.html

Goethe - http://www.gutenberg.aol.de/goethe/gedichte/zaublehr.htm

Schuhmann Resonanz - http://sprite.gi.alaska.edu/schuchar.htm

DIE BEDEUTUNG VERÄNDERTER BEWUSSTSEINSZUSTÄNDE IN DER SCHAMANISCHEN THERAPIE

Dagmar Eigner

Bei allen schamanischen Therapieformen spielen veränderte Bewußtseinszustände eine große Rolle. Eine besonders effiziente Verfahrensweise, um einen veränderten Bewußtseinszustand zu induzieren, ist die monoton-rhythmische Stimulation (Dittrich 1987: 25), wie Singen, Trommeln, Rasseln, Tanzen oder ein Zittern des Körpers. Die Aktivität der PatientInnen ist bei den verschiedenen Ritualen sehr unterschiedlich. Bei manchen schamanischen Séancen lassen sie Handlungen passiv über sich ergehen oder hören die Gesänge (mit oder ohne Musikbegleitung) der SchamanInnen und sitzen still dabei. Bei anderen Arten von Ritualen beteiligen sie sich aktiv und tanzen oder lassen ihren eigenen Körper erzittern. Oft werden sie dann auch aufgefordert, über ihre Probleme zu sprechen, bzw. die Geister, von denen sie befallen sind, durch sich sprechen zu lassen.

Anhand von Beispielen aus Nepal soll die Bedeutung der veränderten Bewußtseinszustände bei schamanischen Heilritualen dargelegt werden. Das Datenmaterial wurde im Laufe mehrerer Forschungsaufenthalte von insgesamt etwa zwei Jahren in Zentralnepal erhoben. Die Schamanen und Schamaninnen, an deren Heilritualen ich teilnehmen durfte und die mir in langen Gesprächen, ihre Sichtweise der Dynamik ihrer Therapieformen, der Krankheitskonzepte, mit denen sie arbeiten, und auch ihre eigenen Lebensgeschichten erzählten, gehören alle der Ethnie der Tamang an. Die Tamang kommen ursprünglich aus Tibet und stellen heute eine der größten Minderheiten Nepals dar (Bista 1967). Sie sind bekannt dafür, daß unter ihnen besonders viele gute Schamanen und Schamaninnen zu finden sind. Da die Wahl eines Heilers[1] aufgrund des Rufes, den er genießt, erfolgt, sind die Klienten der Tamang Schamanen häufig Angehörige anderer Ethnien. In einem multi-ethnischen Umfeld muß ein Schamane auch mit einem Patienten arbeiten können, der einen anderen soziokulturellen Hintergrund hat. Der Schamane darf sich nicht nur auf die eigenen kulturspezifischen Mythen und Handlungen beziehen, sondern muß in der Lage sein, Symbole zu verwenden, die in seiner Region allgemein bekannt sind.

Die Besessenheit der Kranken

In Nepal ist eine der Indikationen für ein langes Nachtritual, das von Sonnenuntergang bis in die frühen Morgenstunden dauert, die Besessenheit von einem starken Geist, der von einer

[1] Mit allgemeinen Begriffen wie "der Heiler" oder der "Schamane" sind auch Frauen gemeint. Um der besseren Lesbarkeit des Textes willen verwende ich gemäß dem noch üblichen Sprachgebrauch mitunter nur die männliche Form.

Hexe oder einem Hexer geschickt worden ist. Laut Pfeiffer (1994: 143) beruht der Begriff der Besessenheit auf einer kulturellen Theorie, die ungewöhnliches Erleben und Verhalten auf die Besitznahme durch eine fremde geistige Macht zurückführt.

Ein Zittern des Körpers des Patienten (Eigner 1996, 2001, Mastromattei 1989) und das Sprechen von mehr oder weniger verständlichen Wörtern gelten als Anzeichen von Besessenheit. Bei allen von mir beobachteten Fällen standen psychosoziale Probleme im Hintergrund dieser Vorgänge. Das bedeutet, daß die Diagnose Besessenheit eben nur dann gestellt wird, wenn Probleme dieser Art vorliegen. Umgekehrt könnte man sagen, daß bei Vorhandensein unbewältigbarer Schwierigkeiten lediglich diese Symptome produziert werden müssen, um die Aufmerksamkeit auf sich zu lenken und die Bahnen für die Durchführung einer speziellen Therapie zu ebnen. Das heißt nicht, daß dieser Vorgang bewußt geschieht oder daß eine spezifische Intention dahinter steht. Erwartungshaltungen und in einer Gesellschaft vorhandene Theorien spielen eine wichtige Rolle dabei. Für den indischen Raum umschreibt es Carstairs (1955: 1218) folgendermaßen: Jeder sieht, daß es anderen passiert, und nimmt daher an, daß es unter ähnlichen Umständen auch ihn selbst treffen kann.

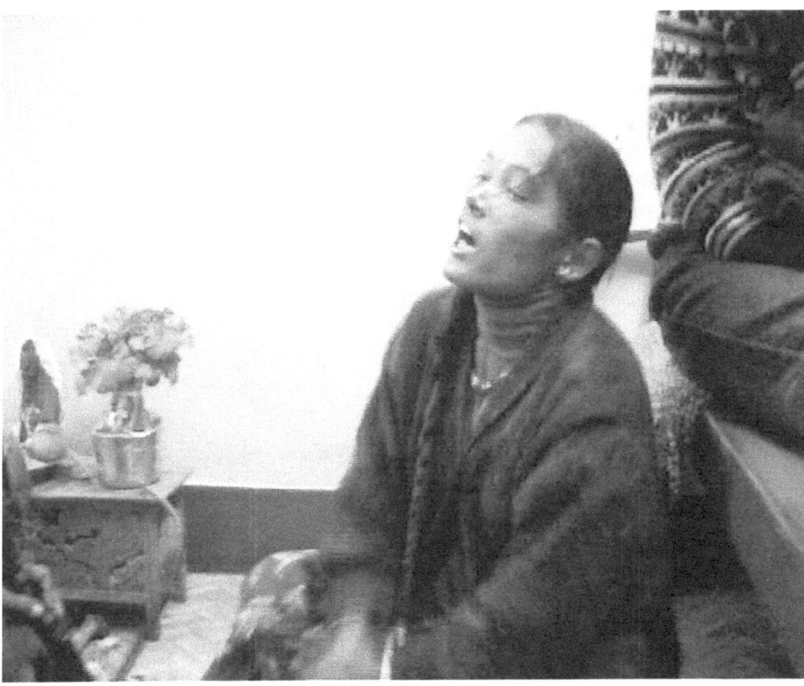

Besessene Patientin während eines Heilrituals. Das Bild stammt von einem Video, das am 20.1.1997 im Kathmandu-Tal aufgenommen wurde.

Die Metapher Besessenheit wird von allen Menschen verschiedener Ethnien in Nepal verstanden. Im Lauf eines Heilrituals wird versucht, den Zustand der Besessenheit zu aktualisieren. Mit rhythmischem Trommeln und Singen versetzen sich die Schamanen in einen veränderten Bewußtseinszustand und versuchen, auch bei dem Kranken einen solchen zu induzieren. Dieses rhythmische Trommeln mit 4 bis 5 Schlägen pro Sekunde bewirkt eine Veränderung der hirnelektrischen Aktivität (der Summen der postsynaptischen Potentiale) im Sinne einer Synchronisierung in diesem Frequenzbereich, wie schon Neher 1961 in Laborexperimenten zeigen konnte.

Ein nächtliches Heilritual

Nachdem die Schamanin Ama Bombo, die dieses Ritual für eine etwa 40-jährige Frau durchführt, ihren Schutzgeist und ihre Hilfsgottheiten angerufen und gebeten hat, ihr bei diesem Ritual beizustehen, fordert sie den krankmachenden Geist auf, seine Geschichte preiszugeben und zu sagen, wer er ist. Der Geist soll durch den Mund der Patientin sprechen und sagen, warum er von einer Hexe oder einem Hexer geschickt worden ist. Zuerst wird der Geist mit freundlichen Worten aufgefordert, alles zu erzählen:

Komm, wach auf, erhebe dich!
Hab keine Angst!
Sag mir, wer du bist!
Mein Kind, mancher hat dich wohl geschlagen.
Mancher hat dir vielleicht einen Fußtritt versetzt.
Mein liebes Kind, dein Herz ist wohl in tausend Stücke gerissen.
Hab keine Angst! Komm!
Ich werde dir Nahrung geben, ich werde dir Kleidung geben.
Ich werde dich mit 84 Köstlichkeiten füttern.
Wach auf erhebe dich!
Sag mir, wer du bist!
Ich rufe dich heute an diesem besonderen Tag.
Ich werde dir Goldschmuck geben, den du auf deinem Kopf tragen kannst.
Ich werde dir ein Band geben, mit dem du dein Haar binden kannst.
Ich werde dir einen goldenen Ring für deine Nase geben.
Sag uns deinen Namen!
Du musst mit mir reden.

Nützen diese freundlichen Worte nichts, wird der krankmachende Geist härter angegangen. Es wird ihm gedroht und – wenn notwendig – wird er auch geschlagen. Vermittelt über die Patientin, die unter dem Einfluß des Geistes steht, wird dieser gepeinigt. Die Schamanin muß unbedingt Dominanz über den Schaden bringenden Geist erlangen.

Wird ein Geist zum Sprechen gebracht, spricht häufig die Hexe/der Hexer, die den Geist unter ihrer Kontrolle hat, unvermittelt durch den Mund der Patientin. Hexen/Hexer werden als konkrete, lebende Personen angesehen, die aus Neid und Zorn handeln. Personen, die eine wichtige Rolle im Beziehungsgefüge einer kranken Person spielen, werden oft der Hexerei beschuldigt. Man sagt, daß sich die Hexe bzw. der Hexer während des Rituals an einem anderen Ort befindet, aber daß sie/er das schickt, was spricht. Auf diese Weise kann durch die Sprache der Besessenheit ausgedrückt werden, wie die Konfliktsituation von der Seite der Beschuldigten gesehen wird. Hexen/Hexer bedienen sich gerne bestimmter Geister, um schwere und lang dauernde Krankheiten zu verursachen.

Patientin (durch die der Hexer Latte spricht): *Weil die Eltern dieser Frau wohlhabend wurden und weil sie zwei gute Mahlzeiten pro Tag essen konnte und weil ihr Leben glücklicher war als das meiner Kinder, habe ich den schwarzen Geist zu dieser Person geschickt.*

Schamanin: *Ich verstehe. Du hast es aus Zorn und Neid getan. Nun sag mir, ob du gehen und sie in Ruhe lassen wirst oder nicht?*

Patientin: *Diese Frau hat mich gebeten, ihr Leiden mit einer Medizin zu heilen.*

Schamanin: *Ich verstehe.*

Patientin: *So, anstatt ihr zu helfen, daß sie geheilt wird, habe ich den schwarzen Geist zu ihr geschickt. Was soll ich jetzt machen? Ich war wirklich dumm zu jener Zeit, so etwas zu tun.*

Schamanin: *Ja, ich verstehe. Über all diese Jahre hast du andere Leute getäuscht und trügerisch vor ihnen gejammert.*

Patientin: *Was konnte ich sonst machen? Ich wußte, wie man den schwarzen Geist zu jemandem schickt, um Schaden anzurichten, aber ich wußte nicht, wie man den Schaden wieder rückgängig machen konnte, so daß diese Person von dem Einfluß des Geistes wieder befreit würde.*

Schamanin (schlägt die Patientin mit der Faust): *Nun gut. Was wirst du jetzt machen? Ich werde dich ganz bestimmt vernichten. Latte wird jetzt seinen letzten Atemzug machen.*

Patientin (weint, während sie spricht): *Wegen dieser Frau war ich nicht in der Lage, ein Pfund Reis oder eine Hand voll Mehl im Dorf zu essen zu bekommen.*

Schamanin: *Ich verstehe.*

Patientin: *Sie hat verursacht, daß ich so sehr leide.*

Schamanin: *Ich verstehe.*

Patientin: *Nicht einmal meine Söhne kümmern sich um mich.*

Schamanin: *Wenn dein Benehmen allen gegenüber gut wäre, würden sie sich bestimmt um dich kümmern. Aber weil du dich schlecht aufführst, haben sie dich vernachlässigt. Stimmt's? Du mußt dich bessern! Kannst du mir wahrhaftig und ehrlich versprechen, daß du die Kinder dieser Person nicht angreifen wirst, oder nicht?*

Patientin: *Sicher kann ich.*

Schamanin: *Wie oft hast du schon versprochen, daß du sie und ihre Kinder nicht angreifst? Sag es mir! Ich weiß, daß du unzählige Male Versprechen dieser Art gemacht hast.*

Patientin: *Sie haben versprochen, einen Ziegenbock zu opfern, aber sie haben ihn niemals geopfert.*

Katharsis und Sozialtherapie

Aufgrund des Zustands der Besessenheit kann sich die Patientin austoben, wie sie will, ohne dafür zur Verantwortung gezogen zu werden. Sie kann z.B. ältere Verwandte oder andere Personen, die in der sozialen Hierarchie über ihr stehen, beleidigen und beschimpfen, was in alltäglichen Situationen in Nepal nicht ohne ernsthafte Folgen bliebe. Die Patientin erlebt während des Besessenheitsrituals eine intensive Katharsis. Aristoteles schreibt, daß es durch das Erleben von Jammer *(eleos)* und Schaudern *(phobos)* zur Reinigung *(katharsis)* von derartigen Erregungszuständen kommen kann. Der veränderte Bewußtseinszustand hilft erheblich bei diesem Vorgang.

Die Wirkung der Katharsis besteht nicht nur in der Beseitigung von Trieb- und Affektstauungen. Nach Ansicht von Leuner (1978) erfolgen auch Umstrukturierungen von gefühlsmäßigen Haltungen und Wahrnehmungen, die sich positiv auf das Leben in der Gemeinschaft auswirken. Scheff (1979) sieht in den kathartischen Prozessen des Heilrituals die Möglichkeit, eine "ästhetische Distanz" zu Gefühlen wie Angst, Wut oder Verzweiflung herzustellen. Dadurch können bei der Darstellung und Wiederbelebung von unverarbeiteten Traumata oder Konflikten neue Lösungswege gefunden werden.

Es ist wichtig, daß bei diesen großen nächtlichen Heilritualen einige Familienmitglieder, Nachbarn oder Freunde des Kranken anwesend sind. Sie sollen hören, was über die psychosozialen Konflikte gesprochen wird und sie sollen die Lage des Patienten besser verstehen lernen. Häufig berichten Angehörige, wie sie die Probleme sehen. Im Lauf eines Heilrituals werden Personen aus dem sozialen Umfeld des Kranken auch aufgefordert, sich an der Lösung der Konflikte zu beteiligen. Die Patienten werden dadurch wieder mehr in ihre Gemeinschaft eingebettet und brauchen sich nicht allein gelassen fühlen.

Der Geist des Tigergottes

Sowohl die Patienten wie auch die Schamanen spielen bei dieser Art von Heilritualen eine sehr aktive Rolle. Im Lauf dieser Rituale geben die Schamanen oft extreme Darbietungen in einem veränderten Bewußtseinszustand. Anhand eines Beispiels soll diese therapeutische Technik und ihre Wirkungsweise dargelegt werden.

Während eines nächtlichen Besessenheitsrituals wurde die Schamanin plötzlich vom Geist des Tigergottes besessen. Die Szene spielte sich zu einem Zeitpunkt des Rituals ab, an dem die Dynamik der therapeutischen Vorgänge zum erliegen gekommen war und die Anwesenden vor sich hin dösten. Geist und Hexe hatten durch den Mund der Patientin einiges über die psychosozialen Konflikte gesagt, aber für die Darbringung der Opfergaben, die dem krankmachenden Geist als Ersatz für die Patientin angeboten werden, war es noch zu früh. Laut Aussage der Schamanin soll das niemals vor Mitternacht geschehen und der Geist wird auch während der Dialoge gefragt, wann er zu essen haben möchte. Außerdem waren nach Ansicht der Schamanin die familiären Konflikte der Patientin noch nicht genügend bearbeitet.

Die Schamanin ist mit Vorbereitungen für die Darbringung der Opfergaben beschäftigt. Plötzlich fällt sie in dem kleinen Raum ihres Hauses, in dem das Heilritual stattfindet rücklings auf den Boden. Sie schiebt mit den Armen ein Tischchen zur Seite, windet sich auf dem Boden und Schaum tritt aus ihrem Mund. Nach einiger Zeit setzt sie sich wieder auf und gibt die pfauchenden Geräusche eines Tigers von sich. Sie kratzt ihre Beine und fällt dann wieder auf den Boden. Die zweite Schamanin, die bei dem Ritual anwesend ist, rückt das Tuch, das sie um ihre Hüften trägt, wieder zurecht, so daß man ihre Beine nicht mehr sehen kann. Sie macht weiterhin die Geräusche eines Tigers, setzt sich dann auf und rückt vor den kleinen Altartisch, der für dieses Ritual bereitet worden ist. Ein Zittern erfaßt ihren ganzen Körper und der Geist des Tigergottes spricht durch sie, gibt für alle Anwesenden seine Identität bekannt und verlangt Räucherwerk als Opfergabe.

Die folgenden Bilder zeigen einige Augenblicke des Ablaufs der Besessenheitsszene. Sie stammen ebenfalls von dem Video, das am 20.1.1997 im Kathmandu-Tal aufgenommen wurde.

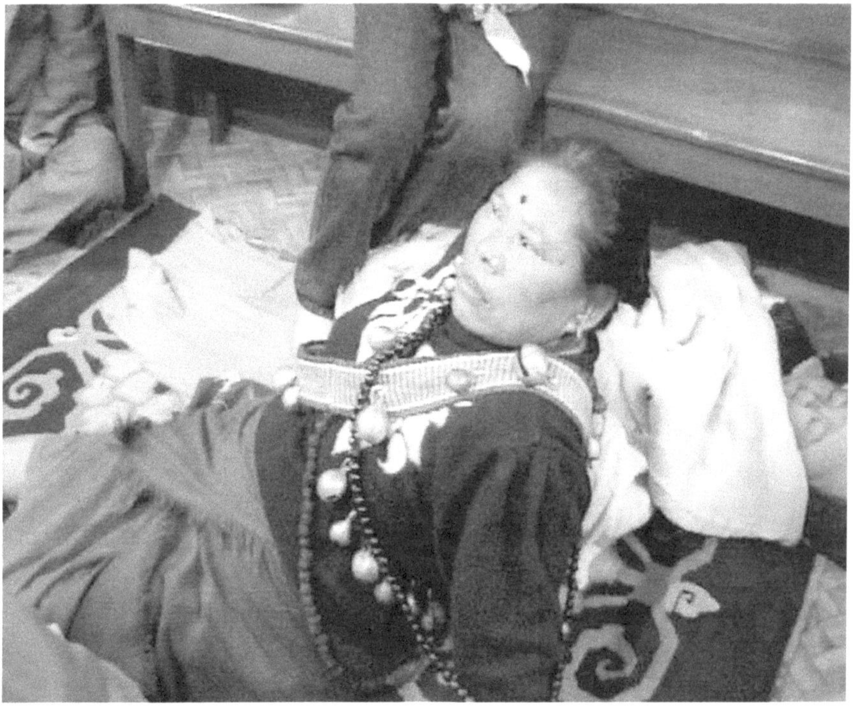

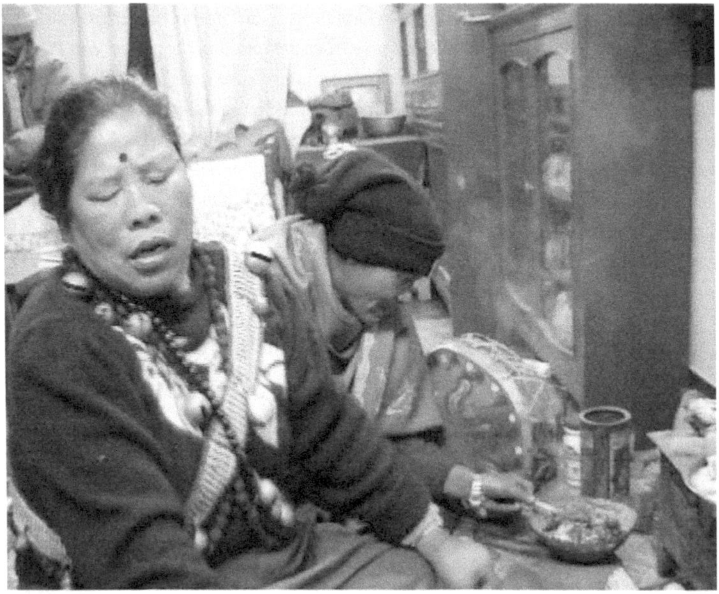

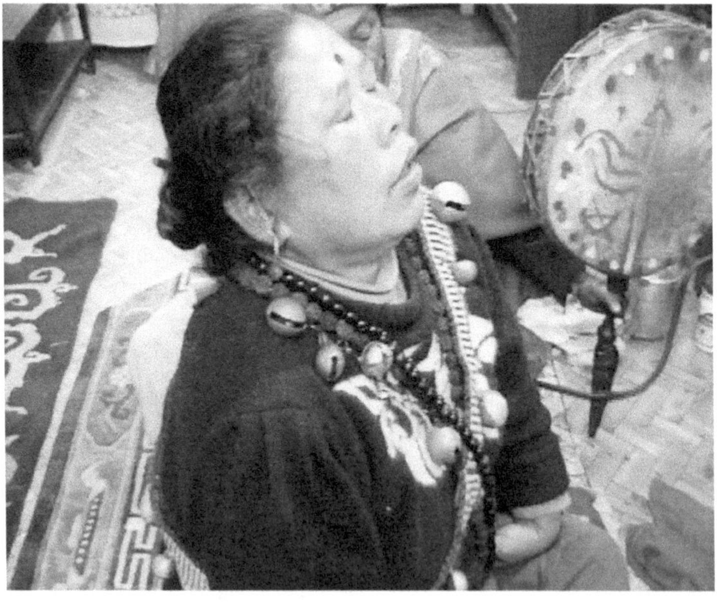

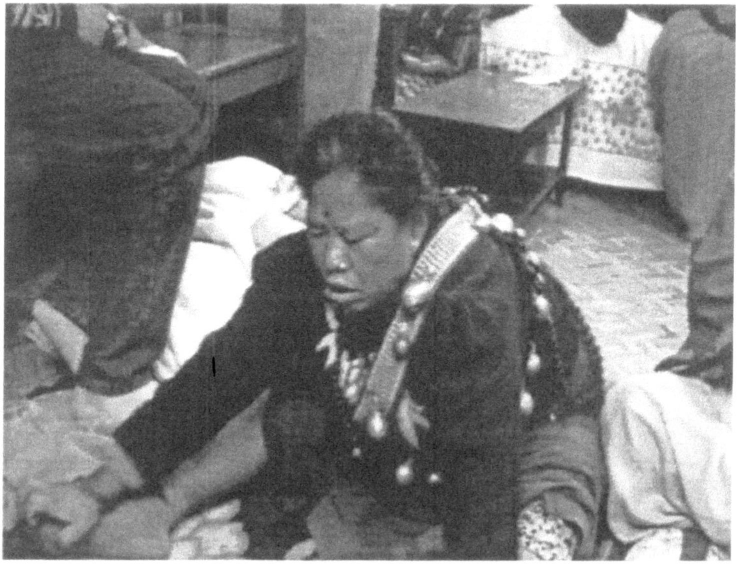

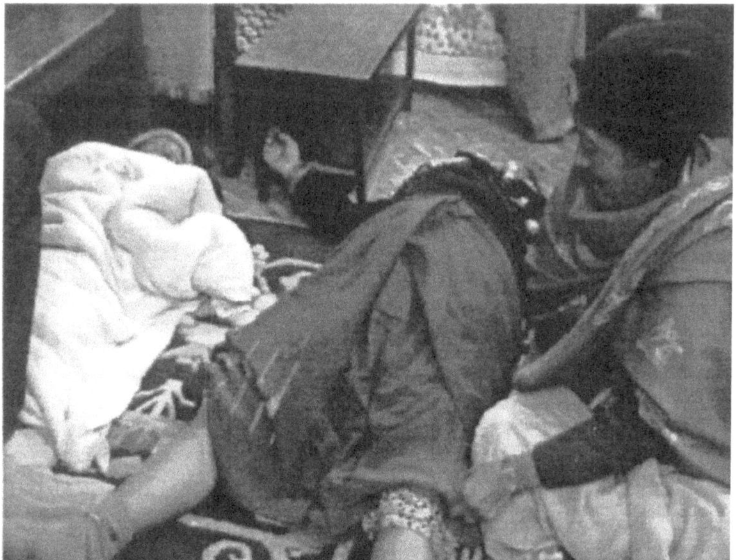

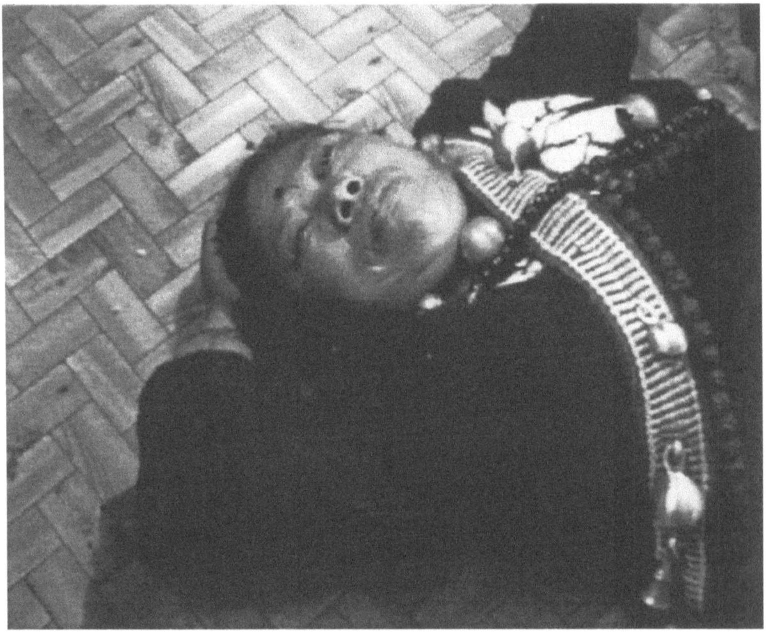

Durch die plötzliche dramatische Darstellung wurden die Anwesenden wieder aufgerüttelt, und danach sprach die Hexe nochmals durch die Patientin, weitere Details der Ereignisse erzählend. Die Bewegungen der Patientin waren völlig von der rhythmischen Sprechweise, die einen Besessenheitszustand anzeigt, beherrscht. Der Raum war von Spannung und Kraft erfüllt. Die Schamanin hatte durch ihre Darstellung des Tigergottes und ihres Schutzgeistes nicht nur die vor sich hin dösenden Personen aufgeweckt, sondern auch die Kraft dieser Wesen in den rituellen Raum gebracht. Die Darbietungen der Schamanin waren notwendig, um die Dynamik des Heilrituals in Gang zu halten und somit den gewünschten Effekt zu erzielen.

Stellvertretende Besessenheit

Die Patientin ist eine junge Frau, die über Menstruationsbeschwerden klagt und einige Fehlgeburten hinter sich hat. Sie kommt mit ihrem Ehemann und einem Freund der Familie, der die Schamanin Ama Bombo kennt. Mit dabei ist noch ein anderer Bekannter, der als Helfer fungiert.

Durch rhythmisches Trommeln und Singen hat sich die Schamanin in einen veränderten Bewußtseinszustand versetzt und versucht, auch in der Patientin einen solchen zu induzieren. Dann bemüht sie sich, den krankmachenden Geist, der von einer Hexe geschickt worden ist, durch den Mund der Patientin sprechen zu lassen. Die Patientin zittert leicht, sagt jedoch nichts. Nach einigen Versuchen, die Patientin zum Sprechen zu bringen, läßt die Schamanin die Hexe über sich kommen und durch sich selbst sprechen. Zu Beginn dieser Szene lacht die Schamanin (bzw. die Hexe) laut auf. Die zweite Schamanin, die bei diesem Heilritual mitwirkt, führt den Dialog mit der Hexe. Zwischendurch mischen sich auch andere Anwesende in das Gespräch ein. Die Hexe droht wiederholt, daß sie Bal Kumari, die Patientin, vernichten wird.

Schamanin (als Hexe): *Ich werde Bal Kumari sicherlich verzehren. Ich werde sie verschlingen. Ein, zwei, drei, ich werde sie ohne Zweifel essen.*

Zweite Schamanin: *Ich werde dich mit einem heißen Löffel brandmarken, und dann werden wir sehen, wie du sie essen wirst.*

Schamanin: *Auch wenn ihr mich zwingt, sie zu verlassen und jetzt wegzugehen, werde ich sie verzehren. Ich werde mich nach vier Jahren an ihr gütlich tun.*

Zweite Schamanin: *Ist es nicht eine Sünde, so etwas zu tun?*

Schamanin: *Ich werde sie zweifellos essen. Ich werde mich an ihr laben.*

Zweite Schamanin: *Nach einem Jahr wird sie vielleicht sterben. Wer weiß?*

Schamanin: *Ich habe verursacht, daß es auf ihrem ganzen Körper brennt. Ich habe ihr diesen stechenden Schmerz gebracht. Ich bin verantwortlich dafür, daß sie diese qualvollen Krämpfe hat.*

Die Hexe kündigt an, daß sie die Patientin vernichten wird. Daraufhin droht die zweite Schamanin, daß sie sie mit einem heißen Löffel brandmarken wird. Nicht die Schamanin würde diese Brandwunde erleiden, sondern die Hexe, die den Schaden verursacht hat und jetzt durch den Mund der Schamanin spricht. Diese Drohung ist jedoch nur eine Provokation der Hexe, da die Brandmarkung letztlich nie durchgeführt wird. Die zweite Schamanin gibt der Hexe zu verstehen, daß ihr Verhalten verwerflich sei. Dann wird die Hexe nach ihren Motiven gefragt, da angenommen wird, daß sie nicht völlig grundlos Schaden anrichtet.

Patientin: *Warum hast du mir das angetan?*

Schamanin: *Warum hast du mich mit verletzenden Worten gepeinigt?*

Patientin: *Welche verletzenden Worte habe ich gesagt?*

Schamanin: *Du hast mich verletzt. Ja, du hast es getan.*

Patientin: *Was habe ich gesagt, daß du dich verletzt fühlst?*

Die Patientin und ihre Angehörigen sollen im Lauf des Rituals zu einer versöhnlicheren Einstellung finden, so daß die Harmonie innerhalb der Großfamilie oder der Gemeinschaft wiederhergestellt werden kann. Oft bleibt es sehr vage, was geschehen ist, und liegt mitunter Jahre zurück, so daß es verständlich ist, wenn die Kranken und ihre Angehörigen, sich nicht erinnern können. Die Hexe spricht hier durch den Mund der Schamanin einen möglicherweise alltäglichen Vorfall an, den sie dann nicht genauer beschreibt.

Einen wichtigen Teil des Heilrituals bildet die Frage nach der Identität der Hexe. Es wird nach körperlichen Merkmalen gefragt und vor allem nach den Familienverhältnissen.

Ehemann der Schamanin: *Lebt dein Mann noch?*

Schamanin: *Er lebt noch.*

Ehemann der Schamanin: *Was für eine Arbeit macht er jetzt?*

Schamanin: *Er ist zu Hause, nicht wahr?*
Ehemann der Schamanin: *Wie sollen wir das wissen? Wir waren niemals bei dir zu Hause.*
Schamanin (zur Patientin hingerichtet): *Diese Frau weiß es. Du weißt es, nicht wahr?*
Zweite Schamanin: *Vielleicht hat sie ihren Mann nicht mehr.*
Ehemann der Schamanin: *Du magst recht haben. Wenn sie schon sechzig ist, hat sie ihren Mann nicht mehr.*
Patientin: *Vorher hat sie andere Dinge gesagt. Jetzt sagt sie wieder etwas anderes!*

Die Schamanin versucht immer wieder, die Patientin in das Gespräch mit einzubeziehen. Sie geht davon aus, daß die Patientin eine bestimmte Person vor Augen hat, von der sie sich gequält fühlt. Die Patientin ist aber mit dem, was die Schamanin sagt, nicht zufrieden. Diese muß in einem veränderten Bewußtseinszustand ihre erhöhte Sensibilität und ihre Intuition nutzen, um Aussagen zu machen, die von der Kranken als richtig angesehen werden. Im folgenden Abschnitt geht es zum zweiten Mal um die Kinder der Hexe.

Patientin: *Wie viele Söhne hast du?*
Schamanin: *Wenn du mich fragst, wie viele Söhne ich habe, da sind ...*
Patientin: *Du mußt die Wahrheit sagen.*
Schamanin: *Was ich sage ist wahr. Ich habe vier Söhne.*
Patientin: *Das stimmt.*
Ehemann der Schamanin: *Ja, das stimmt?*
Patientin: *Ja, das stimmt.*
Schamanin: *Ich habe vier Söhne.*
Zweite Schamanin: *Und Töchter?*
Schamanin: *Ich habe keine.*
Patientin: *Das stimmt. Ja, das stimmt.*
Schamanin: *Ich habe keine Tochter. Wie bin ich hierher gebracht worden? Jetzt bin ich in Schwierigkeiten. Ich bin wirklich in Bedrängnis.*

Es ist allgemein bekannt, daß Hexen ihre Identität verschleiern wollen und aus diesem Grund auch oft lügen. Sobald jedoch etwas angesprochen wird, worauf die Patientin Bezug nehmen kann, ist alles vorher Gesagte vergessen. Die Identität der Hexe bleibt jedoch bis zuletzt unklar. Laut dem Kodex von 1853 die Hexerei betreffend, den MacDonald (1976) auszugsweise übersetzt hat, ziehen Hexenanschuldigungen, die ungerechtfertigt sind, Geld- oder Gefängnisstrafen nach sich. Das bedeutet, daß die Schamanin, wenn sie die Hexe durch sich sprechen läßt, deren Identität nicht preisgiben wird, auch wenn sie weiß oder vermutet, wer diejenige Person sein könnte, da es vielleicht nicht möglich ist, das Treiben der Hexe zu beweisen. Sie versucht immer wieder, die Patientin dazu zu bewegen, genauere Angaben zu machen. In dem Kodex von 1853 ist es nur den Kranken gestattet, Namen von Hexen oder Hexern zu nennen, ohne den Beweis antreten zu müssen. Das Gesetz sieht die Anschuldigungen als Folge der Krankheit. Die Aussagen der Patienten sind als ihr subjektives Erleben zu verstehen, für das sie nicht zur Verantwortung gezogen werden können. Auch wenn dieses Gesetz heute nicht mehr gültig ist, findet es dennoch einen Niederschlag im Verhalten der Menschen.

Als Hexe geht die Schamanin einige Konfliktmöglichkeiten durch, um auf diese Weise im Dialog mit der Patientin deren persönliche Probleme aufzuspüren. Wichtig erscheint nicht, die Details der Geschehnisse durchzusprechen, sondern eine grobe Struktur zu finden, von der sich die Patientin angesprochen fühlt und innerhalb derer sie zu Lösungsmöglichkeiten und einer Neustrukturierung der Beziehungen kommen kann.

Bevor das Heilritual erfolgreich abgeschlossen werden kann, muß die Hexe kundtun, daß sie die Überlegenheit der Schamanin akzeptiert und sie jetzt keine Möglichkeit mehr hat, der Patientin Schaden zuzufügen.

Schamanin (noch immer als Hexe): *Ich habe mich bisher vor den Schamanen versteckt*[2]. *Ich habe sie belogen und einfach irgendetwas gesagt. Manchmal habe ich gesagt, daß es gegen die Familie ihres Ehemannes gerichtet sei und manchmal, daß es gegen die Familie ihrer Eltern sei. Ja, ich habe einfach alles gesagt. Aber jetzt bin ich von einem entfernten Ort hierher gezogen worden. Wie hat diese Schamanin mich erkannt? Wie hat sie alles in Erfahrung gebracht?*

Im letzten Teil des Rituals müssen der krankmachende Geist und die Hexe, die ihn unter ihre Kontrolle gebracht hat, schwören, daß sie von nun an, die Patientin und ihre Angehörigen in Ruhe lassen werden. Dabei werden Geist und Hexe als eine Schaden bringende Einheit gesehen. Durch diesen Vorgang wird bei allen Anwesenden die Gewißheit aufgebaut, daß mit dem Ende des Rituals auch die Krankheit ein Ende finden wird.

Drama und Ich-Bewußtsein

Bei dem ersten und dem dritten Beispiel haben sowohl Sprechen als auch Handeln einen großen Stellenwert, bei der Besessenheit vom Tigergott tritt das Sprechen weitgehend hinter der nonverbalen Darstellung zurück. Zu Beginn dieser Heilrituale versetzt sich die Schamanin mit Trommeln und Singen in einen veränderten Bewußtseinszustand. Sie versucht auch, die Patientinnen in einen ähnlichen Zustand zu bringen, und fordert dann die krankmachenden Wesen auf, durch die Patientinnen zu sprechen. Beim ersten Beispiel gelingt dies, und der Geist und die Hexe, die den Geist geschickt hat, sprechen und handeln durch die Kranke. Schamanin und Patientin, einander gegenüber sitzend, lassen ihren Körper in der gleichen Weise erzittern und sprechen beide in einzelnen, abgesetzten Wörtern. Laderman (1996: 115) bezeichnet diesen Vorgang als *performance*, der bei den Heilern durch die Unterstützung ihrer Hilfsgottheiten und ihrer Schutzgeister ablaufen kann und bei den Kranken durch die Regie der Heiler ermöglicht wird. Wenn das nicht gelingt, müssen die Schamanen die krankmachenden Agenten durch sich selbst sprechen und handeln lassen, was im dritten Beispiel gezeigt wird. Im Hinblick auf die dramatischen Darstellungen während der Heilrituale in Nepal sagen weder die Schamanen noch die Patienten, daß ein Wechsel ihrer Identität stattfindet. Aufgrund einer psychisch geistigen Verbindung mit anderen Wesen können sie diese durch ihren Körper wirken lassen, ohne daß sie ihre eigene Identität in

[2] Die Patientin hat anscheinend schon mehrere Schamanen konsultiert.

diesen Zeitraum verlieren. Die Patienten machen auch gelegentlich Bemerkungen zum Publikum hin, wer sie im Alltagsleben sind. Das verringert jedoch keineswegs ihr Vermögen, sich in ein anderes Wesen einzufühlen.

Die Besessenheit der Schamanin von dem Tigergott erfolgt plötzlich während der Vorbereitung der Opfergaben. Die Schamanin ist sehr geübt und kann sich innerhalb weniger Sekunden in einen völlig veränderten Bewußtseinszustand versetzen. Damit demonstriert sie ihre Macht und kann zusätzlich die Kraft des Tigergottes in den Raum bringen. Zarilli (1990: 131f.) berichtet vom indischen *kathakali* Tanz, daß die Tänzer mit den Charakteren, die sie darstellen, völlig eins werden und in der Lage sind, das Alltags-Ich zu transzendieren. Durch die tägliche Übung werden physische und geistige Hindernisse, die der fehlerfreien Darstellung im Wege stehen, allmählich eliminiert. Dieser Zustand der Konzentration ist ein Bewußtseinszustand, in dem das Verhältnis des Ich gegenüber der Außenwelt verändert ist. "Becoming the character in *kathakali* means that the life-force within the actor becomes the energy filling out the external physical forms (bodily, gesturally, facially) which collectively constitute the character." (ebda: 142).

Auch die Schamanen benötigen eine lange Lehrzeit, bis sie mit ihren Darstellungen das Publikum überzeugen. Anders als die Kranken können sie sich während eines Heilrituals ohne aufwendige Induktion in einen bestimmten Zustand versetzen, in dem sie eine gezielte Einflußnahme auf den Patienten bewirken. Es ist das Geschick eines Schamanen, diejenige Aktion zu wählen, die das Ritual zu einem erfolgreichen Abschluß bringt.

Anstatt einer Schlußbemerkung

Protokoll einer Pilgerreise am 14. 3. 2001: Die Schamanin Ama Bombo und ich gingen zu einem Hügel am Rand des Kathmandu-Tales, wo sich eine kleine halboffene Höhle, die mit dem Gott Mahadew assoziiert ist, befindet, um Kraft auf mich zu übertragen und Paraphernalia, die für meine Arbeit bestimmt waren, mit Kraft aufzuladen. Mit dabei waren die Schamanin Som Maya und mein Forschungsassistent Dharma Lama, die verschiedene Hilfsdienste übernahmen. Es war ein sonniger, warmer Tag und ich empfand den Aufstieg als beschwerlich. Oben angekommen wurden wir von Ama Bombo angewiesen, unsere Schuhe auszuziehen und uns in dem Becken, das einen kleinen Wasserfall aufnahm, zu reinigen. Kurz danach fing Ama Bombo zu lachen an, bog sich vor lachen, und es dauerte einige Momente bis ich begriff, daß sie schon besessen war. Die beiden Schamaninnen gingen mit mir in die kreisförmige Höhle und bereiteten ein Arrangement auf einem Stein im Zentrum der Höhle, das aus Opfergaben für die Gottheit und aus den Paraphernalia, die mir übergeben werden sollten, bestand. Dann saßen wir am Rand der Höhle, und die beiden Schamaninnen ließen ihren ganzen Leib erzittern. Ama Bombo war wieder vom Tigergeist besessen, so wie ich es auch auf einer früheren Pilgerfahrt erlebt hatte. Dieser Geist sagte durch ihren Mund, daß ich hierher gebracht worden sei, um Kraft zu erhalten, anderen Menschen zu helfen. Ich ließ mich völlig auf die Situation ein, zitterte mit den beiden Schamaninnen mit (eine sehr effiziente Technik, um in einen veränderten Bewußtseinszustand gelangen) und versuchte, das, was für mich getan wurde, mitzuvollziehen. Dann spürte ich, wie mein Ich-Bewußtsein in den Hintergrund trat, und einem Erleben der Einheit mit den beiden Schamaninnen und dem ganzen Raum Platz machte. Diese Erfahrung sprengte die Grenzen und die Linearität von Zeit und Raum (so wie es Turner (1989) dargelegt hat). Durch das Zurücktreten des Ich-Bewußtseins entstand eine offene Verbindung zwischen verschiedenen Personen, die eine Einflußnahme auf den anderen erlaubt.

Bibliographie

Aristoteles: Poetik. Griechisch/Deutsch. - Stuttgart: Reclam.

Bista, D.B. (1967): People of Nepal. - Kathmandu: Ratna Pustak Bhandar.

Carstairs, G.M. (1955): Medicine and faith in rural Rajasthan. In: D. Benjamin (Hrsg.): Health, Culture, and Community. - New York: Russel Sage Foundation, 107-134.

Dittrich, A. (1987): Bedingungen zur Induktion außergewöhnlicher Bewußtseinszustände. - In: A. Dittrich & C. Scharfetter (Hrsg.): Ethnopsychotherapie. Stuttgart: Enke, 7-34.

Eigner, D. (1996): Besessenheit in der schamanischen Therapie. - In: R. van Quekelberghe & D. Eigner (Hrsg.): Trance, Besessenheit, Heilrituale und Psychotherapie. Berlin: VWB.

Eigner, D. (2001): Ritual, Drama, Imagination. Schamanische Therapie in Zentralnepal. - Wien: WUV

Laderman, C. (1996): The Poetics of Healing in Malay Shamanistic Performances. In: C. Laderman & M. Roseman (Hrsg.): The Performance of Healing. - New York: Routledge, 115-141.

Leuner, H. (1978): Grundzüge der Tiefenpsychologischen Symbolik I. - Materialien zur Psychoanalyse und analytisch orientierten Psychotherapie 4(2), 166-187.

MacDonald, A.W. (1976): Sorcery in the Nepalese Code of 1853. - In: J.T. Hitchcock & R.L. Jones (Hrsg.): Spirit Possession in the Nepal Himalayas. - New Delhi: Vikas Publishing House, 376-384.

Mastromattei, R. (1989): Shamanism in Nepal: Modalities of Ecstatic Experience. - In: M. Hoppal & O. von Sadovszky (Hrsg.): Shamanism: Past and Present. Part 2. Budapest: ISTOR Books, 225-232.

Neher, A. (1961): Auditory Driving Observed with Scalp Electrodes in Normal Subjects. - Electroencephalography and Clinical Neurophysiology 13, 449-451.

Pfeiffer, W. (1994): Transkulturelle Psychiatrie. - Stuttgart: Georg Thieme Verlag.

Scheff, T. (1979): Catharsis in Healing, Ritual, and Drama. - Berkeley: University of California Press.

Turner, V. (1989): Vom Ritual zum Theater. Der Ernst des menschlichen Spiels. - Frankfurt: Qumran.

Zarilli, P. (1990): What does it mean to "become a character": power, presence, and transcendence in Asian in-body disciplines of practice. - In: R. Schechner & W. Appel (Hrsg.): By means of performance. Intercultural studies of theatre and ritual. Cambrigde: University of Cambridge Press, 131-148.

Danksagung

Ich danke dem Fonds zur Förderung der wissenschaftlichen Forschung für die großzügige Unterstützung bei der Datenerhebung und der Ausarbeitung des Materials.

ERKENNE DICH SELBST! - WERDE, DER DU BIST! ÜBER DEN URSPRUNG PHILOSOPHISCHEN DENKENS

Eugen-Maria Schulak

Am Tempel des Apoll in Delphi war in der Antike deutlich und für alle sichtbar ein kurzer und markanter Spruch zu lesen: „gnothi seautón" - „Erkenne dich selbst". Selbsterkenntnis, als tägliche Übung, sollte der Anfang sein, die Basis für jedes sinnvolle Denken über Gott und die Welt.

Mit Kant - und später mit den Bemühungen der Konstruktivisten - wurde dann deutlich, dass Philosophie letztlich nichts anderes als Selbsterkenntnis sein kann. Kants Verdienst war es zu zeigen, dass das, was erkannt wird, von dem, der es erkennt, zwangsläufig abhängt, und zwar insofern, als der Erkennende das Erkannte notwendig konstruiert. Das bedeutet, dass die Wirklichkeit nicht so erkannt werden kann, wie sie an sich ist, sondern nur in jener Gestalt, in der sie für uns als solche erscheint. Alles ist nur innerhalb eines Bewusstseins und für dieses da.

Erkennbar wird die Welt, so Kant, ausschließlich als unsere Vorstellung. Welcher Art Ordnung sie tatsächlich entspricht, bleibt unentscheidbar. Faktum ist, dass wir selbst der Welt notwendig Ordnung beibringen müssen, um sie überhaupt erkennen zu können, und dass es bloß unsere Ordnung ist, wenn etwas geordnet erscheint. Letztlich waren wir es, die die Welt konstruiert haben, und wir haben sie genau so entworfen, dass wir sie auch erkennen konnten. Ja, wir konnten sie gar nicht anders konstruieren, da wir sie nur so entwerfen können, wie unser Bewusstsein gebaut ist. Die Welt zu erkennen und sie zu konstruieren ist demnach ein und derselbe Vorgang. So gesehen, meint Kant, ist unser Verstand ein definitiv kreatives Instrument: Er „schöpft seine Gesetze (a priori) nicht aus der Natur, sondern schreibt sie dieser vor"[3].

Wenn Erkenntnis nun aber tatsächlich stets Selbsterkenntnis ist, bekommt das delphische „Gnothi Seautón" rückwirkend eine ungeahnte Tragweite: Es wird zur Schlüsselkompetenz innerhalb der Philosophie. Doch nicht nur das, was außen ist, liegt gleichsam in uns selbst, sondern auch, was von Haus aus innen wohnt und allem Äußerlichen Farbe gibt. Und genau dieses Psychische wird es wohl gewesen sein, was jene Griechen, die den denkwürdigen

[3] Immanuel Kant, Prolegomina zu einer jeden künftigen Metaphysik, die als Wissenschaft wird auftreten können, § 36, in: Wilhelm Weischedel (Hrsg.), Werkausgabe in 12 Bänden, Frankfurt am Main 1991,
Bd. 5, 189.

Spruch in Delphi einmeißeln ließen, im Sinn hatten. Selbsterkenntnis wird so zu einem Persönlichkeit bildenden und Persönlichkeit schaffenden Element.

Diesem Innenleben, diesem Selbst, diesem „angeborenen und unveränderlichen Charakter", wie später Schopenhauer schreibt, ist stets die größte Aufmerksamkeit zu widmen, ist er es doch, der unser Handeln „im Ganzen und Wesentlichen"[4] bestimmt. Selbsterkenntnis, Einsicht in das eigene Wollen, hat somit oberste Priorität. Denn nur wenn die eigene Individualität in ihren Vorlieben und Talenten, aber auch in ihren Defiziten transparent wird, besteht die Möglichkeit, das Leben gezielt gestalten zu können. Nur wenn man dasselbe bewusst will, was man vorher blind wollte, so Schopenhauer, wird man auch die richtigen Entscheidungen treffen:

„Ein Mensch muss wissen, was er will, und wissen, was er kann: Erst so wird er Charakter zeigen, und erst dann kann er etwas Rechtes vollbringen"[5].

Freiheit wird damit zum Wissen um die stärksten Handlungsmotive, ihr Sprungbrett ist die Selbsterkenntnis. Der Mensch ist nur frei, wenn er zuerst einmal sich selbst erforscht hat. Weiß er einmal, was er wirklich will und was er auch zu leisten im Stande ist, so kann er, wenn er weiterkommen möchte, bei vollem Bewusstsein verwirklichen, was seinem Charakter und seinen Talenten adäquat ist. Werde, der du bist.

Der menschliche Wille aber, so Schopenhauer, wird allezeit nur durch sein stärkstes Motiv bestimmt. Er ist immer nur die Folge dieser einen Ursache, der er mit Notwendigkeit nachzukommen hat:

„Der Mensch tut allezeit nur, was er will, und tut es doch notwendig. Das liegt aber daran, dass er schon ist, was er will: Denn aus dem, was er ist, folgt notwendig alles, was er jedesmal tut"[6].

Freilich, schreibt Schopenhauer, „ich kann tun, was ich will: Ich kann, wenn ich will, alles was ich habe, den Armen geben und dadurch selbst einer werden - wenn ich will! - Aber ich vermag nicht, es zu wollen; weil die entgegenstehenden Motive viel zu viel Gewalt über mich haben, als dass ich es könnte. Hingegen wenn ich einen anderen Charakter hätte, und zwar in dem Maße, dass ich ein Heiliger wäre, dann würde ich es wollen können; dann aber würde ich auch nicht umhin können, es zu wollen, würde es also tun müssen"[7].

Erkenne dich selbst. Werde, der du bist. Und danach: Beginne zu philosophieren! Das, was du dann denkst, wird zweifellos wahrhaftig sein. Doch was sagt das schon aus?

---

[4] Arthur Schopenhauer, Parerga und Paralipomena II, Kap. 8, § 118, in: Arthur Hübscher (Hrsg.), Werke in 10 Bänden (Zürcher Ausgabe), Zürich 1977, Bd. 9, 251.

[5] Arthur Schopenhauer, Die Welt als Wille und Vorstellung I, 4. Buch, § 55, in: Arthur Hübscher (Hrsg.), Werke in 10 Bänden (Zürcher Ausgabe), Zürich 1977, Bd. 2, 381.

[6] Arthur Schopenhauer, Preisschrift über die Freiheit des Willens, Kap 5, in: Arthur Hübscher (Hrsg.), Werke in 10 Bänden (Zürcher Ausgabe), Zürich 1977, Bd. 6, 138 f..

[7] ebd, Kap. 3, 82 f..

Zur näheren Erläuterung des Bisherigen sei folgende Überlegung angebracht: Im alten Griechenland, zur Zeit des homerischen Epos, wurde das Wort „Daimon“ gleichermaßen wie das Wort „Theos“ für die Benennung des Göttlichen verwendet. Doch während „Theos“ einen Gott beschrieb, der im kultischen Leben Bedeutung besaß, stand „Daimon“ für eine dunkle und rätselvolle Kraft. Diese teilte den Menschen ihr Lebenslos zu. Das Zuerteilte konnte dem Einzelnen zum Vorteil oder zum Nachteil werden. Es war im Stande, ihn glücklich (eu-daimon) oder unglücklich (kako-daimon) zu machen. Jedes Wesen hatte mit seinem Daimon zu leben. Die Bindung begann mit der Geburt und endete mit dem Tod.

Der erste Versuch einer philosophischen Verdeutlichung des Begriffes „Daimon“ wurde von Heraklit besorgt und bestand aus drei eng verflochtenen Worten: „Ethos Anthropo Daimon“ [8]. Übersetzt man bloß das mittlere dieser Worte, so lautet der Satz: „Des Menschen Ethos ist sein Daimon“. „Ethos“ heißt so viel wie „Haltung“, „Verhalten“, „Eigenart“, „Wesen“, „Gesinnung“ und „Sitte“, die auf sich selbst beruhende Art des Charakters und des Denkens, moderner formuliert: Individualität. „Daimon“ bedeutet sowohl „Zuteiler“ als auch „Schicksal“. Eine mögliche Übersetzung wäre: „Des Menschen Eigenart ist sein Schicksal“.

In Platons „Apologie“ beruft sich auch Sokrates mehrmals auf sein „Daimonion“: Es habe ihm immer schon als Entscheidungshilfe beigestanden, falls er unsicher gewesen sei und „irgendwie unrichtig“ habe handeln wollen. Es sei stets seine „warnende Stimme“ und sein „göttliches Zeichen“ [9] gewesen, auf das er sich verlassen habe. Ausdrücklich vom Daimon selbst, vom Schicksal, schrieb Platon dann im „Staat“, wo er sich, den Fatalismus ächtend, im Unterschied zu Heraklit gegen die Notwendigkeit und für die Freiheit aussprach: „Nicht wird ein Daimon euch erlosen“, heißt es hier, „sondern ihr werdet euch einen Daimon wählen [...] den Lebenslauf wählen, mit dem ihr dann notwendig verbunden bleibt. Schuld hat, wer gewählt hat; Gott ist schuldlos“[10].

Des Menschen Ethos freilich liegt meist im Verborgenen. Wiewohl als Hintergrund des Bewusstseins allgegenwärtig, braucht es einen Anlass, um offensichtlich zu sein. Je zwingender ein Anlass es erfordert, desto bestimmter tritt der Daimon auf die Bühne. Je extremer die Umstände sind, desto deutlicher zeigt er seine Gestalt. In der Liebe, im Krieg, in der Kunst und auch beim Philosophieren zeigt sich des Menschen Eigenart am eindrucksvollsten.

„Daimon“ meint das persönliche Los, den inneren Zufall, den Zustand, den es zu meistern gilt. Es handelt sich um etwas, von dem wir besessen, auf das wir versessen sind,

---

[8] Heraklit, in: Jaap Mansfeld (Hrsg.), Die Vorsokratiker, Fr. 102 (Diels/Kranz, Fr. 119), Stuttgart 1987, 275.

[9] Platon, Die Apologie des Sokrates (40 AB), in: Olof Gigon (Hrsg.), Jubiläumsausgabe sämtlicher Werke in 8 Bänden, Zürich-München 1974, Bd. 2, 245f..

[10] Platon, Der Staat (618 A), in: Olof Gigon (Hrsg.), Jubiläumsausgabe sämtlicher Werke in 8 Bänden, Zürich-München 1974, Bd. 4, 515.

weil dieses „Etwas“ uns ausmacht, weil wir es selber sind. Man muss hingegen nicht dem Schicksal oder gar Dämonen gläubig verfallen sein, um an sich selbst eine Gestimmtheit existentiellen Themen gegenüber beobachten zu können. Diese Tendenzen haben potentielle Kraft, genug, um zu Motoren und Wegweisern des Denkens zu werden. Philosophie, als Reflexivität, als Verwandlung ins Klare und Deutliche, ist eine Form der Antwort auf jene Fragen, die uns der Daimon stellt.

Die Frage nach der Herkunft der Gestimmtheit kann nur mit Mühe Thema philosophischer Überlegung sein. Das Denken findet kaum Konkretes vor, um zu plausiblen Thesen zu gelangen. Darum ist hier Zurückhaltung geboten. Psychologen hingegen versuchen zu erklären: Sie sprechen von „erblichen Prädispositionen“, von „Konditionierungsmustern“ und von „Archetypen“ - womit sie dem Rätsel aber doch bloß neue Namen geben.

Die Gestimmtheit jedenfalls ist kein Thema der Philosophie. Sie ist aber insofern von Bedeutung, als sie Philosophie letztlich verursacht. So wird man als Philosophierender stets geneigt sein, die eigene Stimmung philosophisch zu erhärten. Man wird sie stillschweigend als Basis seines Denkens akzeptieren, als Motivation und als den letzten Grund. Die Richtung ist damit vorgegeben. Alle Register können gezogen werden. Und wozu? - Um sich selbst zu beweisen!

Dies ist vielleicht das tiefste Geheimnis des philosophischen Denkens: Es ist nur scheinbar auf der Suche. Denn seine Wirklichkeit bedeutet - so pathetisch es auch klingen mag - Offenbarung, Entwicklung und Ausweitung von dem, was in einem ist bzw. sich willkommen eingefunden und sich ungehindert aufgedrängt hat. Alle Erfahrungen, alle Gespräche, das Lesen und Studieren, tragen bei, zu schärfen, was schon vorhanden ist. Im Endeffekt versucht Philosophie dann nur mehr sprachlich überaus exakt zu treffen, was sie seit jeher angespornt und in die Bahn geworfen hat. Philosophie ist so das „Selbstbekenntnis ihres Urhebers“[11], wie es Nietzsche formulierte.

Eines also sollte nie vergessen werden: Dass wir „immer schon gestimmt“[12] sind, uns immer schon so oder so befinden und niemals als Tabula rasa zu denken beginnen. Das, was Aristoteles als Anfang allen Denkens, als das initiale Moment bezeichnet hat - das Staunen [13] - war für Heidegger die Befindlichkeit. Damit war keine Laune gemeint, kein flüchtiger Gefühlszustand, sondern eine Erschließungsweise[14], d.h. eine Form, in der wir uns die Welt aufschließen und aneignen.

Heidegger sah die Befindlichkeit grundlegend. Sie mache erst einmal deutlich, „wie einem ist und wird“[15]. Diese Befindlichkeit aber sei dann das Medium, in dem unser Denken und Handeln geschieht. Nun kann dieses Medium freilich niemals neutral sein. Denn wie das

---

[11] Friedrich Nietzsche, Jenseits von Gut und Böse, 6, in: Giorgio Colli, Mazzimo Montinari (Hrsg.), Kritische Studienausgabe (KSA) in 15 Einzelbänden, München-Berlin-New York 1988, Bd. 5, 19.

[12] Martin Heidegger, Sein und Zeit, §29, Tübingen 1972, 134.

[13] Aristoteles, Metaphysik, 1. Buch, 2 (982b), in: Franz F. Schwarz (Hrsg.), Stuttgart 1984, 21.

[14] Martin Heidegger, Sein und Zeit, §29, Tübingen 1972, 137.

[15] ebd., 134.

Staunen ist auch die Befindlichkeit individuell gefärbt. Man staunt oder befindet immer über ganz bestimmte Sachverhalte. So wird die Befindlichkeit grundlegend für den Bezug zur Welt - sie stiftet. Das bedeutet, dass wir unseren ersten Bezug zur Welt gar nicht bewusst herstellen können, weil wir uns immer schon, auf Grund unserer Befindlichkeit, in einer Welt eingefunden haben. Das bedeutet, dass wir den Platz, den wir in der Welt angewiesen bekom-men haben, vorweg einmal annehmen und einnehmen müssen, bevor wir weiterdenken können. Die Befindlichkeit in ihrem Welt entdeckenden und jedes Verstehen begleitenden Cha-rakter begründet stets eine Tendenz.

Es ist schlichtweg unmöglich, in der Funktion eines neutralen Beobachters über die Menschen und ihre Welt zu denken. Eine objektive Bewertung des Gesamtprozesses ist so von vornherein nicht zu leisten. Denn unsere Tendenz hält uns im Subjektiven fest. Unser Votum hat zwangsläufig hypothetischen Charakter. Diese vorwiegend spätmoderne und überaus ernüchternde Einsicht hat die meisten Philosophen schon längst um ihre Illusion gebracht, mit Pathos die Wahrheit zu sagen. Die meisten sind zu Spielern geworden: Sie spielen mit den Worten und Werten, an die sie nicht mehr glauben können - um doch noch etwas zu sagen zu haben, um nicht verstummen zu müssen.

Unterliegt so auch jede Philosophie notwendig der Befindlichkeit ihres Verfassers, heißt das aber noch lange nicht, dass ihre Qualität, Glaubwürdigkeit und Wahrheit prinzipiell in Zweifel stehen. Ist auch der Philosoph, wie jeder Mensch, ein Einzelner, der letztlich nur für sich selber zählt, so ist doch diese Einzigkeit sehr wohl im Stande, an ein Ziel zu gelangen. Und dieses Ziel kann wahrlich mehr bedeuten als bloß die Niederschrift einer Befindlichkeit. Geistiger Mehrwert kann entstehen, der dann im nächstbesten Menschen, der ihn empfinden und auch nachvollziehen kann, lebendig wird und seine Wahrheit so erneut entfaltet.

Aber zählt nur das „Feuer“ im Philosophen? Zählt nur das, zu dessen Beweis er geglaubt hat, antreten zu müssen? - Auf jeden Fall muss alle Philosophie, sofern sie nicht bloß akademisch motiviert oder Wortakrobatik ist, ein Anliegen haben. Und oft sind es regelrechte Obsessionen, die einem Denken Ausdruck und auch Nachdruck verleihen.

Obsessionen sind freilich unmissverständliche Bekenntnisse: Den Feind scharf im Visier, verachten sie das milde Lächeln der Weisheit. So wie ein Trichter die Flüssigkeit zwar einengt, doch dann beschleunigt auf ein Ziel zulaufen lässt, haben Besessene einen verengten, doch dafür scharfen Horizont. Sie sprechen sich aus, treten für etwas ein, zeigen Profil. Freilich kommen Obsessionen einem Besetztsein, einer Blockade gleich, und der Psychologe versteht sie als mit Furcht verbundene Zwangsvorstellungen und Zwangshandlungen. Doch eines ist gewiss: Dort, wo der Philosoph es leid ist, wissenschaftlich zu sein und also endlich bekennt, ist dies immer, falls er tatsächlich etwas zu sagen hat, ein bestechendes hermeneutisches Schaustück.

In der Regel sind Obsessionen leidenschaftlicher Natur, denn nur durch Pathos ist ihr intimer Hergang zu kompensieren. Immer ist Leidenschaft im Spiel, wenn etwas Privates auf dem Spiel steht. Hat das Intime und Private sich einmal philosophisch verdichtet, führt dies notwendig in den Bereich des Exzentrischen, in den Bereich des extremen Geschmacks. Und ist man einmal dort angelangt, wird Leidenschaft regelrecht provoziert. Philosophen jedoch dafür zu strafen, dass etwas von ihrer Seelenmasse über die Mauer der Scham hinweggeschwappt ist und den kostbaren Logos befleckt hat, bedeutet kleinmütiges Denken. Nur für die Engstirnigen liegt die Wahrheit im Trockenen.

Wenn einer Neigung philosophierend auf den Grund gegangen wird, gewinnt sie zunehmend den Anschein einer auf tieferer Einsicht fußenden, frei gewählten, geistigen Haltung, deren höhere Rechtfertigung vom Prozess des Philosophierens dann auch erbracht wird. Dieser Vorgang kommt einem hermeneutischen Zirkel bzw. einer sich selbst erfüllenden Prophezeiung gleich. Es handelt sich dabei um die spirituellste Form der Onanie und zugleich um den Normalfall ertragreichen Philosophierens.

Doch ganz so einfach und gefahrlos ist das Denken nicht. Denn dabei öffnet sich notwendig auch der Horizont für geistig Andersartiges und Fremdes. Und dieses Fremde kann das Eigene derart in Frage stellen, dass es sich rettungslos im Widerspruch verstrickt und ihm das Vollgefühl der Wahrheit nachhaltig abhanden kommt. So werden Schwindel erregende Einsichten in fundamentale Irrtümer möglich.

Einer nun, der derart zerrissen wird, kommt unwiederbringlich um den philosophischen Genuss, das ursprünglich Erahnte mit dem nachträglich Erkannten geistig zu harmonisieren. Womöglich wird er gar in seinem abgekühlten Denken nach und nach erfrieren - was man Zynismus nennt. Fraglich bleibt, ob die beim Zweifeln neu erkannte Wahrheit jemals zu einer neuen geistigen Heimat werden kann. Und zu befürchten ist, dass ein Denken ohne tiefere Bindungen existentiell zutiefst sinnlos wird. Doch das Gift der Skepsis gehört notwendig zur Praxis der Philosophie. Ohne diese subversive Kraft bliebe das Denken auf ewig an der Oberfläche. Die höchste Kunst ist freilich, dieses Gift auch maßvoll zu benutzen. Den Faden zu verlieren, ist nicht das Ziel.

Abschließend sei das bisher Gesagte noch auf den Punkt gebracht: Um von vielen philosophischen Gedanken einem einzigen einen fundierten und gerechten Vorzug geben zu können, muss man sie alle einzeln und gründlich überprüfen. Dies wird an einem Prüfstein geschehen müssen, an einem Kriterium, an dem man diesen Vorzug deutlich erkennt. Ein den einzelnen philosophischen Gedanken gleichermaßen gerecht werdendes Kriterium lässt sich theoretisch jedoch nur dann erstellen, wenn man zuerst diese Gedanken überprüft und dann aus dieser Überprüfung das Kriterium gewinnt. Nun lässt sich aber etwas lediglich überprüfen, wenn man bereits ein Kriterium hat, denn ohne im Besitz eines Kriteriums zu sein, ist „Überprüfung“ gar nicht denkbar. Man „erkennt“ den vorzüglichen philosophischen Gedanken also nur insofern, als man ihn entweder bereits akzeptiert hat oder ihn nach Art einer sich selbst erfüllenden Prophezeiung sucht und schließlich auch findet, was letztlich auf dasselbe hinausläuft. - Was dem Herzen gefällt, das suchen die Augen.

Organismus und System

Schriftenreihe des Wiener Arbeitskreises für Systemische Theorie des Organismus

Herausgegeben von Karl Edlinger

Band 1 Karl Edlinger / Walter Feigl / Günther Fleck: Systemtheoretische Perspektiven. Der Organismus als Ganzheit in der Sicht von Biologie, Medizin und Psychologie. 2000.

Band 2 Karl Edlinger / Walter Feigl / Günther Fleck: Reduktion – Spiel – Kreation. Probleme des molekularbiologischen Reduktionsmus und des Künstlichen Lebens. 2001.

Band 3 Alexander Riegler / Markus F. Peschl / Karl Edlinger / Günther Fleck / Walter Feigl (eds.): Virtual Reality. Cognitive Foundations, Technological Issues & Philosophical Implications. 2001.

Band 4 Karl Edlinger / Wolfgang Friedrich Gutmann: Organismus, Evolution, Erkenntnis. Grundzüge und Konsequenzen der Kritischen Evolutionstheorie und der Organismischen Konstruktionslehre. 2002.

Band 5 Karl Edlinger / Günther Fleck / Walter Feigl (Hrsg.): Organismus – Bewusstsein – Symbol. Perspektiven mentaler Gestaltungsprozesse. 2002.

FSC
www.fsc.org
MIX
Papier | Fördert
gute Waldnutzung
FSC® C083411

Kolibri 360 GmbH
Ferdinand-Jühlke-Straße 7
99095 Erfurt, Deutschland
produktsicherheit@kolibri360.de

Druck:
CPI Druckdienstleistungen GmbH
im Auftrag der
Kolibri 360 GmbH
Ferdinand-Jühlke-Str. 7
99095 Erfurt